血管疾病患者管理手册
Handbook of Patient Care in Vascular Diseases

（第 5 版）

U0197252

本书提供了药物的准确的适应证、副作用和疗程剂量，但有可能发生改变。读者须阅读药商提供的外包装上的用药信息。作者、编辑、出版者或发行者对因使用本书信息所造成的错误、疏忽或任何后果不承担责任，对出版物的内容不做明示的或隐含的保证。作者、编辑、出版者或发行者对由本书引起的任何人身伤害或财产损害不承担任何责任。

血管疾病患者管理手册

Handbook of Patient Care in Vascular Diseases

（第 5 版）

Todd E. Rasmussen

[美] W. Darrin Clouse　　　　主　编

Britt H. Tonnessen

王宏宇（北京大学首钢医院）　　主　译

李国华（山东省千佛山医院）　　副主译

王德昭（北京市门头沟区医院）

北京大学医学出版社

Peking University Medical Press

XUEGUAN JIBING HUANZHE GUANLI SHOUCE

图书在版编目（CIP）数据

血管疾病患者管理手册：第5版／（美）拉斯穆森（Rasmussen，T. E.），（美）克劳斯（Clouse，W. D.），（美）汤尼森（Tonnessen，B. H.）主编；王宏宇主译．—北京：北京大学医学出版社，2013.1（2015.9重印）

书名原文：Handbook of Patient Care in Vascular Diseases，Fifth Edition

ISBN 978-7-5659-0438-7

Ⅰ.①血… Ⅱ.①拉… ②克… ③汤… ④王… Ⅲ.①血管疾病—诊疗 Ⅳ.①R543

中国版本图书馆CIP数据核字（2012）第195961号

北京市版权局著作权合同登记号：图字 01-2012-5812

This is a translation of Handbook of Patient Care in Vascular Diseases，Fifth Edition

Todd E. Rasmussen，W. Darrin Clouse，Britt H. Tonnessen

ISBN-13：978-0-7817-8135-0

Copyright © 2008 by LIPPINCOTT WILLIAMS & WILKINS

CoPublished by arrangement with Lippincott Williams & Wilkins/Wolters Kluwer Health，Inc.，USA

Simplified Chinese translation Copyright © 2012 by Peking University Medical Press. All Rights Reserved.

血管疾病患者管理手册（第5版）

主 译：王宏宇

出版发行：北京大学医学出版社

地 址：(100191) 北京市海淀区学院路38号 北京大学医学部院内

电 话：发行部 010-82802230；图书邮购 010-82802495

网 址：http://www.pumpress.com.cn

E - mail：booksale@bjmu.edu.cn

印 刷：北京京师印务有限公司

经 销：新华书店

责任编辑：张彩虹 杨 杰 责任校对：金彤文 责任印制：罗德刚

开 本：889mm×1194mm 1/32 印张：11 字数：436千字

版 次：2013年1月第1版 2015年9月第2次印刷

书 号：ISBN 978-7-5659-0438-7

定 价：60.00元

版权所有，违者必究

（凡属质量问题请与本社发行部联系退换）

本书由
北京大学医学科学出版基金
资助出版

译者名单

主　译　王宏宇（北京大学首钢医院）

副主译　李国华（山东省千佛山医院）
　　　　王德昭（北京市门头沟区医院）

译　者　（按姓名汉语拼音排序）
　　　　董小青（北京大学首钢医院）
　　　　付晓葆（北京大学首钢医院）
　　　　何　山（北京大学首钢医院）
　　　　蒋　蕾（北京大学首钢医院）
　　　　李飞颖（北京大学人民医院）
　　　　梁　峰（首都医科大学大兴医院）
　　　　刘晓慧（北京大学首钢医院）
　　　　柳子静（北京大学首钢医院）
　　　　马　燃（北京大学首钢医院）
　　　　潘黎明（北京市门头沟区医院）
　　　　商广芸（北京大学首钢医院）
　　　　史鸿燕（北京大学首钢医院）
　　　　孙　佳（北京大学首钢医院）
　　　　王晓军（山东省千佛山医院）
　　　　徐　瑞（山东省千佛山医院）
　　　　于晓岚（北京大学首钢医院）
　　　　张　晶（北京大学首钢医院）
　　　　赵红薇（北京大学首钢医院）
　　　　赵　娜（北京大学首钢医院）

译者前言

2010年4月，北京大学首钢医院成立了我国首家血管医学中心——北京大学首钢医院血管医学中心（简称中心），中心以"血管健康终身管理"为宗旨，提出综合防治血管疾病的医疗新模式，包括血管疾病早期检测与逆转，血管病变内、外科和介入治疗，终末期血管疾病患者康复。中心整合医疗资源，具体诠释和实践了"整体医学与转化医学"的概念。

近年来，血管疾病正逐渐被广大医生和患者所接受，由此而产生新兴学科"血管医学"。我们的医务人员需要从大量的信息中筛选有价值的内容为每位患者制订合理的治疗方案，然而国内还没有这样一部简单、实用的专著来满足临床需要。Todd E. Rasmussen 教授主编的《血管疾病患者管理手册》在过去二十多年间为临床医生提供了全方位的指导，最新的第5版加入了无创血管检查的内容，并将最新的临床指南融入患者的治疗策略中，同时介绍了腔内技术和装置。本手册为医务人员筛选了有价值的患者管理内容，以标准化的策略指导临床实践，是国内第一部有关血管疾病患者管理的参考书籍，国内许多致力于血管医学的专家共同努力翻译出版此书，它是多学科、多领域专家们的共同结晶。希望本手册的出版对致力于血管医学临床工作和研究的同道们有所帮助。

在此，衷心感谢为本手册出版付出辛勤劳动的译者、校对以及出版的同事、朋友们！

2012-10-03

序

血管疾病患者管理手册（以下简称"手册"）第 5 版完成了两代作者的交替，即从 Hallett、Brewster 和 Darling 到 Rasmussen、Clouse 和 Tonnessen。作者的变化标志着需要将未来血管疾病患者管理的旗帜传承给年轻的学者。

第 1 版"手册"可以追溯到 1982 年，当时开放手术疗法已很成熟，而血管内治疗却相对较新。但两者的基本处理原则是相同的。然而，随着血管内治疗技术的发展、心血管药物的增加，以及新的细胞治疗措施的出现，过去的"手册"需要重新编写。

"手册"出版之初的核心目的始终没有改变：提出能够改善患者治疗效果的处理原则。作者将每个章节均进行了修订，并增加了最新的诊断和治疗方法。它为治疗团队中的每个成员提供简洁而明确的建议。不论是年轻医生还是有经验的医生，包括心脏科医生、放射科医生和外科医生，都将能从此书中获得对他（她）们的日常工作有帮助的信息。

对于每版"手册"的更新，都邀请您提供反馈意见，以改进今后的版本。此外，我们期望您与这个新的血管专家团队保持联系，他们为您和您的患者提供了一本非常有价值的手册。

John（Jeb）Hallett，MD
David C. Brewster，MD

前言

《血管疾病患者管理手册》（以下简称"手册"）在过去的二十多年间为各级医疗从业人员提供非常实用的参考意见，它强调原理与临床概念，其宗旨是"为血管疾病患者提供最佳的治疗效果"（Darling C.，第1版）。本手册沿袭了其优良的传统，并成为新时代血管保健的精品。早期版本的出版处于一个信息更新很慢的时期，当时信息只能通过国内学术会议和出版物的形式来进行交流。其培训内容教条化，治疗方法进展较慢，指导血管保健的病程研究或随机临床试验均很少。

如今，我们在研究结果出版前就能轻易地获取许多临床资料。前瞻性试验和病程研究能指导部分血管病变的治疗，然而，血管内治疗方法发布在网络或杂志上，往往缺少很好的同行评审。微创技术发展迅速，受到患者的青睐，从而很快被引进。实践技能和培训模式也有很多改进，强调熟练掌握特定疾病的临床路径。

这种现状使血管病变临床从业人员面临巨大的挑战。今天的专业人员需要从大量的信息中筛选有价值的内容并为每一位患者制订合理的治疗方案。在此情况下，我们认为应当有一种循证资料能够作为指导临床实践和处理信息的工具。我们希望新版"手册"能作为这种循证资料的代表。第5版以病史和体格检查为基础，介绍了血管疾病的基础知识和心血管危险因素。这一版还将无创血管检查的内容和最新的临床指南与患者评估相结合，同时介绍了血管内技术和装置。最后，第5版为实习生、护士和内科医生等临床医护人员在处理八类血管疾病时遇到的问题列出了合理的管理大纲。

师承两位第1版作者，我们很荣幸能够继续完成这一历史悠久的使命，希望该手册成为您处理血管疾病的好帮手。

T. E. R

W. D. C.

B. H. T.

致谢

作者非常感谢 John P. Reilly 博士，他是路易斯安那州新奥尔良市 Ochsner 临床中心的心导管实验室副主任。作为副主编，他参与了第 Ⅳ 部分基于导管的血管内概念的编写。他在血管内治疗方面有很高的造诣。

我们还要感谢 Barbara Siede 女士提供的医学图片，她在路易斯安那州新奥尔良市 Ochsner 临床基金会工作。她才华横溢，在本手册的编写中有许多创新，并付出了辛勤劳动。

最后，我们还感谢 Kevin S. Franklin，他是圣安东尼奥军事血管实验室技术部主任，血管外科研究学者。非常感谢他作为血管医学的专家对本书编写工作所做出的贡献，尤其是在无创血管检查方面。

以此书献给我们的导师、我们的配偶（Debra，Krista 及 Brian），以及对本书的完成做出贡献的家人，对他（她）们的坚定支持，我们深表感谢。

Todd E. Rasmussen

W. Darrin Clouse

Britt H. Tonnessen

目录

第 I 部分
血管病理生理学和高凝状态

基本概念

像其他疾病处理一样，一些基本原则会帮我们解决大部分血管问题。这包括：询问病史、进行体格检查、从其他诊断试验中收集信息。遵循这些原则，便可以制订合理而适当的治疗方案；如果忽视其中任何一项，就会使临床方案变得混乱，从而误导对患者的治疗。本手册的前两章对这些基本概念加以概述并强调。由于本手册涵盖动脉疾病和静脉疾病，因此我们将与这两大类疾病相关的基本概念整理于此。每章将会在"问题的严重性"、"解剖"、"病因"、"病理生理学"、"病程"的标题下进行细分。

第1章　动脉疾病

Ⅰ. 问题的严重性

外周动脉疾病（PAD）是全球范围内死亡的首要原因。其进程与年龄密切相关，因此 PAD 在今后几十年将会变得更加普遍。具体来说，统计显示首批出生在"婴儿潮"的 8 200 万美国人到 2006 年将会达到 60 岁，到 2032 年，65 岁以上的人口数量预计增长 100%。PAD 的致残率与死亡率同样重要。例如，每年约有 750 000 美国人发生卒中，许多人因此遗留永久性的神经功能缺损，这对患者和家庭都是沉重的打击。动脉疾病患者也会由于胸痛（心绞痛）、劳累性下肢痛（跛行）、肢体溃疡（组织缺失），甚至截肢（第 14 章）使生活受到影响。

随着诊断的进步，PAD 治疗的成功率也快速增高，此外，目前无创双功超声检查法（美国）和微创血管内技术已被广泛应用（第 10，11 和 12 章）。临床危险因素的识别和新的用药分级也取得了重大进展，这意味着能够预防或减少许多患者动脉疾病的发生（第 7 章）。尽管取得了这些进展，仍然有许多患者不愿意改变自己的生活方式或进行药物治疗。因此，动脉疾病在今天仍然是众多内科医生职业生涯中所遇到的主要的健康问题。

Ⅱ. 解剖

外周动脉系统是指非心脏动脉，包括胸、腹主动脉及其分支，以及四肢动脉。动脉网络是一个复杂的器官系统，必须能够承受机体搏动血流的压力。动脉壁由三层结构（或称为膜）组成，即血管内膜、血管中膜及血管外膜（图1.1）。每一层膜在动脉功能中都发挥着独特的作用，促使全身含氧血的供应。由于动脉在身体中所处的位置，尽管每一层膜的构成略有不同，但都必须发挥作用，并保持完好健康的状态。

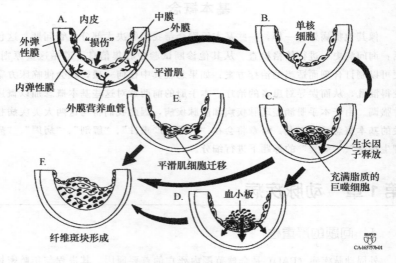

图 1.1 动脉粥样硬化的发病机制

内皮细胞的"损伤"或功能障碍，可能由多种因素引起：高脂血症、由吸烟引起的自由基、高血压、糖尿病以及遗传变异、血浆高半胱氨酸水平升高。单核细胞（A）黏附于受损的血管内皮细胞（B），分泌生长因子（C），并最终迁移到内皮下层。充满脂质的巨噬细胞变成脂纹的一部分。内皮细胞破坏吸引血小板（D），以致分泌血小板源性生长因子（PDGF）。平滑肌细胞在增殖的动脉粥样硬化损伤处也可分泌生长因子，如 PDGF。内皮不断更新，导致血管内皮生长因子增加，刺激平滑肌细胞向内膜层迁移（E）。平滑肌和"受损"的血管内皮细胞可以促进生长因子的分泌。纤维斑块（F）由脂纹演变而来。动脉粥样硬化的发展是从脂纹至纤维斑块，最终恶化为复杂的斑块，表面破溃、出血、栓塞。这种纤维斑块破裂和溃疡形成可能与巨噬细胞释放蛋白水解酶有关（Adapted from Ross R. Atherosclerosis—an inflammatory disease. *N Engl J Med*. 1999；340：115-126.）

A. 内膜

　　动脉的内壁由单层内皮细胞构成，称为**内膜**。内皮细胞通过其细胞表面的受体分泌蛋白质，如内皮素和其他物质（如一氧化氮，它能调节血管的张力，并且影响血小板的聚集和血栓的形成），从而发挥独特的功能。与体内其他细胞一样，内膜细胞需要从流动的血液中（如管腔血液供应）获取氧气以生存并维持其功能。内膜下是一层薄的弹性纤维，即**内弹性膜**。

B. 中膜

动脉中层是由平滑肌细胞和丰富的弹性蛋白及胶原蛋白组成的。由内向外（如离心脏越远），外周动脉中膜弹性组织逐渐减少，平滑肌细胞相应逐渐增加。中央动脉如胸主动脉，富含更多的弹性纤维，称为弹性动脉。而肌性动脉，如股动脉和颈动脉，中膜含有更多的平滑肌细胞。中膜主要对血管内膜内皮细胞的信号做出反应。正常情况下，中膜是血管结构的主要成分，并调节血管张力的变化。在损伤或患病的情况下，中膜是细胞反应的主要部位，包括平滑肌细胞的增殖和其他类型细胞（如巨噬细胞和成纤维细胞）向中膜迁移。中膜有双重营养供应，即通过循环血液扩散获取氧气（管腔氧气供应），以及通过毛细血管渗透到外部而获取氧气，后者被称为**营养血管**（近腔氧气供应）。第二个**外弹性膜**包围中膜外层并将其与外膜分开。

C. 外膜

动脉的最外层称为外膜，主要是由长纤维结构的蛋白质（即胶原蛋白）以及为中膜提供平滑肌细胞的自律神经组成。此外，营养血管可直达外膜。虽然外膜看起来很薄，也不含物质，但它是动脉壁的总张力的关键要素。肌性动脉的外膜可以像中膜一样厚。对于这类动脉，动脉壁的手术缝合或人工移植物血管吻合术应包括外膜层；否则可能会导致吻合口破裂。

Ⅲ. 病因

几乎所有获得性动脉疾病的病因都是**动脉粥样硬化**。动脉粥样硬化一词来源于希腊语 athero，意为粥或糨糊及硬化，即变硬。动脉硬化是指动脉任何程度的硬化或失去弹性，虽然从学术上来说，动脉粥样硬化是动脉硬化的一种形式，但通常习惯将两者交替使用。

动脉粥样硬化的病因是一个复杂的免疫介导的过程，这个过程从血管内皮细胞和循环血液的接触面开始。其病因不是某个单一的致病因素，而是包括机械（如切应力和高血压）、循环（如血脂、血糖或胰岛素），以及环境（如吸烟）等因素的共同作用。这些因素结合起来，作用于具有遗传倾向的易感人群，一旦达到一定的阈值，即可启动动脉粥样硬化疾病的进程。一般认为动脉粥样硬化的病因分为两个阶段。

A. 损伤反应

正常情况下，血管内皮表面光滑而没有黏性，以便使血液循环流动。然而，这一脆弱的细胞层可能会被一些机械因素（如高血压）或循环因素（如吸烟或氧化脂质的代谢产物）所损坏。内皮细胞的损害导致血管内壁具有黏性，另外，白细胞（单核细胞和 T 细胞）以及血小板（血栓）开始黏附，试图修复此损伤（图 1.1A 和 B）。

实验和临床观察也表明，早期内皮损伤更容易在血液分流和低**切应力**（图 1.2）的区域发生。毗邻内膜的血流层称为边界层，虽然动脉的中心血流是**层流**，但其外层却有着流速更慢、更易被干扰的血流。切应力低（4dyn/cm²）的区域已被证明可导致内皮功能紊乱，并且通常发生在动脉分叉处的外层。根据每种损伤的程度和发生时间长短不同，这个过程可能具有自限性，以使血管内层愈合。

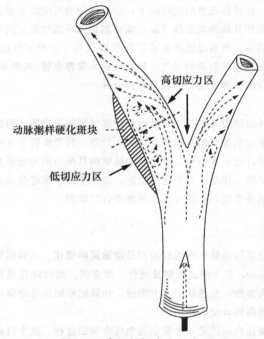

高切应力区

动脉粥样硬化斑块

低切应力区

图 1.2　高和低切应力示意图
动脉粥样硬化斑块通常位于动脉分叉的外层，容易在边界层及低应切力的区域形成
（Adapted from Malek AD, Alper SL, Izumo S. Hemodynamic shear stress and its role in atherosclerosis. *JAMA*. 1999；282：2035-2042.）

然而，对于病情更严重或慢性病患者，损伤过程将会继续，以致内皮细胞层的活动和渗透性发生改变。然后，黏附细胞和内皮细胞便分泌许多物质，以启动位于血管中膜的免疫介导程序。在某种意义上说，各类炎症细胞（单核细胞、T 细胞和巨噬细胞）及其分泌的因子（细胞因子）在介导免疫过程中发挥着核心作用。为了应答细胞因子，细胞（如巨噬细胞、T 细胞和成纤维细胞）

通常不在中膜内，而是迁移至中膜的损伤处（图 1.1 C～E）。中膜的平滑肌细胞增生，其功能发生改变与细胞外基质及钙的代谢产物有关。巨噬细胞吞噬氧化脂质，并成为充满脂质的巨噬细胞或**泡沫细胞**。这种反应的意图是"治愈"血管损伤，其结果是形成最初的被称为动脉粥样硬化斑块或"脂纹"的动脉粥样硬化病变。这些早期的动脉粥样硬化病变或脂纹可能会发生在生命的早期，主要由炎症细胞、胆固醇、低密度脂蛋白和钙组成。我们已经注意到这些早期病变是否会发展到进一步的病理改变，取决于临床、环境和遗传因素。有研究表明，吸烟可加速这些早期病变的形成和进展。而运动、控制危险因素及药物（如他汀类药物）则可使这些病变保持稳定或使其逆转。

B. 进展的动脉粥样硬化

通常认为血管损伤反应尽管进展，但出于种种原因，免疫反应仍然处于"开启"状态。这可能取决于局部因素，如泡沫细胞死亡，氧化应激增加；循环因素如高血脂、血糖水平或香烟烟雾的代谢产物；或与免疫反应有关的遗传因素。此外，恶化的动脉粥样硬化斑块大多发生在动脉分叉处。观察表明，与湍流有关的切应力的差异也可作为促发因子。不管是什么原因，最终的结果是动脉壁内的免疫反应增强，导致血管层之间钙沉积以及一个被称为**纤维帽**（图1.1F）的中间病变形成。帽状脂肪沉积，也被称为**粥样斑**，可以延伸到动脉管腔，从而使动脉变窄或变得不稳定、扩张或破裂，然后将碎片释放到血液中（栓塞）。粥样斑也很活跃，因为其可分泌细胞因子，导致**血管重塑**。重塑是一个过程，在这个过程中，平滑肌细胞继续增殖并可激活能够破坏血管壁结构蛋白的酶（**基质金属蛋白酶**）。一两种特殊的金属蛋白酶可破坏中膜和外膜中的结构蛋白，从而导致动脉弹性减弱和节段动脉扩张。虽然这样的扩张在最初可抵消由动脉斑或斑块引起的管腔变窄（狭窄），但是如果不加以控制，该过程就会导致动脉瘤的形成。随着动脉粥样硬化的慢性进展，动脉壁的弹性会丧失，最终会导致血管腔变窄或动脉壁的结构成分继续被破坏，从而形成动脉瘤。

虽然动脉内膜增厚和钙化（硬化）在一定程度上是"正常的衰老过程"，但是个体间的差异或疾病谱却悬而未决。为什么同一位患者，可能会发现早期和复杂病变而节段动脉却完全不受影响？为什么动脉粥样硬化会导致一部分人发生闭塞性病变而另一部分人则形成动脉瘤？为什么部分节段动脉容易形成动脉瘤，而其他的节段动脉似乎可以免受动脉瘤的侵害？

Ⅳ. 病理生理学

为简化动脉粥样硬化的病理生理，可将其临床结果分为以下三个主要类别：

1. 动脉内局限血流障碍（显著狭窄）。

2. 动脉扩张（动脉瘤形成）。

3. 粥样斑块脱落释放入动脉血流（栓塞）。

A. 闭塞性疾病

动脉粥样硬化逐渐出现血流阻塞症状，最终波及四肢或末梢器官。当**临界动脉狭窄**时症状就会出现。直到至少有 75％的血管横截面积被阻塞，血流量和压力才会显著减小（图 1.3）。横截面的这一数值，等同于管腔直径减小 50％。圆的面积公式（面积＝ 3.14×r²）说明了血管直径和横截面积之间的关系。

半径以外的其他因素也导致动脉狭窄，但程度较轻（**Poiseuille 定律**）。这些因素包括狭窄的长度（如节段较长则更早恶化）、血液黏度和外周阻力。当阻力下降超出固定的狭窄（血管扩张），通过狭窄处的血流速度加快和湍流增加，那么病变处的压力就会减小（**Bernoulli 原理**）（表 1.1）。证据还表明，一系列亚临界狭窄会有加性效应，与一单支临界狭窄类似，尽管不是线性的。因此，三个亚临界狭窄（30％、40％和 10％）与单支血管 80％狭窄所致的效应不同。

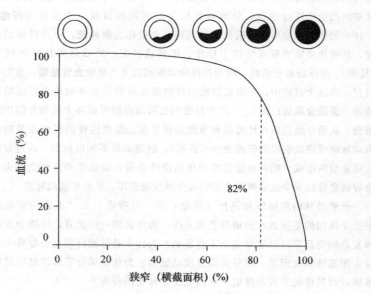

图 1.3　临界动脉狭窄

在至少有 75％的横截面积被阻塞（直径减小 50％）之前，血液在动脉狭窄处仍然可以相对正常地流动

与血液流经固定狭窄处的速度有关的血流动力学概念，是我们了解患者的症状和体格检查结果的关键。例如，这些概念可以帮助诊断那些主诉劳累性肢体疼痛而在安静状态下常规检查正常［包括踝臂指数（ABI）时］的患者。对于这些患者，对血流动力学的基本了解可以使我们认识到激发试验（如步行或跑步后的 ABI）的价值，从而确诊或排除血管性跛行。

在正常情况下（即无动脉狭窄），正常人的 ABI 在步行后即刻增高。但是，如果上述患者有显著动脉闭塞性疾病（狭窄），则有症状的肢体在运动时其 ABI 反而会减低。在这种情况下，根据 Bernoulli 原理，运动时肢体血管扩张，从而加快了流经固定狭窄的血流速度且使湍流增加，导致流经相同区域的压力减小。运动时动脉压力降低，导致运动 ABI 减低和跛行症状加重。因此，狭窄可能在休息时并不那么重要，而在以运动作为激发因素时很重要。

B. 动脉瘤

动脉瘤的出现是血管壁局部结构完整性被破坏的结果，即结构蛋白质网状系统的退化，如血管中膜和外膜内的弹性蛋白和胶原蛋白。经过一段时间，这种退化就会造成血管扩张并形成动脉瘤（动脉瘤＝血管正常直径的 1.5 倍）。动脉瘤一旦形式，在不规则的血管中层流就会被扰乱、湍流增加，并且动脉瘤内会有**附壁血栓**（即血凝块）蓄积。附壁血栓的数量虽然有时很庞大，但它不是动脉瘤扩张或破裂的因素，而事实上是栓塞甚至是动脉瘤血栓形成（闭塞）的危险因素。

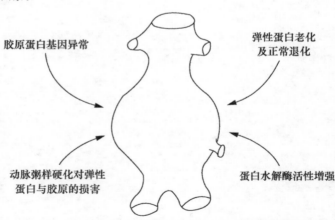

胶原蛋白基因异常

弹性蛋白老化及正常退化

动脉粥样硬化对弹性蛋白与胶原的损害

蛋白水解酶活性增强

图 1.4　多种因素作用于具有多因素发病机制的动脉瘤

动脉瘤的病因尚不明确，但与动脉粥样硬化的病因大致相同，已经在本章（图 1.4）讨论过。然而，动脉瘤形成的特点是，蛋白水解酶在其中起重要作用，这些蛋白水解酶指的是**基质金属蛋白酶（MMP）**和**基质金属蛋白酶组织抑制物（TIMP）**。这些酶的激活和抑制之间的平衡在易感人群中似乎有相反的改变。这种现象与动脉粥样硬化相关的炎症反应有关，最终使动脉壁结构完整性受损以致形成动脉瘤。

动脉瘤好发于某些部位，如腹主动脉，一部分可能与动脉成分和血流动力学的差异有关。一般认为，动脉弹性蛋白含量在童年时期最多，与近端腹主动脉或胸主动脉相比，远端腹主动脉的弹性蛋白含量相对较少。因此，对于发生动脉粥样硬化的患者来说，腹主动脉弹性蛋白相对更易降解，这样，与弹性蛋白或平滑肌含量更为丰富的其他动脉相比，动脉瘤就更易在腹主动脉形成了。

此外，众所周知，脉搏波能到达任何血管分叉，压力的一部分反射到最近分支的动脉壁上。当子动脉（如髂动脉）与父动脉（即主动脉）横截面积之和为 1.15 或更大时，最小反射就会出现。随着年龄的增长，即使主动脉还没有发生粥样硬化，这个加和值也会减少，这样，更多的压力就会反射到肾水平以下腹主动脉壁上。其结果是在腹主动脉形成部分驻波，这种驻波即作用于此区域和其他区域。

最后，推测在腹主动脉营养血管相对较少，这也可能与动脉瘤在该部位的相对易感性有关。据推测，动脉粥样硬化会对主动脉中膜和外膜的血供造成不利影响，特别是在缺乏这些营养血管时。这些营养血管较少的区域，如腹主动脉，被认为其动脉结构完整性更易受损且更易形成动脉瘤。血管胶原蛋白及弹性蛋白的先天缺陷见于某些结缔组织病，如马方综合征、IV 型埃勒斯-当洛斯综合征；这些疾病将在以后的章节中描述。

LaPlace 定律描述动脉瘤破裂的风险和动脉壁应力与血管直径和动脉压力的关系：壁应力＝P×d/t。动脉瘤破裂发生在管腔内压力超过动脉壁的拉伸强度时。因此，动脉瘤破裂的风险与动脉瘤的直径（d）和管腔内压力或收缩压（P）呈正比，与管壁厚度（t）呈反比。

V. 病程

外周动脉疾病被认为是一种弥漫性缓慢进展的"多部位血管病变"；在多部位血管病变中，如果存在动脉粥样硬化，则其在一定程度上影响体内所有动脉。在刚进入成年期时，动脉疾病通常无症状而未被确诊。但是，如果被确诊，我们就应该考虑该病程存在于多重循环，尤其是冠状动脉。目前普遍认为冠心病死亡是有症状和无症状的动脉粥样硬化性疾病患者最常见的致死原因，因此，尽管只出现在腿部，所有动脉疾病患者也应考虑到这种因素。

此外，如果诊断脉管系统的某一区域出现动脉粥样硬化，通过详细询问病史并进行体格检查，会在周围其他部位发现疾病的显著证据。例如，患者可能只是出现跛行,而在常规体检可触及腹主动脉瘤。由于动脉粥样硬化的弥散性病变特点,需要对患者进行患病初期的评价,包括整个血管系统的基线检查。

动脉粥样硬化的病程是可变的。有些患者可仅有轻微不适,有的则会残疾。虽然动脉粥样硬化可能是一个循序渐进的过程,但其病程在多数情况下能够通过合理控制危险因素、选择性用药以及在特定条件下进行介入性治疗而被顺利地更改。虽然不能治愈,但是合适的选择性干预措施对动脉粥样硬化的发展能够起到很好的减缓作用。后续章节将详细描述动脉粥样硬化各方面的病程。因此,临床医生可以合理选择能够从药物、血管内及外科介入手术治疗中受益的患者。

Ailawadi G, Eliason JL, Upchurch GR, Jr. Current concepts in the pathogenesis of abdominal aortic aneurysms. *J Vasc Surg*. 2003; 38: 584-588.

Bhatt D, Steg P, Ohman E, Hirsch A, Ikeda Y, Mas J, et al. International prevalence, recognition and treatment of cardiovascular risk factors in outpatients with atherthrombosis. *JAMA*. 2006; 295: 180-189.

Frangos SG, Chen AH, Sumpio B. Vascular drugs in the new millennium. *J Am Coll Surg*. 2000; 191: 76-92.

Goessens BMB, van der Graaf Y, Olijhoek JK, Visseren LJ, SMART Study Group. The course of vascular risk factors and the occurrence of vascular events in patients with symptomatic peripheral arterial disease. *J Vasc Surg*. 2007; 45: 47-54.

Hackman DG. Cardiovascular risk prevention in peripheral arterial disease. *J Vasc Surg*. 2005; 41: 1070-1073.

Hobeika MJ, Thompson RW, Muhs BE, Brookes PC, Gagne PJ. Matrix metalloproteinases in peripheral vascular disease. *J Vasc Surg*. 2007; 45: 849-857.

Norgren L, Hiatt WR, Dormany JA, Nehler MR, Harris KA, Fowkes FGR. Intersocietal concensus for the management of peripheral arterial disease (TASCII). *J Vasc Surg*. 2007; 45 (suppl S): S5A-S67.

Ross R. Atherosclerosis—an inflammatory disease. *N Engl J Med*. 1999; 340: 115-126.

第 2 章　静脉疾病

　　静脉疾病的范围很广，从不美观的（蜘蛛状静脉）到不舒适的（静脉曲张），再到能够致残的（慢性静脉功能不全）。尽管许多静脉问题是慢性的，但血栓栓塞事件却是急性并危及生命的。理解并掌握静脉疾病的基本原理，可以帮助临床医生有效地诊断和治疗疾病。

Ⅰ. 问题的严重性

　　静脉疾病的严重程度不一致，至少 15％的美国人患有单纯静脉曲张，其中以女性及老年人居多。另外 5％～10％的人受**慢性静脉功能不全**的影响，其定义是在深静脉和（或）浅表静脉系统中，静脉长期高压导致下肢皮肤发生变化。每年有几十万人发生急性**下肢深静脉血栓形成**（DVT）。**静脉炎后综合征**的定义为下肢疼痛、水肿和（或）溃疡，所有 DVT 患者在患病数年后都会出现上述表现。**肺血栓栓塞症**是由于 DVT 未经治疗而可危及生命的疾病，是住院患者中最常见且可预防的致死原因。

　　慢性静脉疾病（表 2.1）根据**CEAP 分类法**进行分类，CEAP 是在全球范围内广泛使用的标准化分类方法。静脉疾病的四个主要特征为：临床表现、病因（先天性、原发性或继发性）、解剖位置（表浅、深部或交通静脉），以及病理生理学（反流、阻塞或两者兼而有之）。1995 年，美国静脉论坛国际特别委员会提出该分类方法，旨在规范静脉疾病的报道及其临床研究，包括病程和治疗方案。

表 2.1　慢性静脉疾病的基本 CEAP 分类

临床表现		解剖	
C_0	无症状静脉疾病征象	A_s	浅静脉
C_1	毛细血管扩张或网状静脉	A_p	交通静脉
C_2	静脉曲张	A_d	深静脉
C_4	色素沉着或湿疹	病理生理	
C_5	愈合性静脉溃疡	P_r	反流
C_6	活动期静脉溃疡	P_o	阻塞
病因		$P_{r,o}$	反流及阻塞
E_C	先天性		
E_P	原发性		
E_S	继发性（血栓后综合征）		

Ⅱ. 解剖学

由于缺乏标准化的命名方法，故对静脉解剖结构的描述受到了一定限制。目前应当统一其命名方法。

A. 下肢浅静脉系统

下肢**浅静脉系统**（图 2.1）包括**大隐静脉（GSV）、小隐静脉**及其分支。

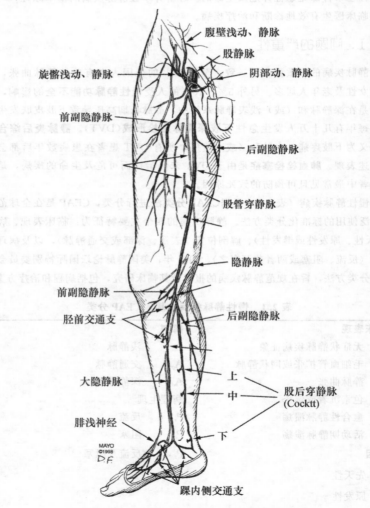

图 2.1　**大隐静脉及穿静脉的解剖结构**

大隐静脉偶尔会同时存在于大腿和小腿。在大腿部位，前副隐静脉是其最重要的分支。在膝部，**隐神经**变得表浅，并伴大隐静脉下行，由于其位置邻近大隐静脉，故对大隐静脉实施介入手术时应予以重视。在膝以下，后副隐静脉汇入大隐静脉。内侧众多连接小腿深静脉与大隐静脉系统的静脉，称为**穿静脉**。小隐静脉（原次要静脉）大多沿小腿后部上行，在腘窝处汇入腘静脉（图 2.2）。作为一种正常变异，小隐静脉可以继续上行而汇入大隐静脉或股静脉。

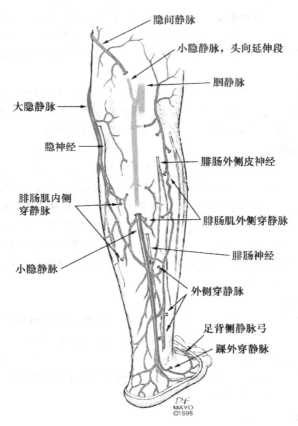

图 2.2　小隐静脉解剖

注意与小隐静脉相邻的腓肠神经（Reprinted with permission from the Mayo Foundation.）

B. 下肢深静脉

下肢**深静脉**包括成对的胫后静脉、腓静脉及胫前静脉，均与其同名动脉相伴而上行。腘静脉于内收肌管开口处移行为**股静脉**。**股深静脉**汇入外侧大腿肌肉，在腹股沟与股静脉汇合为股总静脉。髂外静脉起自腹股沟韧带以上，其在骶髂关节处与髂内静脉汇合为髂总静脉。

C. 穿静脉

穿静脉连接浅静脉与深静脉（直接交通）或下肢静脉窦（间接交通）。大量穿静脉的血液通过**静脉瓣膜**系统由浅静脉网直接流入深静脉网。根据解剖学位置，穿静脉主要位于四个部位：小腿内侧（胫前和胫后穿静脉）、小腿外侧、大腿及足部。穿静脉通常被指定名称，但在现代术语中是根据其解剖位置来命名的。

D. 静脉窦

静脉窦由位于小腿肌群的薄壁、无瓣膜及大容量的静脉系统组成。当小腿肌肉收缩，压力超过 200mmHg 时，就会将静脉血液压入心脏。如果小腿肌肉泵功能正常，则每次收缩即可将＞60％的腿部静脉血液泵入腘静脉。

E. 静脉瓣膜

众多静脉特有的组织学特征是静脉瓣膜的存在。这些双叶瓣的内皮结构直接将静脉血液从四肢“单向”输送至心脏，并且其关闭可防止血液反流。遍布于从足部到腹股沟韧带的静脉血中，这些瓣膜使整个静脉系统的压力保持平衡。瓣膜存在于浅静脉及深静脉中。其在下肢部位以膝关节以下的静脉中较多，至腹股沟韧带逐渐减少。正常人中约有 1/3 缺乏单叶瓣膜，在股总静脉或髂外静脉的单叶瓣膜可以防止血液“溢出”而反流至大隐静脉。髂总静脉、腔静脉、门静脉系统无瓣膜。

F. 静脉壁

静脉壁是由上一章中讨论的同心层组成（内膜、中膜和外膜），但在静脉循环中，其组成及功能略有不同。这些差异包括：（a）壁薄，为动脉壁厚度的 1/10～1/3；（b）弹性组织含量更少；（c）外膜及中膜的平滑肌减少；（d）外膜因含大量纤维结缔组织而增厚。虽然静脉拥有了营养血管，但它们将会从血液扩散中得到大部分的营养。

G. 上肢

与下肢一样，静脉系统中的解剖变异比在动脉系统中更为常见。**头静脉、前臂正中静脉、肱静脉及贵要静脉**构成了手臂的静脉系统（图 2.3）。头静脉、前臂正中静脉一般被认为是手臂的浅静脉，而肱静脉和贵要静脉则是筋膜下或深静脉。上肢浅或深静脉的位置尤为重要，因为通常作为血液透析的手臂动静脉通路（动静脉瘘）（第 20 章）。在肘窝处，肘正中静脉汇入头静脉及贵要静脉，还接受前臂深部的交通支。前臂的静脉与动脉伴行，在上臂移行为成对的肱静脉。正中静脉与贵要静脉汇入腋静脉，然后在第 1 肋缘处移行为锁骨下静脉。与此相反，头静脉在前肩部的**三角胸肌间沟**处汇入锁骨下静脉。

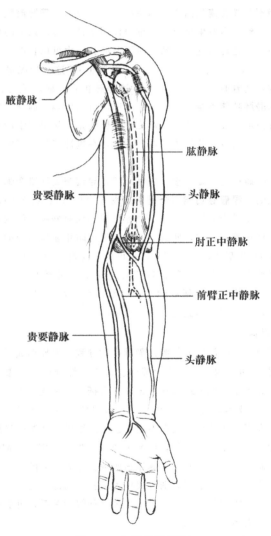

图 2.3　上肢静脉解剖

与下肢一样，上肢静脉的解剖变异是很常见的

Ⅲ. 病因

A. 静脉功能不全或反流

静脉功能不全或反流是由于静脉系统中一个或多个静脉瓣膜功能障碍，引起静脉压失衡所致。当发生反流时，重力作用使异常节段以下的静脉系统处于高静脉压状态。在这种情况下，站立时下肢静脉压力可以长期持续升高，并维持在 $150\sim200$mmHg（相当于一个人站在其脚上）。这一情况最先影响肢体周围的附属结构，随着时间的推移，可导致静脉扩张、血液成分渗漏入细胞间隙，以及**慢性静脉功能不全**后遗症。静脉回流可以影响浅静脉、穿通脉和深静脉的连接，可由退行性变导致，如常见的静脉曲张。从组织学的角度来看，曲张的静脉弹性蛋白较少、收缩力较弱，因此，在慢性静脉高压的情况下更容易膨大和扩张。

瓣膜功能障碍也是因血栓事件损害瓣膜，导致瓣尖纤维挛缩（**静脉炎后综合征**）而形成的。**深静脉功能不全**通常继发于血栓形成（DVT），有时也可由瓣膜原发退行性变或先天缺陷导致。血栓形成不仅对静脉系统的瓣膜产生不良影响，也可损伤深静脉内皮，使其不能有效发挥防止血栓形成的作用。静脉炎后综合征可在 DVT 后不断进展而来，也可由于深静脉瓣膜和内皮功能不全所致。静脉炎后综合征可发生于所有 DVT 的患者，其最严重的表现是静脉高压、水肿、皮下瘢痕形成（**脂性硬皮病**）和静脉溃疡。静脉溃疡好发于内、外踝（如最显著的），随时间推移此处静脉压力最高。

B. 静脉阻塞

静脉阻塞可能由内源性或外源性静脉疾病导致。血栓形成后深静脉无法重新开放（再通），可导致反流及流出障碍。血栓后综合征最严重的临床症状是同时出现反流和闭塞。**Klippel-Trénaunay 综合征**是一种先天性三联征，即毛细管瘤（焰色痣）、肢体肥大、静脉曲张。患者可能出现静脉阻塞，这是深静脉系统完全（不发育）或部分（发育不全）进展的结果。外源性静脉压迫的病因是盆腔恶性肿瘤、腹膜后纤维化，以及医源性或先天性因素。**May-Thurner 综合征**是由于左髂总静脉受右髂总动脉压迫所致。在大多数的成年人中，这种解剖关系是无症状的，但一小部分则可表现为水肿、腿部轻度不对称或静脉血栓形成。据推测，右髂动脉压迫邻近左髂静脉这种解剖关系，可能是左下肢静脉血栓事件比右侧更多见的原因。

C. 急性静脉血栓形成

急性静脉血栓形成可由 Virchow 三联征的 3 个要素共同导致：静脉淤滞、内皮损伤和高凝状态。

1. **静脉淤滞**是由血液黏稠凝集所致，如患者术后。血液流动缓慢，特别是通过瓣叶时，可诱发白细胞黏附和局部组织缺氧、触发内皮损伤和高凝因素。

2. **轻度内皮损伤**及随后的血小板迁移和纤维蛋白黏附的级联反应的平衡是通过内源性纤溶系统控制的。但是如果损伤严重，如留置导尿管或与其他有关因素共同作用时，则可导致血栓形成。

3. **高凝状态**可为遗传性（遗传的）和获得性（第 2 章）。常见的获得性因素包括术后（纤维蛋白溶解暂时减少及促凝血因子增加）、创伤、恶性肿瘤、妊娠和口服避孕药。遗传性高凝状态可能与 $50\% \sim 60\%$ 不明原因的 DVT 有关，还应研究医源性、家族性或复发性血栓形成（第 2 章）的患者。

D. 肺血栓栓塞症

肺血栓栓塞症是静脉血栓脱落，通过三尖瓣和肺动脉瓣至右心房进入肺动脉所致。血栓大多来自未经治疗的下肢血栓，但也可来自盆腔和上肢静脉。

IV. 病理生理学

A. 正常生理学

踝部血流静脉压会加重右心房负担。正常立位血压为 $90 \sim 100 \text{mmHg}$，这取决于身高。运动时，小腿肌肉促进血液循环，每 10 步可使静脉压力降低超过 70%。静脉血再灌注小腿的恢复时间通常是运动停止 20s 后（平均为 70s）（图 2.4）。

B. 浅静脉功能不全

静脉曲张患者动态静脉压力可能仅降低 $30\% \sim 40\%$。高达五分之一至四分之一的股总静脉血流反流至功能不全的隐静脉系统，使腿又回到"弯曲"动作。

C. 深静脉功能不全

深静脉功能不全时，运动后踝关节的压力可能降低小于 20% 且小腿血流恢复时间异常加快。合并肢体深静脉和交通支反流者，休息时腿部静脉血流可能有明显淤滞，活动时小腿肌肉泵也是无效的。

D. 深静脉阻塞

运动不降低甚至可能升高动态静脉压。明显的静脉流出道阻塞可导致**动态静脉高压**和**静脉性跛行**，行走时有典型的"憋胀"感。静脉侧支的出现可减轻静脉阻塞症状。

E. 肺栓塞

急性肺栓塞的主要生理后果是低氧血症，这主要由于肺动脉的机械性阻塞

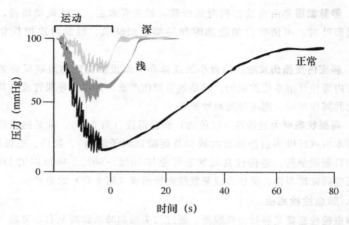

图 2.4   动态静脉压力

通常，腿部运动可使下肢静脉压力下降约 70%，因为静脉肌肉泵可推动血液流向心脏，且静脉瓣膜阻止了反流。运动后再灌注小腿肌肉使基线静脉压力恢复的时间通常大于 20 秒。静脉曲张（浅静脉）与运动使静脉压力降低 30%～40% 有关，因为深静脉回流的血液一部分可反流至功能不全的隐静脉。深静脉关闭不全导致起初静脉压力下降的幅度减小，但是停止运动就会使腿部静脉压力快速恢复（Adapted from Schanzer H，Peirce EC II. Pathophysiologic evaluation of chronic venous stasis with ambulatory venous pressure studies. *Angiology*. 1982；33：183-191.）

所致。特别是肺栓子进入任一肺动脉（尤其是**鞍状栓子**穿过主要肺动脉）均可导致右心流出道受阻、右心劳损或右侧心力衰竭。大的肺栓子可导致因缺氧而突发的心血管事件及右侧心力衰竭。较小的或复发性栓子也可以是致命性的，特别是对于有潜在的心肺疾病而不能有效代偿者。

V. 病程

虽然静脉血栓可突发而危及生命，但许多静脉疾病仍然是慢性过程。重要的是，患者和医生要了解该慢性过程。在大多数情况下，病程是可以被改变的，因此应当使患者保持生活能力及使其轻松。

A. 静脉曲张和毛细血管扩张

静脉曲张和毛细血管扩张（蜘蛛状血管病）是非常普遍的。其病程可能从无症状难看的外观，到长时间站立后肢体疼痛和沉重、肿胀及瘙痒。可发生浅表血栓性静脉炎，但很少并发深静脉血栓形成或肺栓塞。大的静脉曲张可引起皮肤溃疡和出血（很少出现），特别是老年人或过度劳累者。

B. 静脉炎后综合征

静脉炎后综合征见于所有 DVT 患者。在 DVT 1 年或 2 年后,其症状可包括腿部长期轻度不适及轻度水肿。DVT 5 年后,50%的患者可进展为明显的腿部水肿、硬结和踝部淤积性皮炎。另外 5%～20%的患者可发展为静脉性溃疡。10 年后,超过 90%的患者出现下肢症状。静脉炎后综合征的自然发展病程可通过加压疗法或穿压力性弹力袜(40mmHg)被改变。对肢体近端循环出现的急性有症状的 DVT 进行溶栓治疗(**导管引导的溶栓**),可以通过迅速减少血凝块所致的负担、防止静脉阻塞、减少瓣膜损害而有效改变静脉炎后综合征的自然发展病程。

C. 急性深静脉血栓形成

急性深静脉血栓形成最严重的后果是出现肺深静脉血栓栓塞。位于膝下的血栓很少发生肺栓塞,更为常见的是形成腘静脉-股静脉血栓。对于自然病程为单纯深静脉血栓形成的患者,即使没有抗凝,其急性压痛和肿胀也会消退。经 3～6 个月,深静脉通常可以再通。如果没有适当的抗凝治疗,约 30%患者可出现血栓复发或致死率较高的肺栓塞。大多数急性静脉血栓形成患者其肢体颜色正常或有发绀。与此相反,病情严重的患者可因发生急性静脉流出血流阻塞而出现**股白肿**(腿部肿胀、呈白色、疼痛)。**股蓝肿**是深静脉血栓形成更为严重的表现(腿部肿胀、呈蓝色、疼痛),其中严重肿胀可导致动脉损害和静脉性坏疽。

D. 肺栓塞

由于许多深静脉血栓形成在发作时未被发现,因此难以确定肺血栓栓塞症的发病率。据估算,即使是充分治疗,肺栓塞发生率仍有约 5%。10 位患者中约有 1 位可因肺动脉栓塞出现症状而在 1h 内死亡。其余患者经过后续有效的抗凝治疗,在几个星期内能够恢复良好的心肺功能。预后不良的最重要的因素是既往心脏疾病。少数患者出现复发性栓塞和**肺源性心脏病**肺动脉高压(右侧心力衰竭)。

Eklof B, Rutherford RB, Bergan JJ, et al. Revision of the CEAP classification for chronic venous disorders: Consensus statement. *J Vasc Surg*. 2004; 40: 1248-1252.

Gloviczki P, Yao JST, eds. *Handbook of Venous Disorders: Guidelines of the American Venous Forum*. 2nd ed. London: Arnold Publishers; 2001.

Lindner DJ, Edwards JM, Phinney ES, et al. Long-term hemodynamic and clinical sequelae of lower extremity deep vein thrombosis. *J Vasc Surg*. 1986; 4: 436-442.

Mozes G, Glovicski P. New discoveries in anatomy and new terminology of leg veins: Clinical applications. *Vasc Endovasc Surg*. 2004; 38: 367-374.

Schanzer H, Peirce EC II. Pathophysiologic evaluation of chronic venous stasis with ambulatory venous pressure studies. *Angiology*. 1982; 33: 183-191.

Silverstein MD, Heit JA, Mohr DN, Petterson TM, O'Fallon WM, Melton JL. Trends in the incidence of deep vein thrombosis and pulmonary embolism: A 25-year population-based study. *Arch Int Med*. 1998; 158: 585-593.

第3章 高凝状态

这本手册的开篇强调了动脉和静脉系统在健康及疾病状态的基础概念。高凝状态在管理动脉和静脉疾病患者的过程中发挥了十分重要的作用，因此本章也是血管病理生理学的基础原则。医学术语**血栓形成**指的是血块的形成，**血栓形成倾向**描述了血液有不断增加的可形成血凝块的趋势的一种生理状态。这一章节主要介绍遗传性（如遗传的）和继发性高凝状态，其在人群中的流行情况，以及与治疗有关的基本概念。

目前公认的由血凝块形成（血栓形成）的高凝状态，是由 Rudolph Virchow 在 1860 年左右提出的，他认为高凝状态是血栓形成的三个（**Virchow 三联征**）作用因素（高凝状态、内皮损伤和淤血）之一。据估计，在美国每年约有两百万人死于动脉或静脉血栓形成。其中一半以上事件是由原发性异常和（或）获得性因素导致高凝状态而造成的。遗传因素被认为是原发性高凝状态，而获得性因素被认为是继发性高凝状态（表 3.1 和表 3.2）。

表 3.1 遗传性高凝状态

抗凝血酶Ⅲ缺乏	高同型半胱氨酸血症
蛋白 C 缺乏	凝血酶原基因变异（20210A）
蛋白 S 缺乏	低纤维蛋白溶酶原血症
活化蛋白 C 抵抗	异常纤维蛋白原
凝血因子 V R506Q（Leiden）突变	

表 3.2 获得性高凝状态诱因

吸烟	恶性肿瘤
妊娠	抗肿瘤药物
口服避孕药	骨髓增生异常综合征
激素替代治疗法	高同型半胱氨酸血症
肝素诱导的血小板减少	炎症性肠病
抗磷脂综合征	

Ⅰ. 机制

凝血级联反应由内源性和外源性途径组成。外源性途径包括组织因子和因子Ⅶ、Ⅹ、Ⅴ、Ⅱ和纤维蛋白。内源性途径由因子组成，它们全部包含在血液内，特别是高分子量激肽原，前激肽释放酶，因子Ⅻ、Ⅺ、Ⅸ、Ⅷ、Ⅹ、Ⅴ，以及凝血酶原（Ⅱ因子）和纤维蛋白原。外源性途径被认为是凝血的始发路径，由血管损伤和血液中组织因子的暴露触发。由外源性途径产生的凝血酶，以正反馈的形式激活内源性途径的因子Ⅺ，确保血凝块的形成不依赖组织因子。

这个系统能控制并抑制过多的凝血酶和血栓形成。特别是血浆蛋白与内皮的受体作用可以平衡凝血级联反应。**抗凝血酶Ⅲ**是凝血酶抑制剂，对其他凝血因子也有抑制作用。**肝素**和分布于血管内皮的肝素样分子（多糖）可增强抗凝血酶Ⅲ的活性。另外，受体**凝血调节蛋白**也分布于内皮细胞。凝血酶受凝血调节蛋白的抑制，与之结合即失去促凝血能力。然后，凝血酶与凝血调节蛋白共同参与**蛋白C系统的**活化。蛋白C是丝氨酸蛋白酶的酶原，可抑制凝血因子Va和Ⅷa。**蛋白S**是蛋白C的辅因子，并可显著增强蛋白C的活性，因此能进一步抑制血凝块形成。Ⅴ因子是内源性和外源性凝血途径共有的重要中间凝血因子，因此，蛋白C对其的失活作用对于控制高凝状态和血凝块生成过剩具有极其重要的作用。

Ⅱ. 遗传性高凝状态

对于高凝状态的病因，遗传或家族因素约占40%。对于家族性血栓形成患者及其家属，抗凝血酶Ⅲ的缺乏、蛋白C和蛋白S系统等致病因素在其中很重要，但是所占比例很小。蛋白C、蛋白S和抗凝血酶Ⅲ缺乏在遗传性高凝状态中是常染色体显性遗传，并且在该类型中占第一位，然而其仅占家族性血栓形成事件的5%～10%（表3.1）。

1994年，在莱顿（荷兰），Bertina等发现了凝血途径中的Ⅴ因子点突变。研究发现该基因突变可导致**活化蛋白C抵抗**并与高凝状态有关。Ⅴ因子多肽的第506位突变被称为因子 *V Leiden*，可导致活化蛋白C抵抗（APC抵抗）。因子 V Leiden 并不发生于许多特定的人种中，但是在白种人中却高达15%。与相对较少见的蛋白缺乏相比，APC抵抗在家族性高凝状态者中可高达60%。重要的是，一些患者可能不止受一种遗传因素影响，并且通常在年轻时就开始发生一个或多个血栓事件。

A. 抗凝血酶Ⅲ缺乏

抗凝血酶Ⅲ缺乏是一种常染色体显性遗传病，每2000到2500人中有1人会患病。抗凝血酶Ⅲ由肝细胞合成，可抑制凝血酶和其他凝血因子的活性。肝素可显著增强其活性。抗凝血酶Ⅲ缺乏有两种类型，最常见的是由生理功能正常的分子合成下降引起的。这些患者循环血中能够发挥正常功能的抗凝血酶Ⅲ仅约占正常人的 50%。第二种抗凝血酶Ⅲ缺乏较少见，是由与肝素或凝血酶结合区域的特定分子异常引起的功能不全导致的。

当有周期性、家族性和（或）青少年深静脉或肠系膜静脉血栓形成时，应考虑抗凝血酶Ⅲ缺乏。该事件常具有诱发因素，如创伤、制动、妊娠或口服避孕药。静脉内肝素不具有抗凝作用时应考虑基因缺失。此类患者通常需要大剂量肝素以完成抗凝，或者需要以含有抗凝血酶Ⅲ和静脉肝素的新鲜冷冻血浆（FFP）激活肝素。

获得性抗凝血酶Ⅲ缺乏可见于肝病、肾病、败血症、口服避孕药或使用化疗药物。

B. 蛋白 C 和蛋白 S 系统缺乏

蛋白 C 和蛋白 S 系统是血液流动的重要调控因子。其活性在毛细血管水平具有重要作用，在这些毛细血管的内皮细胞存在较高浓度的凝血调节蛋白受体。这种缺乏也具有常染色体显性遗传特征，且通常是杂合的。蛋白 C 缺乏的患病率为 $1/300 \sim 1/200$。纯合型蛋白 C 或蛋白 S 缺乏与婴幼儿时期血栓形成的极度高致死性有关，被称为**暴发性紫癜**。两种形式的蛋白 C 或蛋白 S 缺乏也与**华法林诱导的皮肤坏死**有关。皮肤坏死发生于华法林治疗（华法林钠片）开始的头几天。其发病机制与华林法加剧了蛋白 C 缺乏而导致短暂、严重的高凝状态有关。治疗方法为静脉注射肝素、给予维生素 K 和（或）血浆蛋白 C 浓缩制剂。

获得性蛋白 C 和蛋白 S 缺乏发生于炎症反应综合征被激活时，如严重败血症。在这种情况下，补体系统表达升高，C_{4b} 结合蛋白（存在于活化的补体系统）结合并抑制蛋白 S 活性，导致蛋白 S 缺乏。获得性缺乏也可见于肝病、妊娠、术后和肾病综合征。

C. 活化蛋白 C 抵抗

活化蛋白 C 抵抗是一种最普遍的遗传性高凝状态，又被称为凝血因子 Ⅴ Leiden 突变，其在不同人种间的发病率不同，但发生于 $40\% \sim 60\%$ 的家族性高凝状态患者。凝血因子 Ⅴ Leiden 突变被认为是欧洲和亚洲人群中高凝状态最常见的病因。不能准确地对抗凝患者（如服用华法林钠片）进行检测可导致对活化蛋白 C 抵抗的个体识别受限。但是，凝血因子 Ⅴ 基因突变（凝血因子 Ⅴ 多肽的第 506 位）检测并不受华法林或肝素的影响，因此能够对此类患者进行更精确的识别。

与蛋白 C 或是蛋白 S 缺乏相似，纯合型凝血因子 Ⅴ Leiden 突变患者血栓形成风险比杂合型突变患者更高。深静脉血栓形成（DVT）是 APC 抵抗最常见的临床表现，另外，与纯合型蛋白 C 或蛋白 S 缺乏患者相比，一部分纯合型凝血因子 V Leiden 突变者没有血栓形成史。

与其他遗传性高凝状态一样，在 APC 抵抗中，血栓形成进展受遗传和其他常见危险因素（Virchow 三联征）的共同影响。最常见的危险因素是口服避孕药、妊娠、创伤和外科手术。杂合型凝血因子 V Leiden 突变的女性若口服避孕药，则其静脉血栓形成的风险可增高近 30 倍；而相同情况的纯合型突变患者，其血栓形成风险则可增高几百倍。尽管我们对这种情况的理解相对较新，但与凝血因子 V Leiden 突变有关的静脉血栓形成事件似乎比动脉血栓形成更常见。

D. 高同型半胱氨酸血症

高半胱氨酸代谢异常常导致循环中含硫氨基酸（$>14\mu mmol/L$）含量增加。另外，获得性高同型半胱氨酸血症也可由缺乏维生素 B_6、维生素 B_{12} 或叶酸导致。高同型半胱氨酸血症目前在人群中的发病率约为 5%，且与早期动脉硬化、静脉血栓形成有关。高半胱氨酸水平升高最初是内皮功能障碍及血小板活化所致。高同型半胱氨酸循环水平可有效地反映 B 族维生素和叶酸的补充；建议筛查早期动脉粥样硬化的个体。最近，B 族维生素和叶酸补充剂能够预防早期动脉粥样硬化的作用被质疑且其临床有效性仍未确定。

E. 凝血酶原基因变异（20210A）

凝血酶原基因第 20210 位遗传突变于 1996 年被发现，并被称为凝血酶原变异。这种突变导致**凝血酶原（因子 II）**产生过度，增加血凝块的形成。约 2% 的白种人及 0.5% 的非洲裔美国人发生杂合型凝血酶原突变，且 20% 杂合型突变患者有家族性静脉血栓形成倾向。凝血酶原突变可增加静脉血栓形成及栓塞的风险（2～3 倍），但也可诱发动脉血栓形成，虽然程度较轻。

F. 其他主要高凝状态

其他较少见的遗传性高凝综合征通常由与**纤溶酶原**合成或释放异常相关的疾病组成。纤溶酶原是纤溶酶的前体，释放入血后，被名为**组织型纤溶酶原激活物（tPA）**的酶转化为有活性的**纤溶酶**。纤溶酶可降解纤维蛋白，称为**纤维蛋白溶解**，在保持血流通畅方面起着重要作用。纤溶酶原和纤维蛋白溶解途径异常个体，其年轻时静脉或动脉血栓形成的概率更高。

III. 获得性高凝状态（表 3.2）

A. 吸烟

香烟中的尼古丁和一氧化碳引起血管内皮功能障碍，造成血小板沉积与脂质堆积。前列环素能有效地舒张血管、防止血小板凝集，而吸烟会减少前列腺素的产生并增加血液黏度。这些促使吸烟成为获得性高凝状态最常见的致病因素。同时吸烟还是动脉及静脉血栓形成的罪魁祸首。

B. 肝素诱导的血小板减少

肝素诱导的血小板减少发生于 2%～3% 使用普通肝素进行治疗的患者。这种获得性高凝状态的发生是由于患者使用肝素后，抗血小板抗体在体内形成。当体内含有这种抗血小板抗体的患者使用肝素后，会使血小板过度凝集，并形成血栓（**肝素诱导的血小板减少和血栓形成**，HITT）。这些受肝素影响的抗体形成与年龄、性别、肝素的剂量和途径均无关。各类肝素都可以导致这种抗体的形成，包括低分子肝素。肝素诱导的血小板减少和血栓形成的临床表现包括血小板数量减少、与肝素相关的抗凝抑制，并常伴有严重的血栓事件。其治疗方法有：避免使用各类肝素、通过静脉注射右旋糖酐 40 或阿昔单抗（ReoPro）抑制血小板和（或）根据临床表现及血栓负荷使用一种**直接凝血酶抑制剂（DTIs）**，如阿加曲班、来匹芦定（Refludin）或比伐芦定（Angiomax）。

C. 口服避孕药和（或）妊娠

外源性雌激素与静脉血栓形成及冠状动脉和脑动脉血栓事件的高风险有关。雌激素可减少抗凝血酶Ⅲ和降低蛋白 S 的活性，同时增加活化的因子Ⅶ和 X。雌激素还与凝血调节蛋白的水平降低及其激发的蛋白 C 活性减弱有关。因子 V Leiden 突变合并口服某种避孕药，可使患者静脉血栓形成的风险增加近 30 倍。

妊娠几乎与所有凝血因子的增加有关，还与血小板数量增加、蛋白 S 活性减弱有关。此外，妊娠还与抗凝血酶减少相关。这些因素与子宫压迫腿部静脉回流的联合作用，可使妊娠期间静脉血栓形成风险至少增加 5 倍。

D. 抗磷脂综合征

抗磷脂综合征（APS）由风湿病学家 Graham R. V. Hughes 在伦敦圣托马斯医院工作期间提出，故又称 Hughes 综合征。抗磷脂综合征在人群中的患病率约为 1%，女性多于男性，并且随年龄增长其患病率逐渐增高。抗磷脂综合征由血流中与磷脂类结合的负电荷蛋白质类的循环抗体所致。该病可通过检测**抗心磷脂抗体**或**循环狼疮抗凝物**的含量来进行诊断。抗心磷脂抗体的主要攻击对象是一种带负电荷的蛋白质，称为 β_2 糖蛋白-1；而狼疮抗凝物的主要靶点是凝血酶原（因子Ⅱ）。抗心磷脂抗体检测是抗磷脂综合征（APS）诊断中灵敏度最高、特异性最强的指标。循环狼疮抗凝物独立于潜在的胶原血管病（原发性抗磷脂综合征）或是结缔组织病（继发性抗磷脂综合征）如系统性红斑狼疮的一部分。多达 50% 的系统性红斑狼疮或狼疮样疾病患者体内存在抗心磷脂抗体或循环狼疮抗凝物。

抗磷脂综合征患者最常见的动脉事件是缺血性卒中，而最常见的静脉事件是 DVT。抗磷脂抗体综合征还会引起妊娠相关的并发症，包括晚期流产，可能由血栓事件导致。抗磷脂综合征患者血栓形成的机制尚未明确，但已被证明与抑制内皮细胞前列环素或干扰凝血调节蛋白参与蛋白 C 活化作用的自身抗体有关。

E. 恶性肿瘤

恶性肿瘤与静脉血栓形成有关是被普遍认同的。这种关系中最早被承认的形式之一即是肠腺癌、胰腺癌或肺癌（**Trousseau 综合征**）等患者体内的浅静脉血栓形成。有深静脉血栓形成且无明显危险因素的患者，有 10% 的可能患有未被诊断出的恶性肿瘤。这种与恶性肿瘤有关的高凝状态，归因于癌细胞及其与宿主细胞产物之间的相互作用。这种相互作用导致宿主用以防止血栓形成的正常保护机制被消除。

癌细胞可诱发促凝血物质的产生，如促进组织凝血激酶（一种由蛋白质和磷脂组成的成分，广泛分布于人体各组织中）的分泌。组织凝血激酶作为因子 Ⅶa 的辅因子，可激活外源性凝血途径中的因子 X。组织凝血激酶在恶性肿瘤形成过程中的分泌可造成相对的高凝状态。另外，癌细胞可导致蛋白酶的释放，进而激活凝血因子。恶性肿瘤患者体内的因子 V、Ⅷ、Ⅸ 和 X 水平可升高。癌症患者常伴有诱发血栓形成的其他危险因素，如化疗、中心静脉置管、肢体活动受限等。

F. 抗肿瘤药

化疗制剂与血管畸形有关，如血栓所致的血小板减少紫癜、**布-加综合征**、心肌梗死和静脉血栓形成。血栓事件与药物及其代谢产物在血管内皮组织引起的高凝状态有关。

G. 骨髓增生异常综合征

至少有三种骨髓增生性疾病与血栓形成和继发于血液黏度增加高凝状态有关。这三种疾病即**真性红细胞增多症、原发性血小板增多症**和**原因不明的髓样化生**，可直接或间接地影响血小板的功能。另外，骨髓增生性疾病可导致肠系膜、肝或门静脉血栓形成。这种高凝状态很少表现为动脉血栓形成，除非与前面所描述的其他血栓危险因素有关。

Ⅳ. 管理

对于确诊为高凝状态患者的管理，需要制订个体化方案，且取决于是否对患者以预防方式进行抗凝的临床决策。遗憾的是，这些临床还缺乏前瞻性临床研究的指导。**高凝状态目前被视为多基因或多重危险因素疾病。**除了罕见的纯合子遗传现象外，血栓形成倾向存在于有一种或多种危险因素的患者，其联合作用可达到血栓阈值。抗凝的临床决策取决于所确定的患者危险因素的数量及其其是否经历过一次（或多次）血栓事件。这项决策涉及多学科医生的共同参与，包括内科医生、血液科医生、血管医学专科医生和血管外科医生。通常，无症状患者无需抗凝，除非伴有其他危险因素，如准备手术。

当患者被确诊为高凝状态且经历过两次或多次血栓事件或者个人生活或肢体受累事件时，应考虑长期预防性应用华法林。这个指南可改善假体移植、心脏瓣膜疾病，尤其是已确诊高凝状态患者的病情。及时治疗急性血栓形成包括在口服华法林时应用普通或低分子肝素（见第 21 章）。对于有症状下肢血栓形成患者，可以采用导管引导的溶栓治疗，发生 HITT 事件的患者，可应用凝血酶抑制剂。考虑到蛋白 C 或 S 缺乏患者有出现华法林诱导的坏死风险，建议在静脉注射普通肝素或治疗剂量的低分子肝素进行充分抗凝后，再应用华法林治疗。

Auerbach AD, Sanders GD, Hambleton J. Cost-effectiveness of testing for hypercoagulability and effects on treatment strategies in patients with deep venous thrombosis. *Am J Med*. 2004；116：816-828.

Falanga A, Rickles FR. Pathophysiology of the thrombotic state in the cancer patient. *Semin Thromb Hemost*. 1999；25：173-182.

Gerotziafas GT. Risk factors for venous thromboembolism in children. *Int Angiol*. 2004；23：195-205.

Johnson CM, Mureebe L, Silver D. Hypercoagulable states：a review. *Vasc Endovasc Surg*. 2005；39：123-133.

Kroegel C, Reissig A. Principle mechanisms underlying venous thromboembolism：epidemiology, risk factors, pathophysiology and pathogenesis. *Respiration*. 2003；70：7-30.

Merrill JT. Diagnosis of the antiphospholipid syndrome：how far to go? *Curr Rheumatol Rep*. 2004；6：469-472.

Page C, Rubin LE, Gusberg RJ, Dardik A. Arterial thrombosis associated with heterozygous factor V Leiden disorder, hyperhomocysteinemia and peripheral arterial disease：importance of synergistic factors. *J Vasc Surg*. 2005；42：1014-1018.

Wakefield TW. Treatment options for venous thrombosis. *J Vasc Surg*. 2000；31：613-620.

第Ⅱ部分
血管系统的检查

初始患者评估

问诊和体格检查可为血管疾病患者的进一步诊断性检查和治疗提供指导性的信息。目前的无创血管检查及影像学技术倾向于使临床医师的注意力从讨论的重要性转向患者的检查。虽然这些诊断性检查增加了有价值的血流动力学和解剖学数据，但是**要达到最佳患者管理，以详细的病史询问和体格检查作为第一步是不可替代的**。甚至在这个影像学已非常专业化的时代，"如果你愿意倾听，患者会告诉你疾病在哪里"这条格言仍然是正确的。

最初病史询问和体格检查有几个目的，它可以帮助临床医生建立一个初步的**临床印象**或作出初步诊断。血管疾病的物理改变可通过视诊、触诊及听诊检查出来。问诊及体格检查通常可以为建立正确的临床印象提供足够的信息，然后可以选择更恰当及有效的诊断性检查以进一步证实这个临床印象。

病史询问和体格检查也可以帮助临床医生确定治疗的紧迫性。虽然有一部分血管问题需要**紧急干预**，但是大部分患者仍然需要有选择地进行评估及治疗。这种重要的鉴别必须根据病史和体格检查而不是血管疾病的影像学表现进行。此外，病史询问和体格检查可为评估患者的生理年龄提供机会。并发疾病（如肺、心及肾功能不全等）会严重影响血管疾病患者的治疗策略及疗效。在制订最佳治疗方案时不应低估"眼球检查"、系统回顾及功能状态的重要性。一位敏锐的临床医生也会注意到血管疾病患者可能同时患有潜在的非血管性疾病，如胃肠道或肺部恶性肿瘤等。

最后，初始的问诊建立起了患者和医务人员间的**密切关系**，这对于血管疾病患者的治疗是非常有价值的。通过这个过程，医务人员可获得患者及其家属的信任，并且深入了解了患者的整体生活状况。例如，患者的职业、独立生活水平，以及他（她）是否能驾驶汽车等均在与血管疾病相关的治疗决策中占有重要地位。

下面的章节概述了以下解剖区域中的**动、静脉检查技术**：颈部、上肢、腹部以及下肢。进行体格检查时需要听诊器、手动血压测量袖带及连续波多普勒，一支记号笔可方便地标记动脉标志或曲张的静脉。

第4章　动脉系统的病史及体格检查

Ⅰ. 一般检查

与年龄相关的动脉疾病是一个广泛的过程。所以，除主诉外，检查需包括整个动脉系统以发现潜在的动脉硬化性疾病，同时还应该包括以下方面：

1. 心律及心率的检查。

2. 双臂的血压测量。

3. 颈部听诊以发现颈动脉血管杂音。

4. 心脏听诊以发现心律失常、奔马律及杂音。

5. 腹部触诊以评估搏动性肿块（如动脉瘤）。

6. 腹部听诊以发现腹部杂音。

7. 外周动脉触诊。

8. 股部听诊以发现杂音。

9. 上、下肢全面视诊以评估溃疡、坏疽或发现位于手指和（或）足趾远端的血栓（**蓝趾综合征**）。

10. 应用连续波多普勒及手动血压测量袖带测量腿部血压并计算踝臂指数（ABI）。

Ⅱ. 头颈部

头颈部血管疾病主要与颈动脉粥样硬化有关，后者是卒中的常见原因（第13章）。问诊时应询问患者是否有既往卒中史或**短暂性脑缺血发作**（TIA）史，是否有颈动脉介入手术（动脉内膜切除术或支架置入）史，以及既往是否做过颈动脉双功超声检查。如果既往做过颈动脉双功超声或介入检查，那么了解其影像学表现及结果是很重要的。TIA或卒中的典型症状是发作性单侧肢体无力及瘫痪。TIA或卒中也可以表现为不能发音（**失语症**）、无法用言语表达（**构音困难**）、面瘫或言语不清。临床医师也应询问**一过性单眼盲（一过性弱视）**的发作情况，这种眼部症状可提示同侧颈动脉的阻塞性疾病。黑矇（也被描述为"降下窗帘或阴影"）是由来自颈动脉窦并通过眼动脉的血栓使视网膜小动脉暂时阻塞造成的。黑矇的鉴别诊断是很广泛的，包括偏头痛、视神经盘水肿及巨细胞动脉炎等。

起因于颈动脉的卒中或TIA发作的鉴别诊断包括**癫痫发作**，它更常导致全脑或双侧的症状，随后出现嗜睡（发作后期）。严重的高血压可以造成**小血管性脑梗死**或**出血性卒中**，可以通过患者的病史及临床表现与栓塞性卒中相鉴别。**脑肿瘤**或**脑动脉瘤**也可以导致神经缺损症状，但常伴有其他症状，如头痛等。扩散加权磁共振成像（DW-MRI）对于鉴别原发于颅内的疾病（小血管性脑梗死或脑肿瘤）与源于颈动脉疾病的栓塞性 TIA 或卒中是有帮助的。晕厥、轻度头痛及头晕在老年人中比较常见，是**后循环**或**椎动脉症状**。这些症状很少与颈动脉疾病有关，而更常见于血压波动、心律失常、中耳疾病（前庭系统）或**锁骨下动脉盗血综合征**。

A. 视诊

通常情况下，颈动脉搏动是看不到的。但其在消瘦且有长期高血压史患者的右颈根部则可以凸显出来。虽然此类患者常被考虑为动脉瘤，但实际上那仅是迂曲或突出的颈总动脉。出现在分叉处的**颈动脉瘤**和**颈动脉体瘤**可以在颈前区中段或上段看见。

另外一种可以观察到的与颈动脉闭塞性疾病相关的症状是视网膜上的一种发亮的反射性缺损或斑点，称为**Hollenhorst 斑**。这些通过眼底检查发现的斑块最初是在 20 世纪 60 年代由梅奥诊所的一位眼科医生所描述的，它们代表源于颈动脉粥样硬化性疾病的胆固醇栓子。

B. 触诊

颈总动脉搏动可在颈部下段气管中线与胸锁乳突肌前缘之间被触及。因为颈外动脉总是处于开放状态，所以即使颈内动脉段阻塞，仍然会有可触及的颈总动脉搏动。颈总动脉搏动减弱或消失提示在胸部颈总动脉起源处的近端存在严重的闭塞性疾病。耳前方颞动脉搏动的存在表明颈总和颈外动脉通畅。触诊不能鉴别颈动脉瘤和颈动脉体瘤，因为两者均可表现为颈部的搏动性包块，而增大的淋巴结也可以有同样的表现。颈部搏动性包块需要通过双功超声、计算机断层扫描（CT）及磁共振成像（MRI）进行鉴别。

椎动脉因为位于颈动脉后段基底部、位置较深，且其大部分走行被颈部骨质包围，所以通常不易被触及。位于颈根部及锁骨上窝的搏动性包块通常来自**锁骨下动脉**。

C. 听诊

颈部听诊的检查方法是当患者暂停呼吸时将听诊器轻置于颈部中段及根部。**颈部杂音**是一种异常体征，可能源于颈动脉狭窄、主动脉瓣或主动脉弓的疾病。颈动脉狭窄的杂音通常在颈中部颈动脉分叉处最响亮。传导性杂音及心脏杂音通常在胸部上段及颈根部最响亮。

颈部杂音的存在不一定意味着颈动脉狭窄的存在。实际上，只有一半有颈部杂音的患者有程度在 30% 或以上的颈动脉狭窄，并且只有四分之一的患者有超过 75% 的狭窄。此外，**潜在颈动脉狭窄的严重程度与颈部杂音的响亮程**

度没有必然联系。双功超声在测量颈动脉杂音的严重程度方面是非常准确的，并且无创、廉价、易行。因为是有创性的且有发生卒中的风险，所以颈动脉造影在诊断无症状性杂音时不作为筛查手段（第13章）。

Ⅲ. 上肢

虽然相对于下肢来说，动脉粥样硬化较少出现于上肢，但是锁骨下动脉及腋动脉的病变则可在上肢出现（第18章）。上肢闭塞性疾病或动脉瘤可导致间歇性跛行或臂部或手部的栓塞性体征。左侧锁骨下动脉闭塞性病变较右侧更为常见，原因目前尚未明确。当椎动脉起源处的锁骨下动脉近端狭窄时，患者可以出现**锁骨下动脉盗血综合征**的症状。这些患者上肢的用力活动可使狭窄处的血压下降，导致椎动脉的血液逆流（"盗血"）而出现后循环症状（图4.1）。急性手臂缺血主要由近端动脉甚至是源于心脏的栓子所致。慢性锁骨下动脉、腋动脉瘤或狭窄引起的急性血栓形成也可以导致急性手臂缺血。

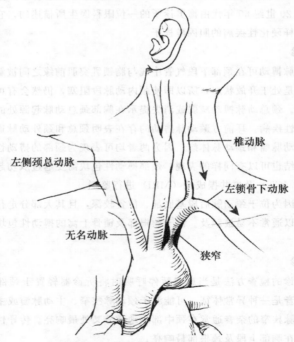

椎动脉

左侧颈总动脉

左锁骨下动脉

无名动脉

狭窄

图4.1 锁骨下动脉盗血综合征

左锁骨下动脉近端狭窄或无名动脉狭窄可导致锁骨下动脉盗血综合征。血流从同侧椎动脉被"盗窃"而逆行以供应上肢。手臂活动可使后循环不足症状出现及加剧，如共济失调、头晕、晕厥及视觉障碍许多非动脉粥样硬化性血管疾病可影响上肢（第 18 章）。**大动脉炎（无脉病）**是一种主要发生于亚洲年轻女性的动脉炎症性疾病。大动脉炎的早期阶段以急性炎症反应为特征，通常包括发热、全身不适和肌痛。晚期阶段出现在急性动脉炎治疗之后，可以导致纤维化性动脉狭窄甚至动脉闭塞。**巨细胞动脉炎（GCA）**最常见于成年白种女性，可累及主动脉弓、腋动脉和肱动脉。其他与 GCA 有关的症状包括头痛、单眼盲及咀嚼肌痛导致咀嚼暂停。手部发凉、疼痛及麻木提示**小血管痉挛或雷诺综合征**，通常由特定的事件（如暴露于寒冷环境等）引起。病因可能是特发性的（雷诺病），或与其他系统性胶原血管病有关或冻伤后（雷诺现象）。

胸廓出口综合征（TOS）可影响上肢，因反复使用上肢而导致血管受累。单纯的血管性 TOS 并不常见（约占 10%），由胸廓出口处的锁骨下动脉或静脉受累所致（图 5.1）。在这个位置，第 1 肋、斜角肌、锁骨下肌及锁骨常形成一个比较紧密的空间，锁骨下血管从其中穿过（第 18 章）。这种情况常见于肌肉发达的年轻人，如举重运动员、棒球投手以及游泳运动员。超过 90% 的 TOS 患者伴有神经症状，可累及臂丛。

A. 视诊

上肢视诊可以为动脉灌注情况提供信息。手指呈粉红色且毛细血管再灌注时间小于 3s 表明灌注良好。相反，急性缺血的上肢是苍白的，可伴有神经病变的症状，如运动受限或感觉缺失。慢性动脉缺血时肢体外观的主要变化为肌萎缩，特别是前臂及近端手掌。血栓栓塞及小血管疾病可以通过手指痛性花斑区域或溃疡被识别。雷诺现象表现为在一定的刺激事件后，如暴露于寒冷环境中或情绪压力，手掌及手指出现三种颜色变化（白、蓝、红）。手指最初表现为苍白或呈白色，然后发绀或呈蓝色，最后因循环恢复而充血或变为红色。

B. 触诊

上肢的动脉搏动通常可在 3 个位置被触及：中上臂肱二头肌及肱三头肌间沟（腋动脉及近段肱动脉）；肱二头肌肌腱内侧（肱动脉）的肘窝处；腕部远端桡骨（桡动脉）或远端尺骨（尺动脉）。年轻女性上肢脉搏消失，应怀疑**大动脉炎**（无脉病）。

皮温也可通过触诊评估，特别是通过更为敏感的手背及手指触诊。急性缺血的手臂皮温水平与远端动脉的闭塞水平直接相关。

如果上肢的动脉瘤出现在易触及脉搏的区域，则可通过触诊被发现。大的锁骨下动脉瘤及腋动脉瘤可以在锁骨上、下或腋窝触及，但这些部位的小动脉瘤可能是触不到的。肱动脉瘤是最常见的，因为该动脉通常是行动脉造影的通路。尺动脉瘤位于腕部紧邻钩骨的位置，常见于动脉反复损伤的劳动者（**小鱼**

际锤打综合征)。

一些床边检查有助于提供与 TOS 的诊断有关的信息。**Adson 试验**操作方法为嘱患者向检查侧手臂方向转头,当检查者伸展患者手臂时,嘱其将头部向后仰(以伸展颈部)。阳性体征为桡动脉脉搏减弱或消失。在正常人群中,该试验的阳性率为 10%~20%。在进行上臂抬高负荷试验(**EAST 试验**)时,嘱患者将手臂和手掌抬举至头水平,然后双手重复做张开及闭合动作约 3min。患侧麻木、疼痛及无力症状提示神经性或动脉性 TOS。这些检查都不是诊断性检查,但是当考虑诊断 TOS 时,需将这些刺激动作引出的体征与病史、体格检查及其他的检查结果相结合,进行综合分析。

C. 听诊

上肢动脉听诊应包括双臂血压及锁骨上窝杂音的检查。若双臂血压压差大于 10mmHg,则提示血压较低侧的无名动脉、锁骨下动脉或腋动脉存在影响血流动力学的显著狭窄。因为手臂的侧副支血流广泛,近端锁骨下动脉狭窄可见于在腕部可触及脉搏的无症状个体。如果患者有症状,提示臂跛,应在手臂运动 2~5min 后再次测量肱动脉血压。如果存在显著的动脉狭窄,那么在这一激发动作后,肱动脉血压会下降。当脉搏不可触及时,可以用连续波多普勒评估动脉信号以及测量上臂及前壁的血压。多普勒信号通常可在鱼际隆起、小鱼际隆起及掌弓处闻及。

Ⅳ. 腹部

大部分腹部的血管疾病是无症状的,并且病史往往不能帮助诊断。大部分**腹主动脉瘤**(AAA)的患者是无症状的(第 15 章)。有 AAA 的患者发作急性剧烈背痛或腹痛应考虑动脉瘤破裂,除非证明有其他疼痛原因。**慢性肠系膜缺血**患者通常有相关病史,如餐后痛、体重减轻及畏食(惧怕食物)等(第 17章)。**急性肠系膜缺血**可引起广泛的与体格检查"不相符的腹痛"。与持续恶化的肾功能相关的难治性高血压可能是**肾动脉狭窄**的证据。主动脉-髂动脉闭塞性疾病可以引起双髋或臀部跛行、股动脉脉搏消失及阳痿(**Leriche 综合征**)。对于有主动脉手术史的患者,确定施行手术的原有疾病(如闭塞或动脉瘤疾病)是非常重要的。溃疡性髂动脉粥样硬化与花斑状、痛性的蓝趾综合征以及腹部杂音有关。在有主动脉瘤或闭塞性疾病、源于心脏的鞍状栓子或主动脉夹层患者中,突发的双腿疼痛、发冷、感觉异常、瘫痪通常是由血栓形成所致的**急性主动脉闭塞**引起的。

A. 视诊

在腹主动脉及其分支的体格检查中,腹部视诊的作用是最有限的。正常主动脉搏动通常是不可见的。然而大的腹主动脉瘤的搏动是可以通过前腹壁看见的，特别是体型消瘦的患者。

B. 触诊

触诊是检查腹主动脉瘤最简便和常用的技术。虽然对于体型较大的患者其敏感性很有限，但触诊仍应是常规体格检查的一部分。同样，**触诊及对比两侧股动脉搏动**是确定是否存在主动脉-髂动脉闭塞性疾病（**流入疾病**）史最快捷的方式。虽然数值的分级系统对于股动脉搏动强度的定量是有用的，但描述搏动时仍然可以简单地表述为正常、减弱或者消失，以及相对于对侧而言，是对称或非对称的。

当触诊腹部时，应考虑到某些与主动脉及髂动脉有关的解剖学特征。在脐水平，主动脉分支为髂总动脉，因此在评估肾水平以下的主动脉段时，必须在这个体表标志上进行深触诊。嘱患者弯曲双膝，放松腹部肌肉，缓慢、充分呼气可以使检查更为容易。要记住，除非患者很肥胖，否则主动脉搏动在脐以上通常应该能够被触及，特别是当腹壁松弛时。正常的主动脉与患者拇指宽度相似或者直径约为 2cm。

当感觉主动脉搏动范围扩大或大于 4cm 时，应怀疑主动脉瘤。老年患者可能存在迂曲、向前移位的主动脉而被误认为动脉瘤。因为腹部触诊的敏感性有限，而主动脉超声检查简便、无创，所以对于任何主动脉直径存在问题的患者均应行主动脉超声检查。除大小外，主动脉瘤的其他特征也可通过触诊来确定。如果增大的主动脉向上延伸至剑突或肋缘，则应该怀疑肾动脉水平以上的动脉瘤或胸-腹动脉瘤。触诊时动脉瘤压痛提示动脉瘤即将破裂、动脉瘤漏出或存在**炎性动脉瘤**。因为髂动脉的解剖位置位于盆腔深部，所以该部位的动脉瘤通常是不可触及的。偶然情况下，较大的**髂内动脉瘤**可在直肠指检时被触及。

C. 听诊

当主动脉及其分支存在严重闭塞性疾病时，听诊通常可闻及杂音。主动脉-髂动脉的闭塞性疾病可以引起中、下腹部或股区的杂音。继发于孤立的肾动脉狭窄的杂音较微弱，常位于中线两侧的上腹部。肠系膜动脉闭塞性疾病可能与上腹部的杂音有关。

在对年轻人尤其是体型瘦弱的女性进行腹部检查时，可偶然发现无症状性腹部杂音。如果患者无高血压且没有肠绞痛或跛行症状，则这些杂音可以考虑为良性。杂音可能是由于腹腔干上的膈脚撞击所造成的。

V. 下肢

评估腿部循环有很多种检查方法。为了组织及规范这些方法，第一步是将现有的临床表现**归类为急性或慢性下肢缺血**。这个判断可以让检查者集中于一些可能的诊断及明确问题的紧迫性。急性缺血的临床判断依据是肢体的状态，而慢性下肢缺血则被进一步分为两类：**跛行及严重缺血**。在临床医师评估下肢循环时，对于每一个病例都应考虑："这个情况应归类为急性还是慢性缺血？"如果病程是慢性的，那么下一个问题应该是："这种情况属于跛行还是严重缺血？"几乎所有下肢动脉疾病的患者都可以如此分类，而一旦确定分类后，诊断和治疗方案就可变得更加有针对性和明确（第14章）。

1. 急性下肢缺血 急性下肢缺血通常是没有下肢血管病史患者的突发症状。因为动脉闭塞发生较突然且没有侧支循环形成，代偿能力有限，所以肢体可能缺血比较严重。急性缺血可以发生在上、下肢的任何部位，典型表现为**5P：无脉、疼痛、苍白、麻木及低温**。

2. 慢性下肢缺血——无症状性 一些下肢血压降低或脉搏减弱甚至消失的患者可能没有症状。有久坐生活方式的人可能因活动不够而不能发现动脉闭塞疾病的症状。随时间的增长，无症状性外周动脉病与心血管风险的相关性比其与腿部症状的关系更为显著（第8章和第14章）。

3. 慢性下肢缺血——跛行 跛行是出现在行走后的腿部疼痛，由于远端或狭窄动脉后的肌群血流减少所致。这种症状通常是在固定距离的步行和用力活动后出现，停止活动后可缓解（如停止行走）。确定跛行症状是否限制生活方式是非常重要的。一些人可能因为劳累性下肢痛而影响工作或休息，而其他人可能意识到了症状但并不限制日常活动。告知患者及家属跛行相对良性的自然病程是很重要的。对于约50%的患者，改变危险因素和制订锻炼计划能使跛行的症状稳定或得以改善。只有约25%的跛行患者需要接受手术治疗，随着时间的延长，不到5%的患者需要行截肢术。

4. 慢性下肢缺血——严重缺血 严重的下肢缺血，也被描述为"威胁肢体的"缺血，存在于少数腿部缺血的患者，它有两种表现形式：**缺血性静止痛和缺血性组织缺失**（缺血性溃疡或坏疽）。这些患者可因严重的动脉疾病而使下肢多个水平的血管受累，如果不进行血运重建，则会有截肢的风险。缺血性静止痛通常被描述为足背或足趾灼痛。疼痛在夜间或抬腿后更为显著，可通过悬挂肢体以重力作用增加肢体灌注而缓解。

下肢缺血的鉴别诊断是多方面的，包括神经和肌肉骨骼的情况。腿部局限的或非劳累性的不适症状，提示**腰椎管疾病或椎管狭窄**，并且常见于伴随背痛的患者。这些情况通常发生在长时间站立后，可通过变换姿势缓解腿部无力或麻木的症状（如向前倾）。**臀部及膝关节的骨关节炎**常见于老年人，可根据疼痛的部位及性质与血管疾病相鉴别。

糖尿病神经病变的症状（如足部和足趾的感觉异常、灼痛和麻木）可能与缺血性静止痛相似。神经病变的症状通常是双侧的，并可累及指尖，而缺血性静止痛常为单侧且局限于前足部和足趾。**夜间腿部痛性痉挛**及**下肢不宁综合征**因出现在静息时而常被误认为"静止痛"。然而由这些情况导致的出现在大腿和小腿肌肉的症状不是缺血性静止痛所分布的区域，与血管疾病无关。足部或足趾的**神经性溃疡**出现在患者没有保护性感觉的区域。这些溃疡常由糖尿病患者因鞋子大小不适致足部创伤加重而引起。重要的是，不是所有的神经性溃疡都是缺血性的，因为足或足趾的溃疡可见于下肢灌注正常的患者。

A. 视诊

腿部和足部的视诊可以发现重要的急性或慢性动脉功能不全的体征。急性缺血可以造成显著的发绀后苍白的变化或者皮肤花斑。此外，肌肉无力或者瘫痪，特别是足部背屈肌（前间隔），可能很明显。急性缺血 24h 后，腿部常变得肿胀并出现皮肤水疱。

慢性跛行患者除了轻度的肌萎缩和（或）腿部或足部的毛发脱落外，在视诊时可能无其他发现。然而严重的下肢缺血会出现前足部的**抬高后苍白**和**依赖性发红**症状。此外，足趾或前足部组织可出现皮肤破损、不愈合的溃疡或者坏疽。仅通过视诊不能鉴别神经性溃疡和原发性缺血性溃疡，因为两者的分布区域相同。神经性及缺血性溃疡患者均可发生有黑色组织的干性坏疽或有脓性渗出及恶臭的湿性坏疽，通常两者可混合存在。

B. 触诊

正常情况下，双侧下肢均有四个部位可触及脉搏搏动。股动脉搏动可在腹股沟韧带下方耻骨结节外两指宽处被触及。肥胖患者臀部外旋可便于动脉触诊。腘动脉搏动因为位于腘窝内，所以更难触及。触诊时，应嘱患者取仰卧位，轻度屈膝，检查者使指尖呈钩状环绕膝部内、外侧肌腱并将指尖按压入腘窝内进行检查。动脉搏动通常位于中线稍外侧方。足背动脉是胫前动脉的一个终末分支，可以在足背正中部第一和第二跖骨间找到。胫后动脉可以在内踝的后部被找到，而腓动脉终止于踝部，在体格检查时不能被触及。

动脉搏动的分级是主观的，一个简单的方法是将其描述为正常、减弱或消失，在与另一侧比较时，可表述为对称或不对称。在不同的机构中其变异性较大，但数字分级系统也可以被应用。如一种脉搏分级系统在描述局部动脉瘤时为：0，消失；1＋（＋），减弱；2＋（＋＋），正常；3＋（＋＋＋），增强。**如果搏动不能触及，则应进一步应用连续波多普勒进行评估。**多普勒信号应以三相、双相或者单相来描述，其中三相是正常的。在一个可触及的搏动消失时，双相和单相的信号分别提示轻度和重度动脉闭塞性疾病。在急性下肢缺血或慢性重度缺血的重症患者中，足部的多普勒信号可能表现为一个柔和的连续性的静脉信号。

触诊对于评估急性肢体缺血也是有帮助的。可以通过检查者的手背或手指触诊发现皮温的降低。急性缺血也与小腿肌肉压痛及紧张有关，特别是前间隔的肌肉。此外，急性缺血还可以造成感觉神经损伤，可以通过针刺感觉检查或者足趾的本体感觉检查发现。

踝臂指数（ABI） 是一种简单的和必需的血管扩展检查，并且可在床边实施。测量 ABI 时，先在踝部找到最强的多普勒信号，然后将血压计袖带缠绕小腿并充气至信号消失。以缓慢放气至信号恢复时的血压值作为计算 ABI 的分子。用同样的操作方法测量双侧肱动脉的闭合压力，记录其中较高的一侧作为计算 ABI 的分母。这个指数可能在糖尿病或肾衰竭患者中被高估，因为这两种情况均可导致胫动脉的中膜钙化以致动脉可压缩性变差。正常的 ABI 值应大于 0.9，ABI 值在 0.4～0.9 之间为患者慢性**跛行**的特征，ABI 小于 0.4 一般提示肢体**严重缺血**。ABI 不仅可为肢体动脉闭塞的严重程度提供参考，也可对评估肢体灌注的间隔时间有所帮助（第 14 章）。

C. 听诊

下肢动脉听诊在腹股沟区最为有用，此部位的杂音表明存在局部股动脉疾病或可有杂音传导至腹股沟的近端主动脉-髂动脉疾病。如果对是否存在股动脉杂音有疑问，可嘱患者在床边行走 20～25 步，通常可增加下肢血流，足以增强动脉杂音的严重程度。在疑为动静脉瘘时听诊同样很重要，可有典型的连续性往返性杂音。

第 5 章 静脉系统的病史和体格检查

静脉疾病不像动脉疾病那样广泛，通常局限于某一解剖区域。虽然静脉问题也可以损伤上肢功能，但下肢是最常受累的。

Ⅰ. 上肢

最常见的上肢静脉问题为浅静脉和深静脉血栓形成。**血栓性浅静脉炎**可以由静脉内通路造成内皮损伤，导致局部静脉血栓形成和继发外周静脉炎。这种情况很少进展为深静脉血栓形成，并且通常为自限性，需要对受累静脉进行局部直接保温加压治疗。腋静脉、锁骨下静脉或无名静脉的急性或慢性血栓形成常提示上肢相应的**深静脉血栓形成（DVT）**，是一种严重的状况。临床医生应该问及患者既往是否有中央静脉置管史或者经外周静脉置入中央导管（PICC）史，因为它们是中央静脉血栓形成的危险因素。大部分患者的主诉是手臂肿胀。患者有弥散而频繁的疼痛，伴肿胀，并且在使用手臂时加重。

Paget-Schroetter 综合征与**静脉血栓形成**同义，指反复上肢活动后腋静脉或锁骨下静脉血栓形成。通常这种腋静脉-锁骨下静脉血栓的急性形成出现在胸廓出口综合征时，在这种情况下，走行于锁骨和第 1 肋深面的锁骨下肌之间的锁骨下静脉被压迫（图 5.1），此时，慢性腋静脉或锁骨下静脉的压迫可导致潜在的内皮损伤并成为血栓形成的致病因素。慢性手臂肿胀常与既往手术（如乳腺癌淋巴结清扫术）、感染或累及腋窝淋巴结的辐照等所致的淋巴管阻塞有关。虽然临床情况可提示大部分病例最可能的病因，但静脉闭塞性疾病与淋巴水肿的鉴别通常很困难。

A. 视诊

检查者视诊手臂时，应注意之前静脉置管或者操作留下的瘢痕，注意肢体尺寸的差异、水肿、色素脱失、畸形（如锁骨骨折）及静脉脉络等。锁骨下静脉血栓形成常造成全手臂肿胀，并可导致肩部区域浅静脉侧支形成。虽然锁骨下静脉-腋静脉血栓形成较少导致手臂的热性炎症或静脉性坏疽，但急性期时可使手臂呈淡蓝色或发绀。上肢血栓形成伴热性炎症的患者通常有潜在的恶性肿瘤或高凝状态，如肝素诱导的血小板减少及血栓形成（第 3 章）。上肢 DVT 后，一般不出现静脉淤积性皮炎，这种情况一般继发于下肢血栓后综合征。

另一种造成急性手臂肿胀的原因是血液透析造瘘或者移植物的放置，在近端或中央静脉流出道引起不易被识别的静脉狭窄或闭塞（第 20 章）。对于这些患者，透析所用的完全性动静脉回路增加了静脉的血流和压力，可加剧已有的

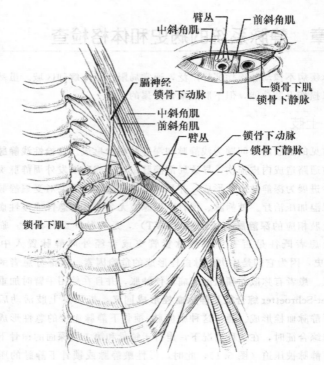

图 5.1 胸廓出口结构

胸廓出口是一个有潜在神经、血管压迫症状的复杂解剖区域。较大的插图描绘的是左肩部与该区域相关的神经、血管及骨骼结构。较小的图描绘的是腋面观（即抬高右手臂时）的右胸廓出口。值得注意的是锁骨下动、静脉与前斜角肌、第1肋及锁骨的关系

无症状中央静脉狭窄。

B. 触诊

血栓性浅静脉炎时可在臂部触及典型的温暖而柔软的条索样静脉。如果条索出现波动感或化脓性渗出的表现，则提示**化脓性**或**感染性血栓性静脉炎**，这可能需要手术引流。如果有炎症或血栓形成，则颈内或颈外静脉可偶然被触及，而腋静脉和锁骨下静脉是不可触及的，因为它们走行在锁骨深处。压凹性手臂水肿与淋巴管阻塞有关，而慢性的静脉性水肿属于非压凹性水肿。上肢任何区域可触及震颤均提示动静脉瘘的存在。

C. 听诊

通常，听诊不能闻及静脉音。如果手臂肿胀继发于穿透性损伤或臂部手

术，那么可在瘢痕处或损伤入口处闻及动静脉瘘造成的杂音。

Ⅱ. 下肢

最常见的腿部静脉问题是浅静脉曲张和 DVT 及其继发的血栓后综合征。虽然这些情况偶尔可以是无症状的，但更常见的是它们与一定程度的下肢疼痛及肿胀有关（第 2 章）。由 DVT 引起的浅静脉反流及静脉炎后综合征可在诊断数月或数年后导致腿部肿胀或溃疡。体格检查是评价静脉曲张及血栓后综合征最基础的方法，因为它们均可以造成腿部表面可见的改变。相反，单纯依靠病史和体格检查来诊断 DVT 是有局限性的。事实上，仅有 50％通过问诊和体格检查在初始诊断时考虑有 DVT 的患者会接受腹部双功超声检查。一些下肢 DVT 的患者，特别是在胫静脉及远端腘静脉，可能病情隐匿或几乎无症状，仅表现为轻度下肢肿胀。虽然这些患者存在肺栓塞和静脉炎后综合征的风险，但由于位于远端且血栓形成范围局限，故这种风险是相对较低的。少数患者下肢 DVT 的首次表现可以是肺栓塞。下肢静脉疾病的复杂性强调了仔细而完整的病史及查体的必要性，以及大量应用超声检查作为辅助诊断措施的重要性。

A. 视诊

视诊双腿时，腹股沟至足部均应完全暴露。重要的发现可能在对比不正常与正常的肢体时获得，可能的话，患者应站立以使浅静脉充盈。通常嘱患者站在矮凳上，而检查者坐在椅子上。如果顶灯不能很好地照明腿部的各个面，则可选用可调节灯。应嘱患者旋转 360°，检查整个腿部。

曲张的静脉膨大、呈囊状，如果没有血栓形成，则是可压迫的。一些体型消瘦的健康人也可有突出的浅静脉，易被误认为静脉曲张。静脉曲张通常累及大腿内侧的大隐静脉及其环绕小腿上部后内侧的分支。小隐静脉的分支位于小腿后部从膝关节延伸到踝部。曲张静脉的位置可能提示病因。例如，从腹股沟到踝部的大隐静脉扩张提示典型的**家族性瓣膜闭锁不全**。相反，起自膝或膝以下的静脉曲张可能是继发于深静脉系统的穿静脉功能不全。一种少见的先天性静脉曲张见于 Klippel-Trénaunay 综合征（血管骨肥大综合征），表现为毛细血管瘤（焰色痣）、肢端肥大及静脉曲张三联征。重要的是这些患者会有持续性的外侧胚胎性静脉，而深静脉系统缺失或发育异常。**毛细血管扩张症**或"蜘蛛痣"是直径为 0.1～2.0mm 的扩张的真皮层血管，颜色为红色或蓝色，呈分支状。网状静脉稍大，是毛细血管扩张的供血血管。

一些床旁检查有助于检查者更好地确定下肢静脉曲张潜在的病理生理学。

Trendelenburg 试验：患者取仰卧位，腿部抬高以排空所有曲张的静脉。检查者用手或软橡胶止血带压迫大腿隐静脉-股静脉汇合处，然后让患者站立。

如果在止血带压迫时腿下部的曲张静脉充盈缓慢，且松开后迅速扩张，则表明大隐静脉功能不全。相反，当深静脉及穿静脉功能不全时，无论有无止血带的压迫，患者站立时曲张静脉均可立即充盈（图 5.2）。

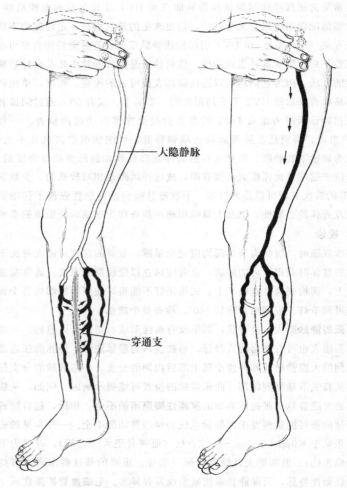

大隐静脉

穿通支

图 5.2 Trendelenburg 试验

腿部抬高以排空曲张的静脉。然后压迫隐静脉-股静脉汇合处，患者直立且不承重。如果为深静脉或穿静脉功能不全，则当近端隐静脉系统受压时，浅静脉充盈（左侧）。近端压迫解除后迅速充盈，表示浅静脉功能不全（右侧）。

Perthes 试验用于检查深静脉闭塞。患者站立时曲张的静脉充盈，用软橡胶止血带缠绕于大腿中部。然后患者走动或者反复做收缩小腿的运动（脚尖运动）。正常情况下静脉塌陷，意味着深静脉及穿静脉功能正常。如果静脉持续膨胀，则表明深静脉及穿静脉功能不全。如果曲张的静脉继续扩大或出现疼痛，则表明存在深静脉闭塞。

急性深静脉血栓形成。大部分出现急性静脉血栓形成的肢体颜色可正常或有轻度发绀。虽然近端的髂静脉、股静脉血栓形成可导致大腿甚至臀部水肿，但深静脉血栓形成最常见的征象主要是肢体肿胀，且常局限于下肢。**股白肿**（腿部肿胀、呈白色、疼痛）或**股蓝肿**（腿部水肿、发绀、疼痛）可见于严重近端静脉血栓形成的患者（第 2 章）。对于这些患者，其肢体肿胀程度应记录为所测量的小腿及大腿直径，方法是在距骨性标志上、下缘一定距离处进行准确而连续的测量。

视诊也有助于急性下肢痛和肿胀的鉴别诊断。血栓性浅静脉炎常可表现为沿静脉（通常是大隐静脉或其分支）走行的局限性红色条带。皮肤破损伴周围红斑和硬结提示蜂窝织炎。大腿或小腿的局部瘀斑表明下肢痛是由于肌肉挫伤或血肿造成的。此外，弥漫性无痛性下肢水肿伴有"厚猪皮"样外观（橘皮征）是淋巴水肿的典型表现。

深静脉功能不全。深静脉功能不全通常由静脉炎后综合征导致，可引起腿部外观的特殊改变，包括出现在内踝的由于含铁血黄素沉着症而造成的色素沉着过度。**脂性硬皮病**是慢性静脉高压更严重的表现，表现为踝部周围皮肤和皮下脂肪的增厚和收缩。淤积性皮炎可伴发皮肤溃疡，通常位于小腿内侧穿静脉处。**静脉性溃疡**位置通常表浅，而且看上去有健康的肉芽组织，处理后可有出血。视诊静脉性溃疡时常规测量其大小和深度很重要，还应评估周围皮肤的完整性以及肉芽组织的质量。若出现气味、颜色改变或周围皮肤红斑，则提示溃疡感染甚至是恶变为表皮样癌。需要注意的是，这些皮肤改变也可见于慢性重度浅静脉功能不全。

慢性弥漫性下肢肿胀。不伴淤积性皮炎的慢性弥漫性下肢肿胀可由髂静脉闭塞、深静脉功能不全或淋巴水肿导致。右侧髂总静脉压迫左侧髂总静脉（**髂静脉压迫综合征**）可以导致静脉内膜的纤维增生、梗阻及进行性左下肢肿胀。相反，原发性或继发性淋巴水肿也可造成慢性腿部肿胀，但以针刺样或"猪皮样"外观以及卧床不能缓解为典型表现。而另一方面，静脉性水肿通常于卧床休息后缓解，而直立后又可加重。脂肪水肿，即脂肪沉积于下肢，易与其他原因所致水肿相混淆，但其以不累及足部为特征。双下肢水肿也可由右侧心力衰竭、瓣膜性心脏病和肾病综合征导致，应迅速检查有无全身性疾病的其他体征（如啰音、S_3 奔马律）。

B. 触诊

触诊可以鉴别软的可压缩的静脉曲张与实性且已有血栓形成的静脉曲张。压痛、发热、有硬结的实性静脉曲张被称为血栓性浅静脉炎。"敲击试验"有助于发现曲张静脉段间的连接。嘱患者站立,检查者迅速叩诊一个曲张静脉,同时用另一只手在更低的水平去感受静脉的冲击。如果穿通支静脉段是开放的且功能不全,则应该可以感受到冲击。检查者应触诊小腿内侧的缺损部位。这通常代表深静脉、功能不全的穿静脉或者隐静脉分支从浅筋膜突现出来的部位。

小腿压痛可见于急性深静脉血栓形成,但是特异性不强。这种触痛可见于肌肉劳损、挫伤或者血肿。约35%急性深静脉血栓形成的患者在足部用力背屈时可引发小腿疼痛(**Homans 征**)。然而,该试验阳性也可见于肌肉劳损及腰骶部疾病。

触诊有助于确定腿部肿胀的原因。偶然情况下,慢性静脉闭塞可继发于盆腔、股区或腘窝肿块的外源性压迫,所以应注意检查这些区域有无动脉瘤或肿瘤。趾间皮肤不能提起(**Stemmer 征**)是淋巴水肿的典型表现。

C. 听诊

除了在动静脉瘘的患者中可以闻及杂音存在外,听诊对于浅静脉及深静脉的血流没有多少提示作用。相反,连续波多普勒检查是床旁下肢静脉检查非常有帮助的辅助检查。将多普勒放置于待检查的静脉上,如果静脉未闭且有正常血流,则多普勒信号应显示正常的呼吸变异。此外,在静脉开放的情况下,如果检查者的另一只手挤压腿部远端,则血流通过时可以听见信号增强。放松远端压迫时,血流可因功能正常的静脉瓣突然关闭而停止。如果静脉功能不全,则在放松后仍可听到延长的血流信号。虽然连续波多普勒是一项很有用的辅助检查,但它不能提供影像学资料以及测量血流速度。双功超声结合了 B 型显像及脉冲多普勒技术,应广泛应用于评价有症状性静脉疾病,以便进行更多详细的静脉解剖学检查并提供更有用的生理学信息。

第 6 章　无创血管检查

本章概述了选择、实施及解释动、静脉疾病无创血流动力学检查的基本原则。需要强调的是，这些检查不能替代完整的病史询问和体格检查，而只能起到补充作用（第 4 章和第 5 章）。在一些情况下，这些无创检查的结果可以帮助临床医师确定是否要进行有创检查，如血管造影。此外，无创检查可在治疗前提供一个生理基线，并对治疗效果进行客观评估。因为无创检查安全、简便而受到临床医师的青睐，所以目前其应用已经呈指数增长。但是需要抵制不进行病史询问和体格检查就给予检查的倾向，因为不必要的检查可导致不必要的程序。此外，过多的无创检查也会增加治疗患者的经济负担。

Ⅰ. 血管实验室

血管实验室应该建立在一个对于住院和门诊患者都方便的安静区域。通常由超声检查工作者或专业的血管检查技师（RVT）来实施操作，然后由临床医师来对检查结果给出评论。血管实验室的装备可能很基础或者比较先进，这取决于临床的需要。连续性及质量保证应该是所有血管实验室的目标。符合**血管实验室认证委员会**（ICAVL）大纲标准的实验室可取得资格认证。

Ⅱ. 仪器

下列器材对于在无创实验室中对大部分动脉或静脉疾病进行评估是足够的。下面简要介绍它们的基本功能。

1. 连续波多普勒系统　多普勒可以反映血流的状态，因为声波通过流动的血细胞传送并且返回到多普勒接受晶体，所以血流速度与声波频率的改变是呈比例关系的（图 6.1）。检查时将手提式多普勒探头置于待测血管走行之上并在相应的皮肤上涂抹声凝胶。声凝胶以外的皮肤润滑剂没有相应的电解质成分，并且会损伤探头晶体。被传输的声波会碰撞移动的血细胞并反射至多普勒探头。放大器将声波过滤后，形成血流信号或描记图，与血流速度呈比例关系。正如可触及的搏动可以根据强度进行分级，这个可听见的多普勒信号可以通过强度和相位来定性。

在一个高电阻动脉床（如下肢）中，正常的多普勒信号是**三相**的。一个三相的信号含有三种可听见的成分，分别与收缩期前向血流、舒张早期反流的血流及舒张晚期前向血流相对应。在一个低电阻动脉床（如颈内动脉或下肢运动后）中，血流通常仍保持前向或前行性，但这些信号没有舒张期血流反流，只有两种成分（**双相**）。随着狭窄程度的增加，波形逐渐变弱，振幅变低，呈现**单相**。

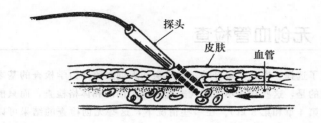

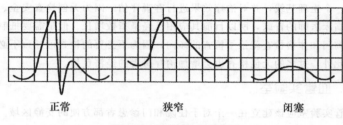

正常　　　　　　　狭窄　　　　　　闭塞

图 6.1 多普勒动脉检测

将多普勒探头置于皮肤上，并涂以声凝胶，探头与动脉血流方向成一定角度。正常的
多普勒动脉信号是三相的。狭窄及闭塞可导致形成衰减的单相信号

事实上，连续波多普勒装置（范围为 5～10MHz）常用于基础的无创检查，如测量某一节段血管的血压。手提式多普勒可用于床旁动、静脉检查。一些多普勒装置是双功的，即它们可以同时探测血流的方向和速度。**脉冲多普勒**与辉度调制型（B型）超声相结合，成为了**现代的双功超声**。脉冲多普勒与连续波多普勒在两方面有所不同：（a）声波的发出是脉冲性的；（b）血管内血流的特殊成分在多普勒取样时可以与血管的 B 型图像一起被选择出来。这个技术可对血管内血流频率（速度）进行更精确的测量。速度与狭窄程度有关，流速越高提示狭窄越严重。虽然连续波多普勒也能分析速度模式，但由于它们收集了血管内所有血流的速度并且可接受邻近动、静脉的信号，故使得信号的翻译变得更为困难。

2. 体积描记术 是最早用于测量肢体血流的方法，利用器官或身体区域的体积改变原理。体积描记术中的很多技术已经被应用，但只有一些是常用的。空气体积描记术（APG）和光体积描记术（PPG）是在无创实验室中较为常用的技术。APG 的基本工具是一个充气的与腿部接触完好的血压袖带，一个传感器及记录仪。PPG 利用探头发出红外光并穿透皮肤表层，光电探测器可测量反射光。被吸收光线的量取决于皮肤中的血液容积。波形被转换成与血流相对应，并被记录下来。

3. 双功超声 结合了两种技术来评价血管。实时 B 型超声提供了血管的黑白

（灰度）影像，而**脉冲多普勒**用于采样选择区域中的血流速度。接受超声波的角度应该保持在 60°左右，这样可以为频谱分析及流速测量提供最好的返回信号。

　　频谱分析是对在血管内运动的不同血细胞和颗粒的流速范围的分析，可提供对狭窄严重程度的分级观察，以及对好的血流（**层流**）和不好的血流（**湍流**）进行对比。该测量需要用到的参数有：（a）收缩期谱宽；（b）收缩期峰值血流速度；（c）舒张末期血流速度。一个正常的频谱（图 6.2）包括一个相对低的收缩期峰值血流速度（如在颈内动脉处小于 125cm/s）以及一个窄谱的收缩期频率，两者可在收缩峰下形成一个清晰的区域或窗。在这种情况下，血细胞及颗粒以同样的速度在血管内流动，当流动受限时会形成湍流。即使是一个很小的狭窄都会导致在收缩期衰减阶段的**频谱增宽**而使湍流被检测到。更严重的狭窄会使频谱进一步增宽，直到收缩峰下的整个窗口被填满，继而导致收缩期峰值增高，然后是舒张末期血流速度加快。在这些病例中的频谱增宽反映出**紊乱的血流**或湍流导致血管内许多流动的细胞及颗粒不同的流速。

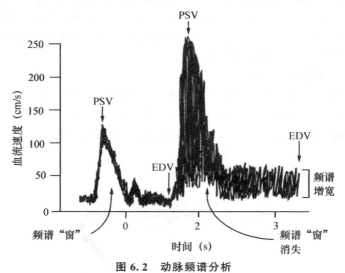

图 6.2　动脉频谱分析

多普勒频谱分析可用于对狭窄程度进行分级。最常用的分级参数有频谱增宽（正常"频谱窗"消失），收缩期峰值血流速度加快（PSV；正常＜120cm/s，舒张末期血流速度（EDV）加快

　　第三种模式，彩色血流显像，有助于鉴别血流的存在及方向。红色表示血流朝向传感器，而蓝色则表示远离传感器。色度越亮表明血流越高，而色度越暗则表明血流越低。层流的色彩是均匀一致的，而狭窄会导致一个颜色较亮的

"喷射血流"，狭窄远端的马赛克征为湍流的反映。彩色血流在追踪迂曲的血管及查找溃疡区域时尤为有用。

4. 运动平板　一台速度为 1.5～2.5 英里/小时（1 英里＝1 609.344 米），等级为 10%～12.5% 的跑步机可用于运动试验。

5. 经皮血氧测定　需要一个经皮的电极探头以及标有刻度的用于测量皮肤的氧张力仪器，氧张力可以作为血流的替代标志。

6. 血压袖带　各种型号的血压袖带，包括用于测量指压的微型袖带，都应准备。

Ⅲ. 下肢动脉闭塞性疾病

下肢的无创实验室评估可用于慢性间歇性跛行（行走时肢体劳累或者疼痛）以及更严重的腿部缺血（缺血性静止痛或者组织坏死）。无创性的血管检查可记录疾病的严重程度，为下一步的随访提供基线数据，也可有助于预测潜在的愈合性溃疡。检查有时能够帮助临床医师确定症状不典型患者的下肢痛是否与外周血管疾病相关，或是否有非血管性病因。然而，没有任何组合的血管检查可以替代详细的病史询问和体格检查。

A. 踝臂指数（ABI）

ABI 作为体格检查的补充，可为下肢的灌注情况提供有用的信息。这项检查可以用一个手提式多普勒及手动血压袖带在床旁实施。将多普勒探头置于一个足部的动脉标志之上，常用部位是足背动脉或者胫后动脉（图 6.3）。在小

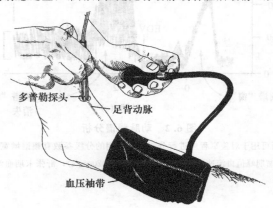

多普勒探头　　足背动脉

血压袖带

图 6.3　踝部血压测量
采用标准袖带血压及手提式连续波多普勒装置测量踝部血压。通过踝部压力与肱部（上肢）血压之比，即可计算得出踝臂指数（ABI）

腿上缠绕血压袖带，充气至动脉信号关闭或消失。当袖带放气至血压信号再次可以听见的时候即记录血压值。检查时患者应取仰卧位，将所测得的双侧足部血压中的较高值作为 ABI 方程的分子。然后，以同样的方式记录双臂血压作为方程的分母。如果双臂间血压差达 10mmHg 以上，则应选择较高的一侧，应牢记臂部血压降低可能提示锁骨下动脉狭窄。正常情况下，腿部血压轻度高于臂部血压，因为下肢阻力较高，且**正常 ABI ≥1.0** 。

在无创实验室进行检查时，ABI 可以联合体积描记术来记录脉搏容积。在这个装置中，ABI 的测量能够提供更为完整和标准的数据，可作为长期下肢闭塞性疾病患者的部分临床评估。ABI 同样也应在开放性或基于导管的血运重建后的随访中实施，以确定病情是否有所改善及建立一个新的基线。ABI 值每次或血运重建后改变大于 0.15，通常称为灌注显著改善。

下肢循环通常被分为三个水平：主动脉-髂动脉水平、股动脉-腘动脉水平以及胫动脉水平（第 14 章）。当肢体某一水平有闭塞性疾病时，ABI 通常为 0.5～0.85，指数小于 0.5 则提示有多水平疾病。长期糖尿病或终末期肾病患者 ABI 可有假性升高，甚至不可回复。有这些情况的患者可能出现胫动脉**中膜钙化**，导致在使用手动袖带测量血压时压缩困难或**不可压缩**。尽管血压袖带充气至压力已远远超过收缩期血压，并且这时患者已经有不适感，但部分患者足部的多普勒信号仍然不能消失。在这种情况下，ABI 的计算就不应继续进行下去，而只需简单地定义为不可压缩。此时，将 ABI 与 PVR 结合能提供更完整的信息。表 6.1 列出了与几类 ABI 相关的常见临床情况。然而，必须记住的是，许多 ABI 异常的患者未被归入这些分类中。因为建立了良好的侧支循环或有久坐的生活方式，所以以超过三分之二 ABI 异常的患者是无症状的。

表 6.1　踝臂指数（ABI）临床严重程度分类

ABI 测量值	临床相关
1.2～2.0 或更大	中膜钙化或不可压缩
0.95～1.2	正常
0.5～0.95	跛行
0.2～0.5	静止痛
0.0～0.2	组织缺失或坏疽

B. 足趾血压

足趾血压对于胫动脉中膜钙化的患者是有用的，因为足趾远端的血管在这个过程中通常不受累。因这个区域过于狭小而不能应用多普勒评估，测量时将一个 2cm 的袖带放置于拇趾，一个 PPG 感应器置于趾尖上。足趾动脉压力最大的价值在于其对缺血性足部溃疡愈合、足趾或足部截肢部位有预测的能力。在糖尿病及非糖尿病患者中，糖尿病患者和非糖尿病者趾-肱指数＜0.7均为不正常，并且足趾压力小于30mmHg提示对于任何类型的开放性损伤灌注不足。

C. 脉搏容积描记

脉搏容积描记（PVR） 是 APG 的一种形式，由麻省总医院的 Raines 和 Darling 发明，这种方法通过下肢动脉搏动间接测量动脉血流。检查时，将一个大小合适的由空气填充的血压袖带置于下肢，通常置于小腿上，然后充气至基线血压水平在 65mmHg 左右。袖带与脉搏容积描记器相连，由血压变化引起的肢体容积小的波动将作为动脉的轮廓被记录。这个轮廓为可动脉血流提供定性信息，与在该水平记录到的直接动脉内血压波形密切相关。

正常的 PVR 曲线以一个陡峭的上升支（**升支**）、显著的脉搏波峰及快速的下降支（**降支**）为特点，随着狭窄程度的增加，曲线逐渐变得扁平和狭长（图 6.4）。PVR 能够通过图形的偏移情况被定量，但是各个实验室经常采用不同的衡量尺度。所以重点应放在定性的波形。踝部 PVR 曲线显著降低或扁平与愈合不良相关。为了更全面地反映肢体血流情况，将 PVR 与 ABI 或节段血压相结合是特别有用的。例如，有中膜钙化的患者可有 ABI 假性升高，而 PVR 可有助于更好地估计疾病的严重程度（图 6.5）。PVR 也有助于评价由于腓肠

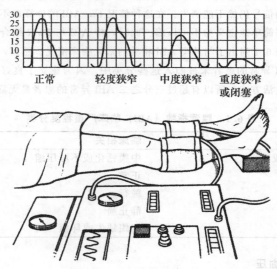

图 6.4 脉搏容积描记

随着狭窄程度的增加，正常脉搏容积描记曲线逐渐变得扁平和狭长

肌内侧头的压迫导致**胭动脉压迫**而引起跛行的年轻患者。通常，这样的患者在静息时有正常的踝部 PVR 曲线。当足部有主动跖曲或者被动背屈时，腓肠肌收缩并且压迫胭动脉，则实时 PVR 曲线会变得扁平。

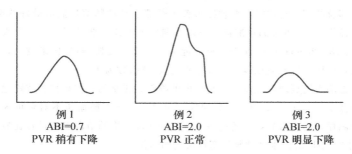

例 1
ABI=0.7
PVR 稍有下降

例 2
ABI=2.0
PVR 正常

例 3
ABI=2.0
PVR 明显下降

图 6.5　ABI 和 PVR 的应用

如图所示，踝臂指数（ABI）可与脉搏容积描记（PVR）互补。例 1，ABI 为 0.7 时，PVR 波形相应降低，提示近端外周动脉闭塞性疾病（PAOD）。例 2，ABI 为 2.0，远高于正常值，表明中膜钙化导致胫部血管不可压缩。但是，此例患者 PVR 正常，提示无严重 PAOD。例 3，ABI 为 2.0，同时 PVR 明显降低，符合中膜钙化及严重的 PAOD

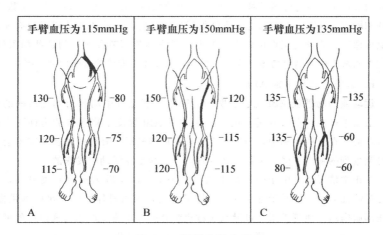

手臂血压为115mmHg

130 — — 80

120 — — 75

115 — — 70

A

手臂血压为150mmHg

150 — — 120

120 — — 115

120 — — 115

B

手臂血压为135mmHg

135 — — 135

135 — — 60

80 — — 60

C

图 6.6　腿部节段血压

（A）正常下肢（右）及单纯左髂动脉闭塞（左）的节段血压。（B）Hunter 管股浅动脉（SFA）远端闭塞（右）与 SFA 近端闭塞（左）的节段血压对比。（C）胫动脉远端闭塞（右）及胫动脉疾病延伸至近端胭动脉（左）的节段血压

D. 节段血压

可用于更好地估计 ABI 异常的动脉闭塞性疾病患者的血压水平及动脉狭窄程度。其测量方法与 ABI 相同，但须将血压袖带放置于不同水平——大腿、小腿上部及踝部。通常将多普勒探头置于踝部水平动脉信号显示最好的部位。两个直径为 10～12cm 的标准袖带可以分别置于大腿上部及下部。单个大袖带（直径为 18～20cm）可以置于大腿最近端。总之，大腿-袖带比率越大，则可导致大腿血压比踝部血压越高，故正常的股-肱指数为 1.3～1.5。

从近端大腿到踝部血压有一定程度的降低是正常的，但是相邻节段之间的血压降低 15～30mmHg 则提示其间存在狭窄。由于双腿血压不对称可提示较低的一侧存在动脉疾病，故还应将双腿之间相同水平的节段血压进行比较。图 6.6 提供了不同解剖水平动脉闭塞性疾病的示例。

通常将每一水平的 PVR 与节段血压相结合以提高评估的准确率，尤其是对于血管钙化导致血压假性升高的患者。节段 PVR 测量从大腿到小腿通常呈现增加的趋势，原因是袖带容量的差异以及血供良好的腓肠肌比例高。因此，小腿 PVR 波形振幅应该比大腿大。如果不是，则应怀疑股浅动脉疾病。股总动脉或近端股浅动脉疾病可与主动脉-髂动脉疾病相似，即可导致大腿血压降低，特别是当使用单个大袖带置于大腿进行测量时。当然，简单的股动脉触诊就能够鉴别主动脉-髂动脉和股浅动脉闭塞。当侧支血流已很好地建立时，横跨闭塞节段时没有显著的血压梯度，节段血压也可以误导判断。考虑到腿部节段血压的这些局限性，我们强调须将检查结果与体格检查相结合，从而才能准确地诊断闭塞性疾病。

E. 运动或活动平板 ABI

运动或活动平板 ABI 能够表明步行时下肢痛患者中动脉闭塞性疾病的存在。活动平板 ABI 适用于静息时脉搏正常及 ABI 轻度下降而有劳力性疼痛的患者亚群。在这些病例中，当此类患者在室内静坐时，轻度的动脉狭窄不会造成可测量到的血压下降。记住：他（她）的症状是在活动中发作的。

在正常情况下，由于劳力后下肢血流增加，运动后 ABI 可轻度升高，并且可持续几分钟。而对于近端动脉狭窄的患者，因为机体试图满足腿部供血，使腿部肌肉组织血管扩张，可导致通过狭窄处的血流速度加快。这种现象可导致狭窄远端的血压降低，伴运动 ABI 降低以及返回基线延迟。对这一血流动力学基本原理的深入认识体现在 Bernoulli 原理中，这个原理的内容为：随着通过一个固定狭窄处时血流速度的增加，将有狭窄远端动能的消耗，并且必定有血压的下降。

检查时，首先测量静息时的 ABI，然后嘱患者在斜度为 5°～10°的活动平板上以 2 英里/小时的速度步行 5min 或直到出现明显的下肢痛为止。除测量运动后的 ABI 外，记录疼痛的发作时间、恢复时间以及疼痛部位也是很重要的，因为这有助于确定动脉狭窄对患者的整体影响。同时还能观察到患者的心脏和呼吸储备。如果患者诉胸痛、呼吸困难或头晕，则应停止运动。

运动试验可能对于鉴别以下疑问最有帮助：腿部症状是由动脉闭塞性疾病还是由肌肉骨骼疾病或神经疾病（如**脊髓狭窄**）引起的。在这些病例中，活动平板血压正常可以有效地排除动脉闭塞性疾病而指向肌肉骨骼疾病或神经疾病。笔者认为对有明显动脉闭塞性疾病、典型跛行以及静息 ABI 降低的患者进行活动平板 ABI 测量没有额外的诊断价值。

F. 经皮血氧分压测定

经皮血氧分压（TcPO$_2$）测定通过测量局部皮肤氧张力，可间接反映足部动脉灌注。经皮血氧测定的原理为加热皮肤（45℃）可以造成皮肤充血和氧过剩。氧可顺浓度梯度从毛细血管扩散到组织中，然后可以穿过皮肤并被一个改良的 **Clark 铂氧电极**探测到。局部血管扩张使得 TcPO$_2$ 基本接近动脉 PO$_2$。

将经皮电极放置于下肢不同水平的皮肤上。正常 TcPO$_2$ 超过 55mmHg，但是低于 30mmHg 提示有一定程度的动脉缺血。有缺血性组织坏死或缺血性静止痛等表现的严重缺血性改变时，前足 TcPO$_2$ 水平在 0～10mmHg。TcPO$_2$ 也有助于预测缺血性足部溃疡的愈合情况，大于 20mmHg 的 TcPO$_2$ 水平对于愈合来说是必需的。只有当局部感染被控制以及足部水肿消退时，TcPO$_2$ 才是准确的。

TcPO$_2$ 对于评价有原因不明的足部或足趾静止痛或溃疡的长期糖尿病和（或）周围神经疾病患者特别有用。这些患者由于动脉中膜钙化，导致 ABI 通常是不可压缩的，而 TcPO$_2$ 测定可反映其灌注情况，这有助于鉴别疼痛或溃疡是由动脉灌注不足还是由神经病变所致（表 6.2 和表 6.3）。

G. 双功超声

双功超声是一种能准确评价下肢循环的无创检查方法，并可为动脉疾病创建一个"交通图"。双功超声可提供斑块形态的可视信息和血管内血流以及流速的生理信息。综合这些信息有助于定性和定量分析狭窄的程度。动脉闭塞可以通过彩色血流缺失以及在闭塞或狭窄的近端和远端有侧支循环显影来确定。彩色血流图像上的喷射样表现提示有狭窄，然后可以用脉冲多普勒在靠近狭窄处、狭窄部位以及远离狭窄处测量流速。**收缩期流速比（SVR）**是指计算狭窄部位的收缩期峰值血流速度（PSV）与靠近狭窄处的 PSV 之比。数据显示 SVR＞2.5 或 PSV 绝对值＞200cm/s 与动脉狭窄程度＞50% 相关。然而下肢双功超声检查存在一定的局限性。与"金标准"即动脉造影相比，一个完整的检查较费时，且结果的准确性与操作者的技术水平有关。肥胖和肠道积气可影响髂动脉显影，如果存在严重的钙化、皮肤表层疾病或水肿，则可导致胫部血管成像困难。

在下肢血运重建后进行**双功超声监测**可以识别出不能通过病史询问和体格检查发现未开通的旁路，且有助于保留**初始开通**的旁路。实际上，在有复发性下肢症状或 ABI 显著下降（0.15 或更多）的患者中，只有 50% 能够检测出未开通的旁路。**技术缺陷、肌内膜增生**以及**复发性动脉粥样硬化**都能导致腿部旁路术后狭窄，威胁着重建血管的耐久性及初始通畅性。在其失败（例如血栓形成）前及时发现"处于风险中"的旁路，可以允许早期介入治疗并对该旁路采取补救措施（**辅助其初始通畅性**），从而改善对某些患者的肢体补救情况。

双功超声标准已被用于发现"处于风险中"的下肢旁路移植物，包括移植物局灶处的 PSV＞300cm/s，狭窄的收缩期流速比＞3.5，或者移植物内流速低（＜40～45cm/s）。典型的监测方案是在手术后第一年内每 3 个月监测一次，以后每 6～12 个月监测一次。在血管内介入治疗后也可用双功超声进行随访，如在股动脉-腘动脉球囊血管成形术、支架置入术和（或）经动脉粥样斑块切除术后进行，尽管关于这种监测方案的有效性数据目前尚不充足。

Ⅳ. 肾动脉狭窄

肾动脉狭窄能够在无创血管实验室里通过双功超声进行评价。对于那些有持续性高血压和（或）肾功能不全的患者应考虑进行此项检查。相对于外周血管来说，低频探头（2～3MHz）可用于穿透较深层腹部。其评价功能可能受到肥胖和肠道积气的限制，并且取决于血管技师的经验和技术。5%～15% 的患者可能有肾动脉显影不充分，并且多支或副肾动脉的存在会降低检查的敏感性。

PSV 可用于测量肾动脉，并且常与主动脉 PSV 相比较（**肾动脉-主动脉比，或 RAR**）。肾动脉狭窄程度大于 60% 的典型标准是**PSV＞200cm/s 且 RAR＞3.5**。肾动脉粥样硬化性疾病通常位于肾门，此处**纤维肌性发育不良**常可影响肾动脉中段。虽然肾动脉双功超声准确率很高，但是阴性结果不一定能排除显著狭窄的存在。最终，在决定是否需要行进一步磁共振动脉造影（MRA）或动脉造影检查时，临床医师对疾病发生概率的预测能力是最重要的因素。

Ⅴ. 肠系膜闭塞性疾病

累及**肠系膜上动脉（SMA）**以及腹腔动脉的闭塞性疾病也可以通过双功超声进行有效的评估。慢性肠系膜缺血（CMI）以餐后痛、体重减轻及畏食（惧怕食物）为特征。疑似急性肠系膜缺血的患者不应行双功超声检查，而最好行 CT 血管造影、动脉造影或在手术室内进行剖腹探查手术（第 17 章）。

肠系膜血管的双功超声检查应在禁食状态下进行。该检查很少受腹围的限制，因为真正有 CMI 的患者通常都很消瘦。SMA、腹腔动脉及其分支是检查的对象。**SMA 的 PSV＞275cm/s 以及腹腔动脉 PSV＞200cm/s 对于 70% 的狭**

窄有预测价值。当肾动脉狭窄时，由动脉硬化造成的 CMI 经常会影响这些血管的开口。在胃十二指肠或者肝总动脉中的逆行血流提示严重的腹腔动脉疾病。还应检查肠系膜下动脉（IMA）的通畅或闭塞情况。在没有 SMA 或腹腔动脉疾病时，单纯 IMA 疾病不会造成 CMI，但是其与侧支循环形成不充分时的缺血性结肠炎有关。当高度怀疑 CMI 时，如果超声检查结果不明确或为阴性，那么还应进一步行 CTA、MRA 或者血管造影等影像学检查。

Ⅵ. 上肢的无创血管检查

对于许多影响上肢（包括手部和臂部）循环的动脉硬化和非动脉硬化性疾病来说，无创血管检查是非常有用的。PPG 可用于评价远端血流，将探头置于手指即可进行动脉波形的记录。对于远端血流来说，动脉波形形态学的定性检查是有益的，如果需要，还可结合远端血压测量进行综合分析。**雷诺综合征**可以造成强烈、短暂的末梢血管痉挛，并且通常是通过临床诊断的（第18章）。有血管痉挛性雷诺现象的患者会有正常的远端血压，PPG 可正常或由于远端阻力增加而呈现"峰脉搏"形。很多非动脉粥样硬化疾病（如血管闭塞性脉管炎、自身免疫病以及反复的搏动性损伤）可导致前臂以及远端动脉闭塞。终末期肾病以及长期糖尿病可导致远端动脉钙化和闭塞。因此，可以在受累的手指看到远端动脉血压降低以及 PPG 波形低缓。

一部分有上肢血液透析通路的患者可发生**上肢血管盗血**（第20章）。在这些患者中，动静脉瘘或短路从手部"盗走"了比正常生理耐受量更多的血流，导致手部出现缺血性疼痛、发凉、发绀，病情严重的患者可出现组织坏死。与正常的手相比，患侧手部的手指 PPG 波形可变得低缓，当人为压迫瘘时，盗血现象得以改善，PPG 可恢复正常。若压迫瘘时 PPG 仍持续异常，则提示前臂和手部有内源性动脉疾病。

胸廓出口综合征（TOS）导致的动脉受压较神经性或静脉性 TOS 少见。胸廓出口处的动脉受到压迫可以导致狭窄、动脉瘤甚至锁骨下动脉血栓形成。激发性的动作（如上臂过度外展和用力外旋）可以造成远端动脉血压下降及 PPG 波形低缓（第4章和第18章）。双功超声也可以发现有血栓形成的锁骨下动脉或动脉瘤。应将无创实验室检查结果与临床症状及辅助检查（如血管造影）相结合，以确诊动脉性 TOS。

通过触诊脉搏，可以鉴别上肢近端动脉疾病与远端动脉疾病。双臂间血压差大于 10mmHg 提示近端动脉狭窄（左侧比右侧），而这种情况在左侧锁骨下动脉比右侧更常见。双功超声可用于诊断可疑的上肢动脉疾病，检查方法与下肢相似。这项检查在上肢应用相对较少，因为相对于下肢而言，上肢的动脉粥样硬化性疾病发病率较低。此外，由于动脉位于胸腔内且在锁骨深部，故锁骨下动脉疾病较难检测到。近端锁骨下动脉狭窄可导致一种被称为**锁骨下盗血综合征**的情况。对于此类患者，上肢用力活动可导致远端血管扩张以及通过狭窄处的血流速度加快。加快的血流通过固定狭窄可造成远端压力的降低。这种情况下，压力下降可造成从椎动脉远端到锁骨下动脉狭窄的血流反流。椎动脉处异常的逆向或双向血流可在双功超声的基线处被发现，同时也是近端锁骨下动脉闭塞性疾病的一个征象。

Ⅷ. 颈动脉疾病

A. 双功超声

双功超声是颅外颈动脉疾病初始评估的一项选择性检查。其在 20 世纪 80 年代中期发展起来，因为准确、廉价并且无创，这种方法很快被应用于颈动脉的评估。虽然在一些情况下，血管造影检查曾经是并且一直是有用的，但它是**有创的**，并且有发生卒中的风险。此外，血管造影还可产生与造影剂使用以及穿刺或介入部位有关的风险。目前，行颈动脉双功超声最常见的原因是颈部杂音的存在或有神经症状病史，如短暂性脑缺血发作或卒中（第 13 章）。

与应用于其他血管分部区域相似，颈部双功超声将 B 型显像与脉冲多普勒相结合，可提供关于颈总、颈内及颈外动脉的可视图像及进行生理评估。应用 B 型显像时，多普勒信号以一个理想的**接受声波的角度**位于血管内血流中心，可进行：(a) 频谱分析；(b) 流速测量。异常的血流紊乱首先表现为湍流，这可能不通过血流速度加快反映出来，而是代之以之前讨论过的**频谱增宽**现象（图 6.2）。随着疾病的恶化以及狭窄程度的加重，血流速度更快，首先表现为 PSV，最终是舒张末期血流速度*，直到狭窄已经很严重，以至于只有很细的血流通过血管或血管闭塞（图 6.7；表 6.4）。

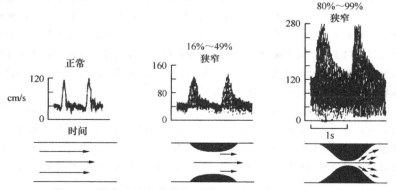

图 6.7　颈内动脉多普勒频谱模式（标准归纳见表 6.4）

百分比表示狭窄程度

表 6.4　基于双功超声检查的颈动脉疾病标准

ICA 狭窄	PSV	EDV	ICA/CCA 比率
1%～39%	＜115cm/s	＜40cm/s	＜1.8
40%～59%	＜130cm/s	＞40cm/s	＜1.8
60%～79%	＞130cm/s	＞40cm/s	＞1.8
80%～99%	＞250cm/s	＞100cm/s	＞3.7
闭塞	无 ICA 信号	无 ICA 信号	—

注意：应注意斑块性质是均匀的（均匀型回声）还是非均匀的（复杂型回声）。
CCA，颈总动脉；EDV，舒张末期血流速度*；ICA，颈内动脉；PSV，收缩期峰值流速

除频谱分析和流速测量外，颈动脉斑块的形态以及彩色血流分析也可提供有用的信息。颈动脉斑块的特征可以被描述为光滑的、不规则的或溃疡，同时还应注意其钙化程度。不均质的或混合型斑块包含了无回声区和回声增强区信号，并可提示斑块内出血。彩色血流分析不仅可用于鉴别湍流区域，而且有助于显示颈动脉的迂曲走行。

颈动脉狭窄最初的分级标准是由 Eugene Strandness 博士及其团队于 20 世纪 80 年代在西雅图华盛顿大学提出的。双功超声分级标准是通过将上千个超声结果与"金标准"即颈动脉造影进行对比之后确定或确认的。主要是将频谱分析和流速测量结果与在血管造影时发现的最狭窄处和估计的颈动脉窦正常直径（狭窄的程度）之间的关系进行比较。然后把特殊的频谱形式及流速范围与颈动脉狭窄程度关联起来，建立双功超声检查结果的分级范围标准，从 A（颈动脉正常）到 D+（重度，闭塞前狭窄）（表 6.4）。

不断总结的经验已确定颈动脉超声检查的准确性，特别对于中度至重度狭窄，其敏感性为 50%～99% 且特异性大于 95%。在某些情况下，双功超声可能对于鉴别重度狭窄与颈内动脉闭塞有一定局限性。此类患者远离狭窄处的血流可能因过于缓慢或局限而导致不能被超声检查工作者发现或识别，然后这种情况就被解释为动脉闭塞。根据临床情况以及辅助诊断性检查，如动脉造影，在鉴别动脉狭窄与闭塞时可能是必需的。

对于有非单侧的大脑后循环症状（如头晕、眩晕、视物模糊及共济失调）的患者，双功超声同样也可提供关于椎动脉的有用信息。对于大部分患者，它能够直接检查近段椎动脉（V_1 段），可以看到并定量分析有血流受限的狭窄。也可以通过判断血流的方向（前向、逆向或双向）来间接评估椎动脉，血流方

---

*　原书有误，此处 EDV 应为舒张末期血流速度。—译者注

向可提示近端锁骨下动脉或无名动脉疾病。较远端的椎动脉段（$V_2 \sim V_4$）因被椎体包绕而不能应用双功超声检查进行评估。

对于大多数患者，颈动脉双功超声是在动脉内膜切除术前唯一必需的影像学监测方法。只有当由于与患者症状有关的临床因素或与超声检查有关的技术因素导致双功超声不能提供完整的信息时，才有必要进行其他影像学检查。在这些情况下，其他无创检查如 CT 动脉造影（CTA）及 MRA 可以作为双功超声的补充，提供近端及远端颈动脉及脑循环的影像（图 6.8）。然而，当双功超声、CTA 及 MRA 都不能够提供完整的信息时，即使动脉造影有较低但是明确的卒中及介入部位并发症风险（1%～2%），仍是可以考虑应用的。

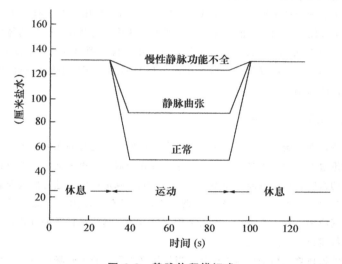

图 6.8　静脉体积描记术

血流通过足尖运动从小腿射出。袖带描记测量小腿最低点的剩余体积（RV）。患者无反流有低 RV，这是由于小腿肌肉有效射血所致。慢性深静脉功能不全与小腿血流缺乏所致极高 RV 相关。静脉曲张引起的浅静脉反流导致 RV 中级

双功超声的局限性在于其不能检查近端胸廓内的血管（主动脉弓及升主动脉）以及远端颈部和颅内颈动脉循环。此外，超声检查结果的质量及可信度与血管超声检查者的训练水平及经验直接相关。因此，可以根据实验室的经验水平决定是否需要进行其他影像学检查，特别是对于颈动脉分叉位置较高而影响远端颈动脉显影的患者。如果怀疑有主动脉弓、近端颈总动脉或远端颈内动脉纵行狭窄的患者，其他影像学检查可能是必需的。最后，对于单侧颈动脉闭塞患者，双功超声可能会高估对侧颈动脉疾病的严重程度。出现这种现象是因为

作为一种为维持大脑灌注的代偿机制，穿过闭塞动脉对侧通畅的颈动脉的血流速度会升高，而并非由重度狭窄所致。

B. 经颅多普勒检查

经颅多普勒（TCD）检查是一种用于评估颅内循环的无创检查方法。TCD装置发射出的超声脉冲由一个 2MHz 的探头通过特殊的骨"窗"到达颅内动脉。通过将探头放置于颞弓上，即能够接受远端颈内动脉虹吸部、大脑前动脉 A1 段、大脑中动脉 M1 段，以及大脑后动脉 P1、P2 段的超声波信号。眼动脉以及颈内动脉虹吸部的一部分可以通过经眶途径进行评估，枕骨下窗可用于接收椎基底动脉系统的远端颅内段信号。

对于血管专科医师来说，TCD 能够广泛应用于临床。对于有严重双侧颈动脉狭窄或闭塞的患者，能以侧支血流的形式评估颅内循环。行颈动脉内膜切除术时，TCD 可用于监测微血栓事件，也可用于检查颅内段的狭窄或者闭塞。然而，与颅外颈动脉双功超声检查相比，TCD 目前对于脑血管疾病评估的总体影响仍然较小。

Ⅷ. MRA 和 CTA

这些是在传统的血管实验室之外，需要在放射科进行的无创检查。正如之前所讨论过的，对于大多数患者，将这些方式与双功超声相结合，可以提供一个明确的血管病理学诊断，而不需要行标准的动脉造影。在进行血管及血管内介入准备时，MRA 和 CTA 作为辅助检查，或者有时作为唯一的影像学检查方法，其应用正在不断增加。是否采用这些方法，具体选择哪种方式，主要取决于在特定机构中这些检查的可行性及质量。

磁共振成像（MRI）的原理是：当氢核（质子）处于磁场中时，会沿磁极方向呈直线排列。然而一定频率的射频激发会改变这个直线排列。在每一个射频激发之后，质子在磁场中重新排列。这种重新排列（弛豫）与一个微弱的无线电信号的发射有关。计算机会将这些信号转换成扫描区域的图像信息，可显示不同的质子密度，它们与不同的组织有关（如软组织和骨）。

磁共振成像适用于血管疾病的成像。在快速流动的血液中，氢核不能在提供的磁场中排列成线，因此当受到射频激发的刺激时，信号产生较少或没有信号。结果是形成血流和血管之间的自然对比。为优化血管分辨率，一些 MRI 技术已得到改进，但对比增强 MRA 在血管专科医师中是最受欢迎的。钆是一种重金属类似物，被注射进静脉用于增强 MR 动脉影像的清晰度。

螺旋 CT 扫描仪能够通过连续旋转 360°来收集整个待测区域的容积数据。根据冠状位、矢状位及轴位图像能够进行三维重建。对于典型的 CTA，应用

100～200ml 的碘造影剂可增强脉管系统显影。非离子型造影剂因注射时疼痛程度较轻且引起肾功能不全患者发生造影剂肾病的风险较低而更受欢迎。然而，非离子型造影剂的较高价格限制了其在许多医院的日常使用。

所有的主要血管床都能通过 CTA 和 MRA 进行检查。应用任何一种方法进行颅内血管及器质性疾病成像都能够提供高质量的图像和视觉效果较好的三维重建。计算机软件的进步使得这些技术在头臂的成像达到了一个可以与标准对比动脉造影相媲美的水平。MRI 在评价脑水肿方面优于 CT 扫描，还可精确评估卒中的急性期并有助于确定此类患者进行脑血管手术的最佳时间。肠系膜动脉或肾动脉狭窄也能够通过任何一种检查显影，且敏感性和特异性与侵入性血管造影相似。造影剂的注射时间是使这些血管获得良好显影的关键。当同时存在主动脉瘤、夹层或其他腹部疾病时，这些影像学检查也是很有用的。小的腹主动脉瘤需要通过超声检查进行随访，但增大的或较大的动脉瘤通常要进行 CT 成像（第 15 章）。对于血管内动脉瘤修复术，术前计划及术后监测最重要的检查是 CTA 而不是 MRA。

下肢动脉闭塞性疾病经常通过 CTA 或 MRA 来进行评估。其影像与动脉造影相似，能够通过后处理技术创建。总之，动脉造影被认为是下肢旁路术前的金标准。但是，一些作者发现高质量的 MRA 能够鉴别动脉造影不可见的模糊的远端靶血管。如果扫描时机不理想，则 MRA 可被静脉的假象所干扰。MR 的一个特点在于能够同时使肌肉和肌腱显影。例如，当腘动脉被周围肌肉组织包绕时，能够通过体位压力进行诊断。MR 在检查静脉血栓形成及闭塞时也表现出一定的可靠性，并且对超声检查不能达到的区域（如腹部、盆腔及无名静脉）最有应用价值。DVT 的 CT 诊断方案不断被改进，它可以与肺部扫描相结合来诊断肺血栓栓子。

每一种 MRA 和 CTA 都存在一定的局限性，最主要的一点就是费用。此外，有金属类生命支持系统装置（如起搏器）的患者不能行 MRI 检查，因为磁体可影响其功能，而一些用于治疗颅内动脉瘤的夹子也会干扰 MRI 检查结果的准确性。此外，一些患者在行 MRI 检查的过程中会有恐惧感而不能使检查顺利完成。CTA 的局限性包括使患者暴露于电离辐射，另外，尽管不常见，碘造影剂仍有可能导致超敏反应和过敏反应。更需要考虑的是，在进行 CTA 时使用造影剂有造成肾损害（造影剂肾病）的风险，尤其是对于老年人及糖尿病或肾功能不全的患者。MRA 的一个优势在于使用钆造影剂可降低发生造影剂肾病的可能性。美国食品药品管理局发布警告称，有报告表明对严重肾功能不全的患者注射钆造影剂会出现肾纤维化。因此，对于这类肾病患者，血管专科医师不能再把 MRA 作为诊断工具了。当存在血管壁钙化时，CTA 有一定局限性，因为钙化可掩盖血管腔，而钙化在 MRA 中却不会造成假象。但是比

CTA 更为严重的是，在有金属支架的区域内，MRA 可导致支架内的信号丢失。因此，即使镍钛合金支架可减少伪影，支架也会造成血管狭窄或闭塞的假象。同时，MRA 更有可能高估先天性动脉狭窄。一些作者强调，在目前这些检查方法快速发展的背景下，经济但有效的血管影像学检查方法（如双功超声）是不能被抛弃的。

Ⅸ. 静脉疾病

静脉疾病的症状不具有特异性，因此仅通过体格检查进行诊断是比较困难的。评价静脉反流的指征包括下肢肿胀、静脉曲张及静脉性溃疡。众所周知，DVT 的临床特点不敏感，并且患者可能实际上完全没有任何症状。因此，在无创血管实验室对静脉疾病进行准确诊断的重点在于建立一个诊断方法，并且能够在 DVT 的情况下有挽救生命的可能性。虽然通过静脉造影诊断 DVT 主要是依据对病史的评价，但是近期**导管介导的溶栓治疗**使上述操作再次兴起。

A. 静脉功能不全（反流）

APG 能够对静脉功能不全进行生理性的测量。在这个技术中，将一个充气袖带缠绕在小腿上，少量充气以使其固定在合适的位置。将腿部抬高，以排空静脉血流。或者嘱患者抬高足趾以收缩小腿肌肉，也能排空静脉系统的血液。然后，患者以不负重的腿站立（这样小腿肌肉就不会充血），即可确定小腿静脉的再次充盈时间。有静脉反流的患者充盈时间较短。深静脉反流与浅静脉反流相比，有更严重的影响。这个技术能够被改进以用于评估慢性静脉流出道梗阻。将一个分段的大腿袖带充气至 $60\sim80$ mmHg 以关闭静脉流出道。在几分钟内让动脉血流继续充盈小腿。然后放松大腿袖带，小腿记录袖带即可测量静脉血流，近端静脉流出道梗阻越严重，则肢体血流越缓慢（图 6.8）。由于 APG 衡量的是下肢静脉系统的生理功能，故对于确定是否存在急性 DVT 没有帮助。

B. 双功超声

双功超声对于诊断静脉反流及血栓形成非常有价值。评估静脉反流时应嘱患者取站立位，检查者用手周期性挤压小腿，以增加静脉的回心血流。当松开手部压迫时，应采用双功超声检查目标静脉。反流会导致逆行至足部的血流减缓，并延长**静脉瓣的关闭时间**（>1s）。当检查者松开手时，使用一个在小腿的能够快速充气及放气的充气袖带，有助于使检查标准化。Valsalva 动作也可用于评估隐静脉-股静脉汇入部的反流。

双功超声是怀疑急性 DVT 时的检查选择（表 6.5）。正常情况下，静脉应该能够被超声探头完全压迫。压力检查最好在横向视野下进行（静脉呈圆形）。

在纵轴位，探头可能脱离中线而使检查者错认为静脉是不可压缩的。静脉的不可压缩性是血栓形成最重要的表现。在彩色血流成像模式时，无血流也可提示闭塞。新形成的血栓可以是无回声的，所以其在静脉中的存在可能很难显影。随着时间的推移，血栓逐渐可产生回声（白色），并且慢慢会有再通的表现（管壁增厚、血管腔内血流不规则）。中央静脉，如髂静脉及锁骨下静脉，因其解剖位置较深而更难通过双功超声及压迫动作直接进行评估。因此须检查间接参数，如血流时相，以评估更多中央静脉的通畅性。在进行 Valsalva 动作时，正常股静脉膨大的消失可见于髂静脉血栓形成，并且正常随呼吸变化，即呼吸时相，也可以在髂静脉血栓形成时消失。

表 6.5　急性深静脉血栓形成双功超声标准

静脉在横断面不可压缩
血栓可显影
彩色成像无血流
Valsalva 动作[a] 扩张失败
呼吸受限

[a] 适用于股静脉

我们特别感谢血管研究学者 Davie Pendleton 及 Kevin Franklin 对本章的系统阐述提供的专家咨询。

Bluth EI, Stavros AT, Marich KW, Wetzner SM, Aufrichtig D, and Baker KD. Carotid duplex sonography: a multicenter recommendation for standardized imaging and Doppler criteria. *Radiographics*. 1988; 8: 487-506.

Moneta GL. Screening for mesenteric vascular insufficiency and follow-up of mesenteric artery bypass procedures. *Semin Vasc Surg*. 2001; 14 (3): 186-192.

Norgren L, Hiatt WR, Dormandy JA, Nehler MR, Harris KA, Fowkes FGR. Inter-society consensus for the management of peripheral arterial disease (TASC II). *J Vasc Surg*. 2007; 45 (suppl): 5-67.

Olin JW, Piedmonte MR, Young JR, et al. The utility of duplex ultrasound scanning of the renal arteries for diagnosing significant renal artery stenosis.

Ann Intern Med. 1995; 122: 833-837.

Rose SC. Noninvasive vascular laboratory for evaluation of peripheral arterial occlusive disease. Part I. Hemodynamic principles and tools of the trade. *J Vasc Interv Radiol*. 2000; 11: 1107-14.

Rose SC. Noninvasive vascular laboratory for evaluation of peripheral arterial occlusive disease. Part II. Clinical applications: chronic, usually atherosclerotic, lower extremity ischemia. *J Vasc Interv Radiol*. 2000; 11: 1257-1275.

Rose SC. Noninvasive vascular laboratory for evaluation of peripheral arterial occlusive disease. Part III. Clinical applications: nonatherosclerotic lower extremity arterial disease and upper extremity arterial disease. *J Vasc Interv Radiol*. 2001; 12: 11-18.

Roth SM, Bandyk DM. Duplex imaging of lower extremity bypasses, angioplasties, and stents. *Semin Vasc Surg*. 1999; 12 (4): 272-284.

Rutherford, RB, ed. *Vascular Surgery*. 6th ed. Philadelphia: Elsevier Saunders Publishers, 2005.

Zierler RE. Vascular surgery without arteriography: use of duplex ultrasound. *Cardiovasc Surg*. 1999; 7: 74-82.

Zweibel WJ. New Doppler parameters for carotid stenosis. Semin *Ultrasound CT MR*. 1997; 18: 66-71.

Zwolak RM, Fillinger MF, Walsh DB, et al. Mesenteric and celiac duplex scanning: a validation study. *J Vasc Surg*. 1998; 27 (6): 1078-1088.

第7章　危险因素及其对策

衰老过程可产生多种健康问题。许多健康问题是现在公认的致动脉粥样硬化的危险因素，可增加罹患冠状动脉疾病以及外周血管疾病的风险，如下肢闭塞性疾病和脑血管疾病（图7.1）。简单地说，年龄越大，发生动脉粥样硬化的风险就越高。如果这些危险因素控制得当，血管疾病进展和围手术期事件的危险都会减小。但是，如果不控制这些危险因素，那么它们可能会共同导致血管疾病进展并增加围手术期事件。本章重点介绍其中一部分心血管疾病的危险因素，并指导患者如何减少血管介入治疗期间的心血管事件。可用于特殊血管介入治疗时进行围手术期危险分层的特殊方法，将在第8章阐述。

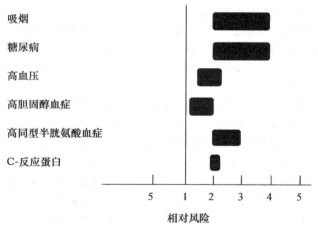

图7.1　下肢血管疾病的危险因素

每个动脉粥样硬化的危险因素在下肢血管疾病发展中的独立影响范围。吸烟表示与之前吸烟相比较而言（From Hirsch AT，Haskal ZJ，Hertzer NR，et al. for the writing committee. ACC/AHA 2005 guidelines for the management of patients with peripheral arterial disease［lower extremity，renal，mesenteric，and abdominal aortic］: A collaborative report from the AAVS/SVS/SCAI/SVMB/SIR and the ACC/AHA task force on practice guidelines. *J Am Coll Cardiol*. 2005；e1-e192，with permission.）

Ⅰ. 滥用烟草

目前已经明确，吸烟是导致血管疾病和血管手术或介入治疗失败的独立预测因子。众所周知，吸烟与冠状动脉疾病有关，但脑血管和下肢动脉似乎比冠状动脉更容易受到吸烟的不良影响。吸烟使卒中发生的风险至少增加2倍，而使下肢闭塞性疾病发生的风险至少增加4～6倍（是冠状动脉的2倍）。长期滥用烟草可导致血管疾病进展，而戒烟则可减轻影响。有研究表明，戒烟者发生死亡、心肌梗死（MI）、截肢、旁路移植术失败等事件的风险均低于主动吸烟者。吸烟对心脏和血管产生不良影响的具体机制仍不十分明确，部分与烟草燃烧后产生8000多种化学产物所造成的化学环境有关。然而，人们普遍接受的观点是尼古丁是烟草中的致兴奋和成瘾的成分。虽然具有成瘾性，但尼古丁似乎与吸烟对血管系统的不良影响无关。与此相反，烟草中的氧化剂可引起血管收缩、血压升高和内皮功能障碍，还可抑制前列环素，导致高凝状态。吸烟烟雾中氧化剂的这些效应可导致脂质沉积增加、血小板聚集和平滑肌细胞功能障碍。这些有害的影响共同促使形成新的动脉粥样硬化病变，并使已形成的病变变得不稳定，且更易导致血栓形成。

毋庸置疑，戒烟对改善心血管预后至关重要。说服吸烟者戒烟并不容易，因为他们大多数已经成瘾。除非患者真的想戒烟，否则靠技术帮助戒烟是不会成功的。那些相信吸烟与其血管疾病有关且积极性很高的患者通常会戒烟。不幸的是，这部分人只占少数，戒烟者中只有40％的男性和30％的女性会在戒烟1年后仍然保持不吸烟。

大部分关于戒烟药物疗法的研究都聚焦于尼古丁这一烟草中的成瘾性成分。尼古丁替代疗法有多种形式，包括经皮贴剂、口香糖、鼻喷雾剂、吸入剂及模拟香烟。一种新的尼古丁受体激动剂，被称为伐尼克兰（畅沛，辉瑞公司，纽约，美国），它以胞嘧啶结构为基础，对帮助戒烟特别有效。抗抑郁药安非他酮（安非他酮和安非他酮缓释片，葛兰素史克，布伦特福德，米德尔塞克斯，英国）在减轻戒断症状方面有一定疗效，并可实现戒烟。一些研究表明，安非他酮和尼古丁替代物的联合疗法比单一疗法更能提高戒烟成功率（图7.2）。有趣的是，我们正在评估一种新的尼古丁疫苗，理论上，这种疫苗可使机体免疫系统在尼古丁化学成分到达大脑并引起成瘾之前，即对尼古丁产生抵抗。大多数研究发现，与正规咨询和（或）心理阶段治疗相结合，可提高这些帮助戒烟的任一药物的疗效。尽管有证据表明，使用新的尼古丁受体激动剂或许可提高戒烟率，但无论用什么方法，长期数据报告的戒烟率仍只有20％～25％。

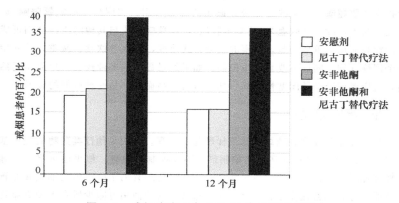

图 7.2 戒烟治疗 6 个月和 12 个月的戒烟率

(From Jorenby DE, Leischow SJ, Nides MA, et al. A controlled trial of sustained-release bupropion, a nicotine patch or both for smoking cessation. *N Engl J Med*. 1999；340：685-691，with permission.)

II. 高血压

管理和控制高血压可以减缓外周动脉疾病的发生、发展，降低有害的围手术期心血管事件（如卒中、心肌梗死和心血管疾病死亡）的风险。与血压正常者相比，高血压患者发生这些事件的风险可高 2～4 倍。传统的指南将收缩压 ≤140mmHg 和舒张压≤90mmHg 作为"正常"的目标血压值。更多最新资料表明，将目标血压值控制在 130/80mmHg 或以下对合并有糖尿病、肾功能不全及某些类型的心脏病患者有益。

三类常见的降压药是β 受体阻滞药、钙通道阻滞药和抑制肾素-血管紧张素系统的药物，如**血管紧张素转换酶抑制药（ACEI）和血管紧张素受体拮抗药（ARB）**。β 受体阻滞药和 ACEI 都可减少冠心病患者心肌梗死和心血管疾病死亡的发生，ACEI 还可减少外周动脉疾病患者这些不良事件的发生。β 受体阻滞药可有效减少接受血管介入治疗患者围手术期和长期心脏事件的发生，因此应成为每位患者药物治疗的一部分。

除可降低血压水平外，抑制肾素-血管紧张素醛固酮系统的药物还可逆转动脉壁和心肌细胞重构。这些影响的具体细节还不十分明确，仍是一个活跃的研究领域；然而，这些药物，特别是修复心血管系统的机制是独立于其影响血压水平的机制的。

除了已经提到的抗高血压药物的类别，中枢性抗高血压药**可乐定**和直接血管扩张药**肼屈嗪**，对某些更显著高血压的患者有用。利尿药，如**氢氯噻嗪**(通常缩写为 HCTZ) 和**呋塞米**(呋喃苯胺酸)，单独应用或与其他降压药合用可成功治疗高血压。重要的是，健康的生活方式改变，如改善饮食、减重，并开始一个锻炼计划，同样可改善血压控制。如果经过数月的多种药物治疗血压仍然高，就应考虑肾动脉闭塞性疾病 (如肾血管性高血压) 是一种可能的病因。

Ⅲ. 高脂血症

控制高血脂或许会减缓动脉粥样硬化的进程。特别是**他汀类药物**或羟甲基戊二酸 (HMG) 辅酶 A 还原酶抑制剂，不仅控制胆固醇，似乎还可终止动脉粥样硬化形成，甚至可能导致斑块消退。这些药还有助于改善内皮细胞和血管平滑肌，并有抗血栓作用。现已证明，这些药物的使用可减少所有类型心血管事件的发生。在**斯堪的纳维亚人的辛伐他汀试验**中，药物治疗高胆固醇血症可减少 38％正在发展或恶化的跛行。**心脏保护研究**显示，不管是否确诊为外周血管疾病，使用辛伐他汀均可显著降低冠状动脉事件、卒中和外周血管介入治疗的需求 (舒降之，默克公司，西点军校，宾夕法尼亚，美国) (图 7.3)。一些回顾性综述提到，服用降血脂药可降低颈动脉内膜切除术后再狭窄的发生和提高手术效果的持久性。

在外周血管疾病中，**主要的脂质危险因素**是：

1) **低密度脂蛋白 (LDL)** 水平升高。
2) **三酰甘油**水平升高。
3) **高密度脂蛋白 (HDL)** 水平降低。

正常的血浆胆固醇的定义为小于 200mg/dl。然而，血清胆固醇带来的危险是连续的，随胆固醇水平的升高而增加。低密度脂蛋白大于 160mg/dl 被认为是异常升高，需要进行降脂治疗，理想的情况是降到 100mg/dl 以下。对于发生缺血事件风险最高的患者，建议将其低密度脂蛋白降到 70mg/dl。三酰甘油水平应低于 150mg/dl，通常用苯氧酸和烟酸衍生物来降低三酰甘油，如**吉非罗齐和烟酸**。和烟酸一样，胆汁酸-螯合树脂**考来烯胺**和**考来替泊**可降低胆固醇。通常，血清胆固醇和三酰甘油应在禁食 12h 以后测定。低脂 (35％热卡)、低胆固醇 (每天<300mg) 饮食是治疗高脂血症的基石，再与规律运动联合的话则会更加有效。现已表明，规律的有氧运动对提高有益形式脂蛋白(高密度脂蛋白) 的水平特别有效。重要的是，酒精可能会加剧某些人的高三酰甘油血症，戒酒应该是治疗高三酰甘油血症的第一步。尽管过去的建议要求在药物治疗前先要尝试 3 个月的饮食管理，但现在公认应尽早使用他汀类药物，特别是当我们对这一类药物的好处充分了解以后。他汀类药物的副作用很少，但是包括肝毒性和肌炎，在一些人中这些副作用可导致明显的下肢疼痛或

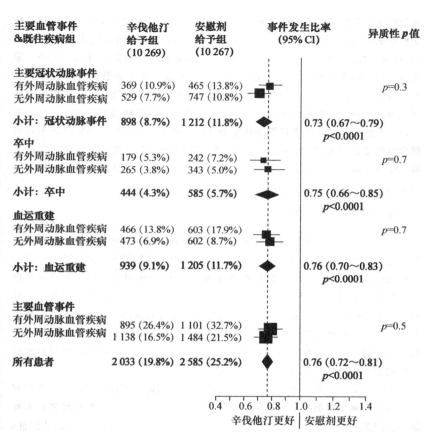

主要血管事件 &既往疾病组	辛伐他汀 给予组 (10 269)	安慰剂 给予组 (10 267)	事件发生比率 (95% CI)	异质性 p 值
主要冠状动脉事件				
有外周动脉血管疾病	369 (10.9%)	465 (13.8%)		p=0.3
无外周动脉血管疾病	529 (7.7%)	747 (10.8%)		
小计：冠状动脉事件	898 (8.7%)	1 212 (11.8%)	0.73 (0.67~0.79) p<0.0001	
卒中				
有外周动脉血管疾病	179 (5.3%)	242 (7.2%)		p=0.7
无外周动脉血管疾病	265 (3.8%)	343 (5.0%)		
小计：卒中	444 (4.3%)	585 (5.7%)	0.75 (0.66~0.85) p<0.0001	
血运重建				
有外周动脉血管疾病	466 (13.8%)	603 (17.9%)		p=0.7
无外周动脉血管疾病	473 (6.9%)	602 (8.7%)		
小计：血运重建	939 (9.1%)	1 205 (11.7%)	0.76 (0.70~0.83) p<0.0001	
主要血管事件				
有外周动脉血管疾病	895 (26.4%)	1 101 (32.7%)		p=0.5
无外周动脉血管疾病	1 138 (16.5%)	1 484 (21.5%)		
所有患者	2 033 (19.8%)	2 585 (25.2%)	0.76 (0.72~0.81) p<0.0001	

0.4　0.6　0.8　1.0　1.2　1.4
辛伐他汀更好 ｜ 安慰剂更好

图 7.3　有或没有外周血管疾病患者使用辛伐他汀后对冠心病事件、卒中和需要进行血运重建的主要心血管终点事件的影响

(From Heart Protection Study Collaborative Group. Randomized trial of the effects of cholesterol-lowering with simvistatin on peripheral vascular and other major vascular outcomes in 20 536 people with peripheral arterial disease and other high-risk conditions. *J Vasc Surg.* 2007；45：645-654，with permission.)

酸痛。因此，必须经过处方医生评估后才可让患者使用他汀类药物，并且用药治疗期间应监测肝功能和肌酸激酶水平。

Ⅳ. 糖尿病

糖尿病对大血管和微血管都有影响。它是卒中和下肢闭塞性疾病的一个强烈的独立预测因子。在下肢动脉闭塞性疾病合并糖尿病的患者中，需截肢者是非糖尿病患者的 10 倍左右。虽然现在认为严格控制血糖可防止微血管事件（如肾病、视网膜病变、神经病变），但是否可以减少心血管事件仍不明确。强化血糖控制似乎可使糖尿病患者发生跛行、血运重建和截肢的概率较小。然而，目前没有证据表明良好的糖尿病治疗能延缓动脉粥样硬化。严格控制血糖可能有助于糖尿病患者感染伤口的清理和愈合，以及皮肤破损的缩小。总的来说，这些细微差别致使**美国糖尿病协会**建议，有外周血管疾病的糖尿病患者的**糖化血红蛋白（A1c）**应保持在 7% 以下。细致的足部护理，包括选择合适的鞋、保持皮肤水分和日常检查，是避免足部溃疡、坏死、感染和潜在败血症或截肢的关键。

Ⅴ. 抗血小板治疗

外周血管疾病患者采取抗血小板治疗，会对心血管有显著益处。重要的是要知道，这个益处与改善腿部症状或步行距离没有必然联系，而是随着时间的推移可以改善生存。特别是**抗血栓协作组**的 meta 分析显示，外周血管疾病患者使用抗血小板治疗后，心肌梗死、卒中、血管性死亡的发生有所减少。其中，间歇性跛行、外周血管旁路移植后或外周血管成形术后的患者可以减少 20%~30%。抗血小板治疗还会减少那些无症状脑血管病和有动脉粥样硬化危险因素的患者的后续心血管事件。同时，卒中后或做过颈动脉内膜切除术后使用抗血小板治疗，可减少二次卒中的发生。

大多数关于抗血小板治疗有效性的研究都使用**阿司匹林**，它能竞争性抑制血小板内的**环加氧酶**。环加氧酶抑制剂可阻断花生四烯酸产生**前列腺素**和**血栓烷 A_2（TXA_2）**。血栓烷 A_2 的有害影响在于它可激活血小板上的**GP Ⅱ b/Ⅲ a 结合位点**，后者可使纤维蛋白原结合，导致血小板聚集或开始形成凝块。通过抑制环加氧酶并最终抑制血栓烷 A_2，阿司匹林可预防血小板聚集。阿司匹林的抗血小板作用可持续 72h，并达到每天 81mg，这比传统的每天剂量 325mg 的出血风险要低。

氯吡格雷（波立维，赛诺菲-安万特/百时美施贵宝公司，纽约，纽约州，美国）作为血小板**二磷酸腺苷（ADP）受体**的非竞争性抑制剂，是另一种抗血小板药（75mg/d）。氯吡格雷对受体的影响是不可逆的，作用可以持续达整个血小板的生命周期，即 7~10 天。ADP 与血小板上的受体相结合对激活由血栓烷 A_2 触发的 GP Ⅱ b/Ⅲ a 受体是必需的：Ⅱ b/Ⅲ a 受体很重要，因为它是纤维蛋白原的结合位点，可启动血小板聚集。血小板上既有低亲和力也有高亲和力的 ADP 受体，氯吡格雷的活性代谢产物同样也可抑制低亲和力的 ADP 受体。通过作用于 ADP 结合位点并最终激活 GP Ⅱ b/Ⅲ a 受体，氯吡格雷与阿司匹林相比，对于大部分患者具有更彻底或更强的抗血小板作用。

最近报道了**氯吡格雷与阿司匹林对患者缺血性事件风险试验（CAPRIE）**的结果。与阿司匹林相比，氯吡格雷可使既往有心肌梗死、卒中病史或诊断为外周血管疾病患者的心血管事件减少 8.7％（每年 5.32％比 5.83％）。氯吡格雷对外周血管疾病的益处更大，血管性死亡、卒中或心肌梗死的危险在 3 年内减小近 24％（每年 3.71％比 4.86％）。CAPRIE 赞成使用氯吡格雷的结果有显著的统计学意义，依照这个数据，许多既定的外周血管疾病治疗都将氯吡格雷作为一线用药。然而，在 CAPRIE 试验中，氯吡格雷绝对风险的降低很小，阿司匹林仍然是一个可用而且不昂贵的抗血小板治疗药物。这些试验结果尤其会影响对常年服用的药物的选择，有些医生喜欢将阿司匹林作为初始用药，而将氯吡格雷作为一种有效的替代药。对于阿司匹林和氯吡格雷的联合治疗还有些争议，没有研究表明联合用药与单一用药治疗哪个更有效。临床研究很难表明联合用药的好处，因为两药联合应用会增加出血的危险。

虽然，对于使用哪个抗血小板药这个问题可能没有一个适用于所有患者的单一答案，但指南确实存在并能够帮助这一领域的医生。特别是基于多个临床试验，大家有一个共识，无论是阿司匹林还是氯吡格雷的抗血小板治疗，均显示可以降低外周血管疾病患者包括心血管死亡在内的长期心血管事件的发生率（证据分级／水平为 1A）（见表 8.2）。因为阿司匹林使用时间最长，在多个随机对照研究中已表明其有效性。因此，支持使用阿司匹林的推荐证据分级／水平为 1A，这个级别表明疗效一致肯定（1 级），多个随机对照试验（A 水平）支持该证据。相比之下，氯吡格雷是最近才使用的，且仅在一项随机对照试验（CAPRIE）中显示其有效性。因此，证据分级／水平为 1B 支持使用氯吡格雷，表明一项随机对照试验（B 级）支持对疗效的肯定（1 级）。

除此之外，还有其他不同作用机制的抗血小板药。包括直接抑制血栓烷A_2 的产物的血栓素合成酶抑制剂**吡考他胺**、**西洛他唑**（培达，大家美国制药公司，洛克维尔，马里兰州，美国）和抑制血小板内磷酸二酯酶的**双嘧达莫**（潘生丁，勃林格殷格翰制药，盖瑟斯堡，马里兰州，美国）。在预防二次卒中有独特作用的双嘧达莫，同样可直接刺激前列环素的合成，并加强前列环素的血小板抑制作用。然而，有些影响在药物治疗水平可能不会发生；因此，双嘧达莫的作用机制仍然有些不明确。

Ⅵ. 高同型半胱氨酸血症

现在我们知道，血清中高**同型半胱氨酸**水平与动脉闭塞性疾病高风险有关。高同型半胱氨酸血症可独立影响下肢闭塞性疾病、间歇性跛行、冠状动脉疾病和卒中，使其风险增加 2～3 倍。在已确诊的心血管疾病患者中，发现

30%～50%有同型半胱氨酸水平的增高，证据表明，高同型半胱氨酸血症也可促进外周动脉疾病的发展。更有趣的是，与这种氨基酸的水平正常者相比，高同型半胱氨酸血症可使外周动脉疾病患者血管方面的发病率和死亡率增加3～4倍。

高同型半胱氨酸血症的原因可能包括负责其代谢的酶的基因改变，或者缺乏这个过程中的辅助因子维生素 B_{12} 和叶酸。现已注意到复合维生素 B、钴胺（维生素 B_{12}）、吡哆醇（维生素 B_6）和叶酸，都可降低血浆同型半胱氨酸水平，并可作为针对这种危险因素的简单治疗方法。然而，还不确定降低该氨基酸水平与减少心血管事件有关。事实上，大家已经注意到，二者呈互相影响的趋势。多个试验正在进行中，未来几年内将提供更多信息。

Ⅶ. C-反应蛋白和纤维蛋白原

炎症标志物**C-反应蛋白**和**纤维蛋白原**水平的升高与血管疾病的关系也已受到关注。具体来说，下肢闭塞性疾病、冠状动脉疾病和卒中患者的这些标志物的水平会有所升高。这种关系只是一种联系而非因果关系，这意味着这些分子不会导致血管疾病，而只是免疫介导的动脉粥样硬化过程的标志物。这些分子在识别和治疗血管疾病方面的作用还没有完全明确，目前在临床实践中尚未推荐使用这些指标。

Ⅷ. 肥胖

虽然肥胖或许其本身不是外周血管疾病发展的一个危险因素，但它会给治疗带来困难。在超重的情况下，退行性关节病、呼吸功能受限、下肢闭塞性疾病的锻炼计划成功率就会很低。肥胖可增加血管介入时进入股动脉以及手术暴露腹股沟、腹部和腹膜后腔的难度。肥胖也是围手术期并发症（如肺炎、静脉血栓形成和肺栓塞）的一个危险因素。以作者的经验来看，肥胖会增加伤口并发症，特别是在腹股沟部位覆盖股动脉的暴露处。因此作者认为，对择期血管手术的肥胖患者，在手术或血管介入治疗前应先减轻体重，可以理解那些有症状或情况紧急的患者将不会有这样的获益。

体重超过理想体重 15～40 磅（1 磅＝0.454 千克）的患者属于中度肥胖。很难期待病态肥胖者（超重 100 磅）在择期手术前可以大幅减重。因此，对于行择期腹部或是下肢血管重建术的过度肥胖患者，必须仔细权衡手术获益和围手术期并发症风险增加的利弊。

偶有术者指出，术前患者减轻体重很难实现，可能也不安全，并且坚持减重或许会让患者气馁以致放弃治疗。这种推理还指出，饮食咨询带来的额外成本和在手术前过度减重的潜在危险都是术前减轻体重的障碍。以作者的经验来看，约 80％ 中度肥胖且需要择期手术的患者可以实现安全减重。最好将患者体重减至理想体重 10％ 的范围内。此外，这种尝试可作为改变人生的事件，减重不仅是围手术期必需的，而且要贯穿患者的整个人生。如果成功的话，减重不仅可以改善患者的外周血管健康，而且还能改善他（她）们的全身健康。以下指南有助于围手术期减重。

A. 术前减重的重要性

必须向患者说明**术前减重的重要性**，它有助于手术入路、手术部位的暴露和减少并发症。我们强调，择期手术可以安全推迟至减重成功以后。

B. 饮食建议

给出**规定时间内**的饮食建议，初步确定择期手术日期。大部分中度肥胖患者需要减重 10～30 磅。为确保安全，我们建议每周减轻 1～2 磅，从而逐步减轻体重。因此，大部分患者的择期手术需延迟 6～8 周。显然，一些患者需要 3～6 个月来节食。我们觉得同样重要的是，应当每 6～8 周复核患者情况，以确保他（她）们正在减重并在饮食方面没有任何问题。

C. 膳食

膳食应该**低热卡**（1 000～1 200cal/d），但要均衡。我们使用相对低脂、低胆固醇、1 000cal 的饮食。如果膳食中的糖类、蛋白质和脂肪不平衡，那么对于老年血管疾病患者是不安全的，这种不平衡的膳食会影响维生素、矿物质和微量元素的分解代谢并导致其缺乏。

D. 饮食控制指导

尽管**饮食专家的会诊**或许在某些情况下能有所帮助，但医生和诊所护士对饮食的简单解释通常就可以满足患者的需求，并节省患者的时间和饮食会诊的花费。以作者的经验来看，对于主管外科医生在饮食控制方面的解释和要求，患者严格坚持的反应似乎最佳。

E. 体重的控制

在节食之前就要**明确体重减轻的量**。应指导患者记下他（她）们在家用磅秤上的基线读数，然后尝试在减重计划的一段时间内减掉指定的重量。

F. 酒精摄入

酒精性饮料是经常被忽视的热量来源。要对经常喝酒的患者强调这个事实，因为他（她）们通常必须通过减少酒精摄入量来减重。

G. 戒烟

大部分患者发现同时减重和**戒烟**很困难。因此，建议允许一些长期吸烟的患者在节食期间继续少量吸烟。可以和患者签订协议，即当患者住院择期手术时停止吸烟。或许有人会质疑这种相对较晚戒烟的看法，然而，以作者的经验来看，这种方法通常可使减重取得成功并且不增加肺病发病率。

Ⅸ. 锻炼

规律的锻炼对患者的心血管健康、肺功能和减轻多余体重很重要。如上所述，规律锻炼对高血压、高脂血症和胰岛素敏感性都有好处。外周血管疾病患者以**有组织或者有指导的步行方案**进行下肢规律锻炼很重要。步行可增加骨骼肌代谢对缺血的适应，并可增强侧支循环，从而使其稳定或改善跛行。外周血管疾病患者可以从多种步行方案开始；然而，一个简单的方案曾帮助了大多数作者的患者，这个方案强调以下四种概念：

A. 专门的步行时间

患者要在他（她）们日常活动之外另外安排一个特定时间来步行锻炼。对老年患者来说，每天锻炼或许太多；因此，理想的步行方案是隔天一次，但应适当调整（例如，每周 3～5 天，每次 30～45min）。

B. 步行指导

指导患者以一个舒适的节奏锻炼，并且当下肢痛（如跛行）加重时要停下来休息片刻。如果患者没有感觉到疼痛，就应该再步行 30～45min。天气不好时，患者可利用跑步机或固定的锻炼自行车，亦可在商场内步行。步行-休息的常规锻炼应持续至患者至少完成 30min（不包括休息时间）的步行。告知患者以下内容是有益的：当腿部适应无氧代谢后，停下来休息的频率和长度应减少。

C. 记录步行时间、距离和体重的减轻

应该鼓励患者，在日历或日记上记录其步行方案，包括时间和距离。肥胖患者应该把锻炼记录和每天或每周的体重测量结合起来，因为步行锻炼常常与体重的减轻齐头并进。记录他（她）们的成绩会让患者保持责任感，并提供一个随着时间推移见证成功的方式。6～8 周后，大部分患者可以将他（她）们适应的步行距离增加 1～2 倍，同样还可以看到体重的减轻。

D. 监督和随访

在这期间，术者的随访或患者血管治疗团队成员的电话回访很重要，可以对患者的努力给予鼓励和监督。

Bates ER，Babb JD，Casey DE，et al. ACCF/SCAI/SVMB/SIR/ASITN 2007. Clinical expert consensus document on carotid stenting: a report of the American College of Cardiology foundation task force on clinical expert consensus documents. *J Am Coll Cardiol.* 2007；49：126-170.

CAPRIE Steering Committee. A randomized blinded trial of clopidogrel versus aspirin in patients at risk of ischaemic events. *Lancet.* 1996；348：1329-1339.

Hirsch AT, Haskal ZJ, Hertzer NR, et al. ACC/AHA 2005 guidelines for the management of patients with peripheral arterial disease （lower extremity, renal, mesenteric, and abdominal aortic）：a collaborative report from the AAVS/SVS/SCAI/SVMB/SIR and the ACC/AHA task force on practice guidelines. *J Am Coll Cardiol.* 2005；e1-e192.

Heart Protection Study Collaborative Group. Randomized trial of the effects of cholesterol-lowering with simvistatin on peripheral vascular and other major vascular outcomes in 20 536 people with peripheral arterial disease and other high-risk conditions. *J Vasc Surg.* 2007；45：645-654.

Norgren L, Hiatt WR, Dormandy JA, et al. Inter-society consensus for the management of peripheral arterial disease （TASC II）. *J Vasc Surg.* 2007；45 （suppl S）：S5-S61.

Smith FCT. The medical management of claudication. In：Hallett, JW, Mills JL, Earnshaw JJ, Reekers JA, eds. *Comprehensive Vascular and Endovascular Surgery.* Edinburgh：Mosby, 2004.

第8章 围手术期的危险分层和临床指南

多数需要干预的有外周血管疾病临床症状的患者，已经合并了心脏病、肺病和（或）肾病，这些疾病可增加围手术期的发病率和死亡率。术前准备必须包括对患者重要器官系统相关风险的准确评估、手术指征的考虑、麻醉的类型以及共存内科情况的改善。本章重点讲述根据循证指南，评估和减少围手术期的心脏风险。此外，本章还将讨论共存的颈动脉闭塞性疾病和慢性肾病，以及改善肺功能的重要性。最后，对糖尿病患者围手术期的管理进行概述。

Ⅰ. 围手术期心脏风险

对于择期血管手术，无论开放性手术还是血管内手术，要得到最佳效果，一个关键因素是要对麻醉风险进行准确评估。尽管临床感觉和经验对麻醉风险的初步判断很重要，但是更多的客观证据对手术风险的评估也有帮助。过去，按照美国麻醉医师协会（ASA）的分层标准，术前的身体状况与麻醉相关的患病率和死亡率有关。这种分级系统仅考虑了患者的一般身体条件，并未考虑麻醉的类型、手术范围或术者的经验。ASA 分类方法有 5 个等级，其中，1 级代表健康的个体，5 级表示有严重的共存内科情况。添加的字母 "e" 表示急诊手术。1977 年，Goldman 从 1 000 名接受普通外科手术的患者中总结开发了一套涉及更多内容的评分系统，用于评估围手术期心脏风险。当这项系统前瞻性地应用于 99 名行主动脉择期手术的患者时，**心脏并发症发生率比普外科手术高**。这个发现首次报道在行血管手术的患者中，冠状动脉疾病发病率较高。

A. 以证据为基础的算法

心肌梗死是血管手术后死亡的首要原因，3%～6% 的病例会发生这种情况。此外，20%～40% 的血管手术后可出现一定程度的心肌缺血，能否判断取决于确定诊断的积极程度。克利夫兰诊所的 Hertzer 和同事们明确了血管疾病患者冠状动脉疾病的发病率，表明**正在接受外科治疗的外周血管疾病患者中，近三分之一有严重但可纠正的冠状动脉疾病**（腹主动脉瘤为 32%；脑血管病为 26%；下肢动脉硬化为 28%）。约 50% 心绞痛患者和 30% 既往有心肌梗死的患者存在严重但可纠正的冠状动脉疾病。

这个开创性的报道之后，近二十多年来的研究重心放在了如何减少围血管介入期心脏病的发病率和死亡率上。大部分的努力注重于计划手术前识别这些隐匿但可纠正的冠心病；设想在这些人中，冠状动脉血管造影后再行血运重建，将会减少围手术期风险并提高生存率。虽然这些方法强调冠状动脉血运重建对这部分亚群患者有利，如**冠状动脉手术研究（CASS）**所示，但这并不适用于所有接受血管手术的患者。实际上，**预防冠状动脉血运重建（CARP）**试验的更多最新发表的文章表明，有稳定心脏症状的患者术前行冠状动脉血运重建不会改善短期或长期生存状况。CARP 研究和其他类似研究的发现得出更均衡的推荐，即建议在强调围手术期药物治疗（例如，β 受体阻滞药、他汀类药物、ACE 抑制药）的同时，术前行冠状动脉血运重建可作为一个更多的选择。以下各段概述了围手术期心脏风险评估的最新指南。

1. Eagle 及其同事确定了接受血管手术的患者心脏风险增加的重要临床指标（Eagle 标准）　(a) 心绞痛；(b) 既往有心肌梗死；(c) 充血性心力衰竭；(d) 糖尿病；(e) 年龄超过 70 岁。围手术期心脏事件的风险随现有标准数量的增加而增加（表 8.1）。有三个或更多的标准，围手术期心脏事件的风险是 30%，冠状动脉造影显示约 77% 的患者有严重的冠状动脉疾病。虽然 Eagle 标准有显著的历史重要性，但它们为择期血管手术前应该考虑的关键临床因素提供了一个非常好并且简洁的清单。

表 8.1　Eagle 标准

临床标准	目前的标准数/心脏事件风险（%）
心绞痛	
既往有心肌梗死	0 个标准/2% 风险
充血性心力衰竭	1 个或 2 个/10% 风险
糖尿病	3 个或以上/30% 风险
年龄＞70 岁	

(From Eagle KA, Coley CM, Newell JB, et al. Combining clinical and thallium data optimizes preoperative assessment of cardiac risk before major vascular surgery. *Ann Int Med*. 1989; 110: 859-866, with permission.)

2. 1996 年，**美国心脏病学会和美国心脏协会发表了术前心脏评估指南**。指南在 2002 年进行了修订，并且于 2007 年再次为与非心脏手术相关的心脏风险评估提供了框架。2007 年更新的指南有三个突出的主题，包括：

1) 不必做术前冠状动脉介入，除非有手术计划之外的指征。

2) 术前评估不是用来"准予手术"，而应该是提供一个患者医疗状况和一个可以用来帮助做治疗决定的风险预测评估。

3) 不应做术前测试，除非它可能影响患者的治疗（例如，如果它确实会改变围手术期管理）。

此外，2007 年的指南把表格形式换成了用句子来表达更完整思想的建议清单。同时还使用**证据水平和推荐分类**，对支持每个指南的临床证据给出了更清楚的解释（表 8.2）。具体来说，临床证据水平 A、B 或 C 与推荐分类（Ⅰ、Ⅱa、Ⅱb 和Ⅲ）是相互参照的，让手术参与者对每条指南的确定性和程度有个估计。例如，A 级证据来自不同群体，具有效果强度和方向一致的评价，表明其确定性估计是最强的。A 级证据由多个临床随机试验或 meta 分析支持，而 B 级证据来源于一个临床随机试验或几个非随机试验。重要的是要注意 B 级或 C 级证据支持的指南强度并不一定弱。一些临床问题不适合做临床试验或可能已经错过完成这个试验的最佳时机。某些情况下，临床共识强烈支持一个检查或治疗，没必要投资启动试验来证明这一点。**推荐分类**就适用于此类情况，因为它提供了比刚发表的、支持或反对已知诊疗方法的硬证据更广的视野（表8.2）。有了对证据水平和推荐分类的基本了解，手术参与者可以继续采集患者的病史并完成系统回顾，侧重于 2007 年指南中与心脏评估算法直接相关的三个方面（图 8.1）：

表 8.2 临床证据水平和推荐分类

水平	
A 水平	证据来自多个随机试验或 meta 分析
B 水平	证据来自单个随机试验或多个非随机研究
C 水平	证据来自回顾性或病例研究或专家意见
分类	
Ⅰ 类	治疗或手术是有用或有效的（即获益远大于风险，应该治疗）
Ⅱa 类	赞成推荐，治疗或手术是有用或有效的（即获益大于风险，进行治疗是合理的）
Ⅱb 类	实用性或有效性不是很好（即获益等于或大于风险，可考虑进行手术或治疗）
Ⅲ 类	治疗或手术没用或是有害的（风险大于获益，不应该治疗）

1）**活动性心脏情况**的识别（表 8.3）。

2）心血管事件的**临床危险因素**的识别（表 8.3）。

3）患者的**功能状态**评估（表 8.4）。

活动性心脏情况（2002 年指南中原来的主要预测因子）代表现在是否应在非心脏手术前进行彻底的评估治疗，即使这意味着非急诊手术的推迟或取消。这些情况包括不稳定的冠状动脉综合征、失代偿性心力衰竭、显著心律失

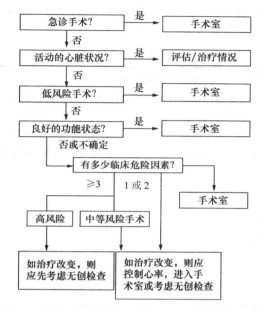

图 8.1 美国心脏学会 2007 年术前心脏评估指南

常和严重的瓣膜疾病。这条指南是 I 类推荐，由 B 级证据支持。应该评估患者 2007 年指南中确定的五个**临床危险因素**中一个或更多危险因素的存在（以前是中等预测因子），包括缺血性心脏病、代偿性心力衰竭、脑血管疾病、糖尿病或肾功能不全的病史（表 8.3）。这些因素用于管理功能未知或很差的高风险手术患者的心脏评估和处理流程的最后一步（图 8.1）。

功能状态的评估也很关键，可通过简单地询问患者的生活状态和日常活动来判断。功能以**代谢当量（METs）**表示，并已被证明与正式的踏板运动试验的氧耗量相关（表 8.4）。没有症状、有中等或以上功能状态（>4METs）的患者，根据额外的心脏试验，其术前管理不太可能改变。相反，如果患者的功能状态不能达到 4METs 的需求，如完成日常活动，则心脏风险是增加的。根据准备手术的大小，做术前心脏试验对这些人可能会有帮助（图 8.1）。一旦术者确定了患者是否有活动性心脏情况和临床危险因素，并评估了患者的功能状态，就可以按照**心脏评估和处理流程**来确定术前心脏试验的必要性。作为 2007 年指南的一部分，这五步方法如下：

步骤 1. 计划进行的手术是否紧急？如果是，那么患者应该进入手术室（I 类推荐和 C 级证据）。对于此类患者，情况不允许做进一步的心脏评估，建议主要关注围手术期优化药物治疗和监测，以及术后监控心脏事件的发生。如果手术不紧急，那么术者应进行下一步。

表8.3 心脏风险的临床评估

活动性心脏情况（应在手术前评估和治疗）

不稳定的冠状动脉综合征（30天内的心肌梗死，不稳定或严重心绞痛）

失代偿性充血性心力衰竭

显著心律失常（高度房室传导阻滞、心室率未控制的有症状的室性心律失常或室上性心律失常、新发的室性心动过速和有症状的心动过缓）

严重的瓣膜疾病

临床危险因素

缺血性心脏疾病史

代偿性或既往充血性心力衰竭

脑血管疾病史

糖尿病

肾功能不全

From the Revised Cardiac Risk Index.

表8.4 估算的各种活动的能量需求

1MET

坐下休息

吃饭、穿衣或上厕所

在室内走动

4METs

轻松的家务劳动

平地走一到两个街区（以4英里/小时的速度）

爬楼梯或在缓坡上走

平地快速步行

繁重的家务劳动

适当娱乐活动（打高尔夫球、打保龄球、跳舞）

大于10METs

剧烈运动（游泳、打网球、慢跑）

MET，代谢当量

步骤 2. 患者是否有活动性心脏情况？如果是的话，则应该在计划手术之前评估和治疗这些情况（Ⅰ类推荐和 B 级证据）。评估和处理完这些情况后即可考虑进行手术。如果患者没有任何可识别的活动性心脏情况，那么术者应该进行下一步。

步骤 3. 计划手术是低风险的吗？如果是，那么没有活动性心脏情况的患者应该按计划手术（Ⅰ类推荐和 B 级证据）。表 8.5 列出了低、中等、高风险的手术流程清单。如果计划手术是风险高于低风险的手术，那么术者应该进行下一步。

表 8.5　多种操作的风险评估

低风险

诊断性血管造影

简单的下肢血管内操作

中等风险

开放式颈动脉内膜切除术

颈动脉支架置入术

血管内动脉瘤修复术

开放式下肢旁路术（股动脉-腘动脉旁路术）

开放式解剖外旁路术（腋动脉-双侧股动脉旁路术）

高风险

动脉瘤疾病的开放式主动脉重建

闭塞性疾病的开放式主动脉重建（主动脉-双侧股动脉旁路术）

其他重大血管手术

步骤 4. 患者的功能状态是否为中等或以上（≥4METs）？如果是，没有活动性心脏情况、功能状态良好的患者不用额外心脏试验就可进行中等至高风险手术（Ⅰ类推荐和 B 级证据）。如果患者功能状态差或未知（表 8.4），那么术者应该进行流程的最后一步（图 8.1）。

步骤 5. 在五个临床危险因素中，现在有几个？如果患者功能状态差或未知，或是有心脏症状并要做中度至高风险的手术，那么**临床危险因素的存在及其数量（表 8.3）可决定是否需要进行进一步评估**。如果患者没有临床危险因素，则不用进一步评估，可以按计划进行手术（Ⅰ类推荐和 B 级证据）。如果患者有 1 或 2 个临床危险因素，控制心率或考虑额外的改变治疗的无创心脏检查后，再按计划进行手术才是合理的（Ⅱ a 类推荐和 B 级证据）（图 8.1）。

对于进行额外心脏检查的患者和在这个情况下优化药物治疗而继续手术的患者，两项研究都未能显示两者结果有何不同。如果患者有≥3个临床危险因素，计划手术的大小决定了是否行无创心脏检查（表8.5）。有3个或更多临床危险因素并要做开放式主动脉手术或其他大血管手术的患者，应考虑可改变治疗的额外心脏检查（Ⅱa类推荐和B级证据）。对于有3个或更多临床危险因素并要做中等风险手术的患者，如颈动脉内膜切除术，没有足够数据确定什么是最佳策略（是严格控制心率后手术，还是进一步行可改变治疗的心脏检查后进行手术）。

根据定义，如果一位患者做过冠状动脉血运重建，就证明他（她）有缺血性心脏病的病史，这是5个临床危险因素中的首位因素。在这种情况下，如果血运重建是在5年内做的，同时患者功能状态良好并且没有症状，则不推荐行无创心脏检查。如果血运重建超过5年或患者要行高风险的血管手术，则应考虑可改变患者围手术期治疗的无创心脏检查。

B. 无创心脏检查

无创心脏检查是指那些用于识别在应激时有缺血和梗死风险的心肌面积的方法。对可能要行侵入性操作的血管疾病患者，这些检查的目的是识别那些无症状且可能存在由未被发现的冠状动脉疾病引起不良心脏事件的高风险患者。一般来说，如果这些检查结果是阳性的，患者就需要再接受侵入性冠状动脉造影来确定冠状动脉的解剖结构，从而决定是行经皮（**经皮腔内冠状动脉成形术**）还是开放式手术（**冠状动脉旁路移植术，CABG**）治疗。心脏检查的结果还有助于加强围手术期监测、应用更安全的麻醉技术，甚至改变手术计划，即将一个高风险的开放式血管手术换成一个手术创伤较小的中等风险的手术（例如，血管内手术替代开放式手术；或解剖外旁路术替代开放式主动脉重建）。为了简单起见，无创心脏负荷检查可分为三大类：**运动负荷试验、多巴酚丁胺负荷超声心动图、放射性核素心肌灌注显像**。

1. 静息和运动心电图（ECG）试验 静息12导联心电图为已知患有冠状动脉疾病患者提供了与围手术期事件以及远期发病率和死亡率相关的有用信息。即有的Q波可用来估计左心室功能、围手术期心脏并发症和远期死亡率。术前12导联心电图显示存在左心室肥大或ST段压低，可预示不良的围手术期事件。2007年的指南建议，术前进行静息12导联心电图检查对没有临床危险因素并要做血管手术的患者来说是合理的（Ⅱa类推荐和B级证据）。一般来说，应该在计划手术的30天内进行心电图检查。

使用有12导联心电图的活动平板（运动负荷心电图）可提供更多关于患者功能状态和围手术期冠状动脉事件风险的信息。20世纪60年代初，Robert

A. Bruce 在华盛顿大学开创了运动心电图。**Bruce** 被普遍认为是"运动心脏病学之父",运动试验使用的所谓**Bruce 方案**就是以他的名字命名的。该方案已被广泛认同,其包括七个阶段,每个阶段持续 3min,21min 可完成整个试验。在第一阶段中,患者以 1.7 英里/小时的速度行走在 10% 的斜面上;速度和倾斜度在后续过程中逐渐增加,修改后的 **Bruce** 方案通常用于功能状态不允许完成这 21min 试验的患者。**该方案的目标是使患者达到 85% 的最大预测心率,最大预测心率大致是 220(女性是 210)减去患者的年龄。**在临床实践中,很少有患者能完成整个 21min 的方案,因为大多数经常运动。然而,完成 9～12min 的方案就足以使患者达到 85% 的最大预测心率。患者达到这个目标最大心率的能力本身是一个预后良好的指标。**水平或下斜的 ST 段压低(≥2mm)是试验过程中提示心肌缺血最可靠的指标。**

　　运动心电图检测心肌缺血的敏感性取决于冠状动脉闭塞性疾病的程度。已经证明,多达 50% 有单支冠状动脉血管疾病且功能状态良好的患者,运动心电图是正常的。相反,该试验对于多支血管病变患者的灵敏性和特异性分别是 86% 和 53%。运动心电图并不适用于所有患者,不应该用于有不稳定型心绞痛、近期心肌梗死或心力衰竭控制不佳的患者。

　　2. 多巴酚丁胺负荷超声心动图(DSE) 　是二维超声心动图和输入药物多巴酚丁胺的结合,现已经成为不能进行运动心电图的患者术前心脏功能评估的重要工具。超声心动图本身是一个标准的心脏无创超声成像方式,不仅可以评估腔室和瓣膜的结构成分,还可评估心肌的功能和收缩力(如室壁运动)。尽管这个检查的静息或无负荷结构成分是有用的,但静息左室射血分数和(或)舒张功能已被证明是评估围手术期风险的重要因素。输注 β_1 受体激动药多巴酚丁胺能增强心肌收缩力和加快心率,因此增加了心肌的负荷和需氧量。在检查的"负荷"阶段,可通过受影响的冠状动脉血管分布区域的室壁异常来识别显著的冠状动脉闭塞性病变。简而言之,在负荷下血流受限的区域可看到心肌衰竭。多巴酚丁胺负荷超声心动图的阴性预测值一贯在 95% 以上,意味着试验结果正常的患者,其围手术期心脏事件的发生率极低。随着 DSE 的使用经验增加,一些中心对 DSE 的偏好超过放射性核素心肌灌注显影,研究表明,DSE 的敏感性是其他检查的 2 倍。多巴酚丁胺负荷超声心动图对于超声心动图不能提供良好心脏影像的某些患者的作用是有限的。此外,严重心律失常、重度高血压或低血压患者不应该用多巴酚丁胺作为负荷剂。

　　3. 放射性核素心肌灌注显像 　是术前心脏检查方法的第三大类。这种方法运用核医学技术评估静息状态和输注药物所致的负荷状态的心脏。在基线和负荷图像几小时后的心脏后续成像或扫描期间,这项技术检查"恢复的"或负荷后阶段的心肌。放射性核素灌注显像是通过给患者注入可被心肌优先摄取的放射性核素或示踪剂来完成的。示踪剂通常是锝-99、甲氧异腈或铊-201，发射少量可被伽马相机或影像机探测的伽马射线。注入示踪剂后可获得心脏的基线图像，以评估心肌灌注和测定射血分数。然后给予药物负荷剂，典型的有双嘧达莫、腺苷或多巴酚丁胺，以增强心肌收缩力和提高心率。负荷期间采集影像，可显示和标出在负荷期间放射性稀疏或缺损的心肌面积。负荷显像后4～6h，可重复扫描来评估可见灌注缺损的心肌范围。如果该部分恢复正常，就称这种缺血为**可逆性缺血**，归因于一个固定的冠状动脉闭塞性病变或狭窄。在围手术期间，这部分可逆性缺血（RI）心肌处于危险之中，状态紧急。如果这些部分在延迟显像阶段仍然没有灌注，就称这种缺血为**不可逆性缺血**，被认为是既往心肌梗死后被损坏的心肌。围手术期间，不可逆缺血的部分不处于危险之中，感觉没那么重要。负荷放射性核素灌注显像对于检测患者围手术期心脏事件风险有很高的灵敏度（90%～95%）。使用这种方法的危险似乎与处于风险的心肌数量直接呈比例关系，心肌风险由可逆性缺血的程度所反映。

总之，三种无创心脏检查在识别血管疾病患者围手术期心脏事件风险方面都十分有用，并且都有各自的优点和缺点。然而，这些检查应该有选择性地用于合适的患者，只有当试验结果确实可导致围手术期管理改变时才考虑使用（图8.1）。一般情况下，仅当患者有活动性心脏情况或功能状态欠佳、有3个或3个以上临床危险因素、无创心脏检查有缺血证据时，才应考虑行冠状动脉造影术。就使用哪种检查而言，经验和在这一领域的心脏实验室的专家意见会起到重要作用，最终可与所选特定类型的检查一样重要。

C. 术前冠状动脉血运重建

术前冠状动脉血运重建作为备选方法，只有约5%的外周血管疾病患者要做术前冠状动脉造影和某些类型的冠状动脉血运重建，包括开放式的（如CABG）或经皮的［如经皮冠状动脉介入治疗（PCI）］。虽然冠状动脉疾病患者在血管手术前行血运重建似乎原本合理，但是围手术期心脏病发病的病理生理限制了它的应用。特别的是，一些研究表明，轻度非梗阻性冠状动脉病变在导致心肌梗死方面可能等同于冠状动脉造影下看到的重度狭窄或闭塞病变。这个事实源于动脉粥样硬化斑块的动态改变，它往往独立于狭窄程度。即使是轻度狭窄的病变，动脉粥样硬化斑块也可变得"不稳定"和破裂，导致血小板聚集和冠状动脉血栓形成。这种现象表明，术前血运重建不一定会减少所有患者围手术期缺血性并发症的发生。这一事实结合与冠状动脉造影和血运重建所带来的风险，致使最近的研究支持冠状动脉血运重建仅在某些特定的患者人群中选择性应用。

一篇观察同时有外周血管疾病和冠状动脉闭塞性疾病患者预后的冠状动脉

手术研究（CASS）的早期论文证明了在血管介入治疗前接受 CABG 的患者的近期和远期获益。虽然从术前血运重建的角度来看是有利的，但是亚组分析表明，获益大多局限于冠状动脉三支病变的患者，而且与射血分数呈负相关。表明术前血运重建益处的这项研究和其他类似研究主要是回顾性分析；直到 **CARP 试验**所发表文章的出现，才有了一个比较术前血运重建（CABG 或 PCI）和没有血运重建的血管疾病患者的随机前瞻性研究。

在 CARP 试验中，500 名患者被随机分到冠状动脉血运重建组（n＝258；141 例 PCI 和 99 例 CABG）或没有进行血运重建组（n＝252）。该研究纳入了接受开放式主动脉手术或因严重跛行或急性缺血而行开放式下肢血运重建的患者。重要的是，该研究没有对左主冠状动脉狭窄（＞50％）、重度主动脉瓣狭窄或射血分数降低（＜20％）的最高危患者随机分组。从 CARP 试验的结论表明，在重大择期血管手术前行冠状动脉血运重建对于心脏症状稳定的患者是安全的（死亡率为 1.7％）。但是，术前血运重建确实会延迟（平均为 54 天）血管手术，在某些情况是未做血管手术（13％的冠状动脉血运重建组没有完成预期的血管手术）。最后，对稳定的患者行冠状动脉血运重建并不能带来短期获益或改善长期生存。与过去的研究发现相比，当今术前血运重建未见获益，无疑部分是由于 β 受体阻滞药、抗血小板药、血管紧张素转换酶抑制药和他汀类药物的应用增加。新的证据显示在围手术期和术后长期使用这些优化的药物治疗可降低心血管疾病的发病率和死亡率。应该说明的是，尽管 CARP 试验取得优良的结果，但是早期心脏发病率的整体风险（早发心肌梗死为 8.4％）和晚期死亡率（27 个月的死亡率为 23％）仍然是显著的。**尽管关于血管手术前行冠状动脉血运重建的临床证据似乎矛盾甚至混乱，但是遵循 2007 年指南可以帮助临床医生作出以充分证据为基础的决定和提供最佳治疗。**

D. 术前心脏传导异常评估

在实施任何血管手术之前，务必对**心脏传导异常**进行核实和界定。正如之前所指出的，2007 年指南建议：没有临床危险因素需要进行血管外科手术的患者，行术前 12 导联静息心电图检查是合理的选择（Ⅱa 类推荐，B 级证据）。术前 30 天内行常规 12 导联静息心电图监测，可以鉴别出许多心脏传导异常性疾病。一度房室传导阻滞、右或左束支传导阻滞，以及双束支传导阻滞或三支传导阻滞，往往是慢性的，很少进展为完全性心脏传导阻滞。因此，这些心脏传导异常的患者往往不需要临时起搏。相反，那些患有二度、莫氏Ⅱ型或三度房室传导阻滞的患者应进行围手术期起搏支持的评估，因为这些传导异常往往较为严重，并且容易进展为完全性房室传导阻滞。用临时起搏还是永久性起搏，很大程度上取决于心脏科和麻醉科的会诊医生。永久性心脏起搏器往往适用于完全性房室传导阻滞或者间歇性完全性房室传导阻滞患者。

在血管手术过程中，**植入心脏起搏器**的患者会面临独有的挑战，因为电刀可能会对脉冲发生器产生不利影响。为防止这种情况的发生，术前可将心脏起搏器的频率转换为固定频率模式。考虑到心脏起搏器手术的复杂性，血管外科医生需要请教熟悉电生理学的心脏病学家，以便制订一个安全、合理的围手术期治疗计划。

Ⅱ. 合并颈动脉闭塞性疾病

在主动脉和（或）末梢小动脉性血管疾病的患者中，颈动脉闭塞性并发症占 10%～20%。大多数此类并发症往往是无症状的，并且常因颈动脉杂音的出现而被发现。对这些患者应用双功超声进行评估是恰当的，并且这种评估方法已经在许多患者中应用。虽然合并颈动脉闭塞性疾病常增加对患者围手术期卒中风险方面的考虑，但是鲜有证据证实这一相关性，尤其是对于没有症状的患者。此外，没有临床证据证明，预先修复颈动脉狭窄可以降低与血管手术相关的围手术期卒中风险。即使患者有无症状的严重颈动脉狭窄（>80%），作者推荐的诊疗方法通常也是仍然按原计划进行主动脉或肢体动脉的手术。然后，在接下来的几周甚至是几个月的时间里，根据颈动脉疾病自身的特点对其进行治疗。

除**有症状的颈动脉狭窄**外，应在准备其他血管手术之前对狭窄进行修复。此外，对于无症状的严重病变患者，在有对侧颈动脉闭塞时，应根据双功超声检查结果以及准备做的血管手术考虑修复。最后，双侧闭塞前期病变常常同样考虑进行预先修复；然而，在这些病例中，指导临床医生的临床数据很有限。某种情况下，有较大或有症状的动脉瘤或腿部有受累肢体缺血的患者，肯定存在亟待解决的问题，并且有时会承受一些小而有限的与颈动脉疾病相关的围手术期卒中风险。

Ⅲ. 肺部并发症

肺部并发症是导致术后发病率和死亡率的主要原因，许多研究表明，肺部并发症至少与心脏并发症一样多见。并发这种情况是因为大多数做过血管手术的患者都有因吸烟而引起的一定程度的慢性肺疾病。

A. 病史询问和体格检查

最初的**病史询问和体格检查**将识别患者是否有肺部疾病的高风险。他们往往在休息或轻微活动时感到呼吸困难或表现为慢性咳嗽、咳痰。其他进一步的发现包括胸廓膨隆、呼吸音遥远，以及用颈部和腹部肌肉协助呼吸。气道高反应或支气管痉挛患者可能出现喘鸣症状。在检查者听诊时，嘱患者深吸气，然后尽快呼气，这种方法可以用于对气道阻塞性疾病患者进行简单的床旁气道阻塞程度的评估。正常的完全性呼气时间不到 3s；然而，对阻塞性肺疾病患者来说，往往需要 4～8s。这种简单的床旁检查方法也可以用于监测支气管扩张药物治疗期间患者临床情况的改善。

B. 胸部 X 线检查

借助术前**胸部 X 线检查**（前后位和侧位投影），能够了解阻塞性肺疾病的慢性和严重程度，并能对诸如肺结节或积液等肺癌的证据进行评估。胸部 X 线检查也能大体估计心脏的大小，并且能应用于观察间质性肺疾病或鉴别肺大疱。作者的做法就是，对那些仍在吸烟的患者术前 1 个月内进行一次新的胸部 X 线检查，所有其他要做血管手术的患者则应确保术前 6 个月内进行胸部 X 线检查。

C. 肺功能检查和动脉血气分析

肺功能检查和**动脉血气分析**不必常规进行，但需指出，那些怀疑患有严重肺疾病的患者应该进行。肺部高风险的最可靠预测指标之一就是第一秒用力呼气量（FEV_1）。对于 FEV_1 不足 15ml/kg 或不足 1L 的患者，提示应注意术后肺部并发症。如果 FEV_1 不足预测值的 70%，那么应该在吸入支气管扩张药后，重新进行肺活量的测定。FEV_1 增加至少 15%，表明术前给予支气管扩张药可能会提高肺功能。这种肺功能的改善对那些肺功能处于边缘状态并且需要择期手术的患者来说显得尤为重要。尽管动脉血气分析没必要常规进行，但是基线值也许会对那些有严重慢性阻塞性肺疾病（COPD）患者有所帮助。例如，$PaCO_2$ 升高（>45mmHg）与围手术期肺部的风险增加相关。

D. 优化或改善慢性肺疾病患者的肺功能

在进行计划手术之前，**优化或改善慢性肺疾病患者的肺功能**（表 8.6）至少可以使术后呼吸系统并发症事件减少 2 倍。术前准备也许会要求患者戒烟，给予支气管炎患者抗生素及应用支气管扩张药，指导患者进行深呼吸。

表 8.6　降低肺部风险的策略

手术前
戒烟至少 8 周
治疗慢性阻塞性肺疾病或哮喘患者的气道阻塞（吸入 β 受体激动药）
如果目前有呼吸道感染，使用抗生素并延迟择期手术
进行肺扩张的患者教育

续表

手术中

限制手术时间＜3h

使用硬膜外阻滞

尽可能选择创伤小的手术

手术后

深呼吸练习或用激励式肺活量计

如果需要机械通气，则用连续气道正压通气

硬膜外阻滞

COPD，慢性阻塞性肺疾病

（Adapted from Smetana GW. Preoperative pulmonary evaluation. *N Engl J Med*. 1999；340：937-944.）

1. 在任何计划的血管手术之前，最好**戒烟**8周，以利于肺组织内的纤毛再生，并且能解决慢性咳嗽（如支气管黏液）。尽管能够说服大多数患者减少吸烟量，这也是有用的，但许多入院前焦虑的患者常常很难完全戒烟。对于承诺入院时停止吸烟，合理的要求是先每天减少到半盒烟的吸烟量（10支）。计划血管手术常常可作为正式开始戒烟的理由，这无论是在围手术期还是长期，对患者都有很大帮助。

2. COPD患者**呼吸道感染**常由链球菌或嗜血杆菌引起，某些青霉素类抗生素（如氨苄西林或阿莫西林）是有效的治疗手段。重要的是，任何呼吸道感染必须在择期手术之前进行充分治疗，即使这意味着需要延迟手术。

3. 支气管扩张药仍然是COPD患者的治疗基石，现在常与吸入型类固醇药物联合应用。然而，我们经常在术前评估患者时发现，那些已有肺疾病的血管疾病患者往往没有吸入最佳剂量的支气管扩张药，或者可能没有吸入类固醇药物。如果认为患者的气道反应成分很明显，则应在术前优化吸入方案，某些情况下可应用几天雾化器。此外，对于那些有显著反应性气道疾病的患者，围手术期可能有必要使用短效但是高剂量的口服类固醇药物，从而改善（至少可以暂时）患者的肺通气。

4. 用激励式肺活量计进行**深呼吸练习**被证明可在开放式血管手术之后减少肺部并发症。此外，现已证实，如果术前指导患者使用这种辅助装置，而不是等到术后，则会更有效。有些人提倡在手术前几天就将肺活量计送到患者家让其使用。这样，患者能在计划手术前对呼吸技巧有所熟悉，并能启动肺功能训练。避免围手术期的肺部并发症是多因素的，包括护理指导、患者的积极性，以及术后早期下床和恰当的疼痛控制等方面。

Ⅳ. 肾并发症

肾病常见于血管疾病患者，并且与围手术期心脏事件的高风险相关。由于2007 年的指南将肾功能障碍列为 5 个临床危险因素之一，所以围手术期肾功能障碍相关性值得强调（表 8.3）。既往存在的肾病（血清肌酐≥2.0mg/ml）也被视为术后肾功能障碍的一个危险因素，并且会增加总体发病率和死亡率。**估计肌酐清除率**是一个更准确的评估肾功能的方法，它提供了肾小球滤过率的近似值，并且已应用于预测围手术期发病率和死亡率。这种方法考虑到患者的年龄和体重，以及血清肌酐水平，其公式为：

肌酐清除率估计值＝[140－年龄（岁）×体重（kg)]÷[72×血清肌酐水平 (mg/dl)]（女性乘以 0.85）

肌酐清除率估计值的正常范围是：男性为 $55\sim145$ml/（min·1.73m^2），女性为 $50\sim135$ml/（min·1.73m^2）

在进行任何开放式或血管介入手术之前，应该对血管疾病患者进行常规的肾功能检查。作者指的常规检查包括任何血管手术前 30 天内的肾功能评估。根据肾功能障碍的程度不同，可能要采取相应的保护性措施，或者根据相应情况改变手术计划。慢性肾病患者最简单的辅助疗法是术前用晶体水化，产生 $0.5\sim1$ml/kg 的尿量。一般来说，在计划手术之前的几个小时内，需要用 $1\sim2$L 晶体进行温和水化。在进行血管内手术之前以及手术过程中，为减少造影剂的负面影响而应用的其他特殊肾保护措施将在第 10 章介绍。

Ⅴ. 糖尿病

糖尿病是在血管疾病患者中最常见的一种代谢性疾病，并且糖尿病的出现应该会增加对冠状动脉疾病的怀疑。此外，围手术期心脏病事件的发生已被证实在糖尿病患者中更多见，并且在 2007 年的指南（表 8.3）中，糖尿病也被列为五大临床危险因素之一。在围手术期，糖尿病处理起来尤为困难，当口服量改变以及处于生理高度应激时，胰高血糖素、肾上腺素、皮质醇水平的升高将导致胰岛素抵抗。然而，**已经证实高血糖是心血管事件的一个独立危险因素，并且高血糖的严重性与心肌梗死患者的死亡率直接呈正相关**。在围手术期，经典的血糖水平的控制是通过反复监测血糖和使用调整后的剂量或输注短效胰岛素来实现的。尽管血糖为 $150\sim250$mg/dl 的水平往往是可以接受的，但在围手术期治疗中，最新的证据强烈支持更激进的方法，即使用静脉连续输注胰岛素，将血糖水平维持在 $100\sim150$mg/dl。具体来说，美国内分泌学会提供了一项声明建议：**住院患者，术前血糖浓度应低于 110mg/dl，最高血糖浓度不超**

过 180mg/dl，**重症监护病房的患者，血糖浓度应不高于 110mg/dl。**尽管这些确切的范围指标对所有患者来说可能没那么容易达到，但这种立场声明强调了这方面新出现的临床证据的重要性。

糖尿病患者的**术前管理**取决于进行血管手术的时间，患者的常规疗法中是否包括注射胰岛素和口服降血糖药，或两者均有。复杂性因素表现在手术之前，患者一直没有摄入食物或饮料（如禁食），结果诱发低血糖。胰岛素依赖的患者和安排当天早些时候（上午 9 点前）进行手术的患者，在早上应停用胰岛素。如果手术安排在上午，那么可能要求患者随身携带胰岛素。患者入院时即检测血糖水平，如果高于 100mg/dl，则应接受中效胰岛素常规剂量的一半。如果血糖水平不高于 100mg/dl，一旦建立了静脉通道，患者就应该接受含糖溶液的输注。如果胰岛素依赖型糖尿病患者已定于当天晚些时候进行手术，则应该给予其中效胰岛素常规剂量的一半，而不是早上给予全剂量，无论是否允许口服给药。在进行血管手术的当天早晨，应该建议口服降血糖药的患者停服降血糖药。

尽管频繁进行血糖监测，在那些所谓的脆弱型糖尿病患者中，血糖水平还是会有很大变化的；持续静脉滴注胰岛素是控制这些患者血糖水平的最佳方法。通常，每小时输注 1～4 单位胰岛素会有良好的控制效果。术后急性期需要根据血糖水平的变化调整胰岛素输注的量，因此静脉输注速率（单位/小时）波动范围存在多样性。**然而，罕见、严重的持续性低血糖可造成严重的神经损害，并且是与持续输注胰岛素相关的一个特殊风险。**为了避免无意导致快速输注胰岛素，我们建议在 250ml 5％葡萄糖溶液或 5％葡萄糖生理盐水中仅混合 10 单位常规胰岛素，并且用输液泵以 25～100ml/h（1～4 单位）的速度输注。在使用胰岛素静脉滴注时，还应该注入葡萄糖溶液，并在旁边准备一安瓿高浓度葡萄糖溶液，以备患者发生低血糖时使用。

Beattie WS, Abdelnaem E, Wijeysundera DN, Buckley DN. A metaanalysis comparison of preoperative stress echocardiography and nuclear scintigraphy imaging. *Anesth Analg*. 2006；102：8-16.

Clinical factors associated with long-term mortality following vascular surgery: outcomes from the coronary artery revascularization prophylaxis (CARP) trail. *J Vasc Surg*. 2007；46：694-700.

Eagle KA, Rihal CS, Mickel MC, Holmes DR, Foster ED, Gersh BJ. Cardiac risk of non-cardiac surgery: influence of coronary disease and type of surgery in 3368 operations. CASS investigators and University of Michigan Heart Care

Program. Coronary artery surgery study. *Circulation*. 1997; 96: 1882-1887.

Fleisher LA, Beckman JA, Brown KA, et al. ACC/AHA 2007 guidelines on perioperative cardiovascular evaluation and care for noncardiac surgery. *J Am Coll Cardiol*. 2007; 50: e159-241.

Garber AJ, Moghissi ES, Bransome EDJ, et al. American College of Endocrinology position statement on inpatient diabetes and metabolic control. *Endocr Pract*. 2004; 10: 77-82.

McFalls E, Ward H, Moritz T, et al. Coronary artery revascularization before elective major vascular surgery. *N Engl J Med*. 2004; 351: 2795-2804.

O'Neil-Callahan K, Katsimalis G, Tepper M, et al. Statins decrease perioperative cardiac complications in patients undergoing noncardiac vascular surgery. The statins for risk reduction in surgery (StaRRS) study. *J Am Coll Cardiol*. 2005; 45: 336-342.

Poldermans D, Bax J, Schouten O, et al. Should major vascular surgery be delayed because of preoperative cardiac testing in intermediate-risk patients receiving beta-blocker therapy with tight heart rate control? *J Am Coll Cardiol*. 2006; 48: 964-969.

Rihal CS, Eagle KA, Mickel MC, Foster ED, Sopko G, Gersh BJ. Surgical therapy for coronary artery disease among patients with combined coronary artery and peripheral vascular disease. Coronary Artery Surgery study (CASS) registry. *Circ*. 1995; 91: 46-53.

第9章 血管疾病患者围术期策略与管理

手术室或介入室内血管患者的最佳护理，需要在**监测、准备与调整患者体位**和**麻醉**时有敏锐的理解力和细致的观察。每一血管手术参与者的良好意识是手术过程安全、成功且发病率和死亡率风险最低的最佳保证。每一个血管治疗的过程，无论是在手术室的开放性动脉瘤修复术或在影像室的经皮下肢动脉造影和支架置入术，都需要一个关于这些主题深思熟虑、共同商议的计划。最佳的患者术前准备和患者确认可在"最后一刻"完成，或在**手术室或血管介入室**现场确定，重要的是确保正确的手术过程是对正确的患者、在正确的手术视野下进行的。监测和麻醉方案关系到患者术后在恢复室、麻醉后监护病房（PACU）、住院病房或重症监护室（ICU）过渡期的护理。本章重点讲述心脏和呼吸监测的基本原则、患者准备和定位，以及麻醉。了解这些对于手术室的工作人员、护士和其他血管手术参与者特别重要，他（她）们通常是第一个进入手术室或血管介入室，第一个识别和治疗术后问题的人。

手术方案和麻醉

改良的麻醉管理是降低血管手术和血管介入手术围手术期发病率和死亡率的关键因素。患者的术前评估和患者的合并症是选择最合适的麻醉方式的基础。麻醉团队必须意识到，计划的流程和流程的管理——不仅仅是简单地阅读一下手术室当天的名单列表。麻醉的种类和深浅根据血管手术范围和血管介入手术流程的不同而有很大变化。因此，无论其复杂程度如何，任何血管手术或血管介入操作要想顺利进行，血管手术术者和麻醉师在术前和术中都必须做好沟通。

强调沟通需要的临床例子包括**要求接受某些血管介入的患者**术中**要保持完全清醒和听从指挥**。在这些情况下，患者可能仍然需要保持自主呼吸，或在术中进行神经系统评估（如颈动脉造影或支架置入术）。在这些情况下，任何特意的镇静都是多余的，这会导致过度镇静、患者不合作、过程不理想。某些**下肢手术局部麻醉的效果**也需要在术前充分讨论，以避免外周神经阻滞或局部麻醉时不能完全麻醉计划的手术范围（例如，计划手术部位是上臂和腋窝，神经阻滞麻醉的则是前臂和手部）。最后，为了有效管理患者，**麻醉团队必须知道手术过程的特殊方面，无论是开放式手术还是血管内操作，对心脏、脑血管、呼吸和肾功能来说都是最紧张的状态**。本章介绍了手术室或介入室应用的生理监测，并重点讲述颈动脉、主动脉和下肢手术的围手术期护理。

Ⅰ. 围手术期的生理监测

在任何血管手术或介入手术的术中或术后，**围手术期的生理监测**可提供对评估和维护心脏、呼吸、神经系统和肾功能有关键作用的临床数据。手术的大小和患者的医疗状况决定了监测范围，并且应该意识到，在某些情况下收集到的信息可能会误导或不精确，但可能不会影响患者的整体结果。了解监测的局限性、仅使用能提供有用的或可操作信息的技术和设备很重要。

A. 基本的静脉通道和监测

所有患者应该至少有一条大号的（14 或 16 号）静脉通路以及心电图（ECG）、体温和血压监测。超过几小时的手术或需要患者术后保持仰卧数小时的血管内介入术，都需要导尿、收集和测量尿量。

B. 脉搏血氧测定

连接到手指或足趾的**脉搏血氧计**可用于连续监测血红蛋白的动脉血氧饱和度。脉搏血氧测定是通过把一个搏动的动脉血管床放置在一个双波长光源和探测器之间来实现的。结果为熟悉的容积描记波形。由于检测到的脉冲波形是动脉血产生的，所以每个波长的振幅与还原血红蛋白和氧合血红蛋白之比有关，而且可计算连续搏动下的血氧饱和度。这个仪器计算饱和度的准确性会受低体温、低血压和升压药物的影响而降低。建议在这些情况下，于其他位置另外放置一个脉搏血氧计探头（在备用下肢或更靠中央的位置，如耳部或鼻部）。

C. 动脉和中央静脉通路

大血管手术患者或预期血压不稳定的患者，可能需要一个桡动脉留置管，偶尔还会需要中央静脉导管。动脉插管更容易采血以测量动脉血气分析、血细胞比容、电解质和葡萄糖，以及进行动态血压监测。中央静脉导管可用于测量中心静脉压（CVP），以及快速输注复苏液和药物，这取决于导管或鞘管的大小。

D. 肺动脉导管

Swan-Ganz 肺动脉（PA）漂浮导管测量的肺毛细血管楔压是左侧充盈压（左心房和左心室）甚至是左心室功能可靠的指标。肺动脉导管也可测量心排血量和混合静脉血氧饱和度（Svo_2），作为氧的输送和终末器官摄取氧的指标。尽管有些麻醉师喜欢对所有大的开放式血管手术患者使用肺动脉导管，但是其常规应用还是有争议的，因为一些研究表明，此法不会改善患者的总体预后。**因此，当心室功能不全、不稳定型心绞痛或近期心肌梗死患者需要行紧急或有明确指征的开放式血管手术时，建议有选择地使用肺动脉导管。**如果对是否需要使用肺动脉导管存有疑虑，外科医生和麻醉师应该讨论整个手术计划范围内的使用指征。如果还不清楚是否需要肺动脉导管，那么术前可以在中央静脉留一个插管器，这样如有需要就可以放置导管。图 9.1 说明 Swan-Ganz 导管通过右心漂浮到肺动脉楔形位置进行的压力描记。尽管存在与使用肺动脉导管相关的并发症，但大部分危险是在完成中央静脉通路过程中发生的。

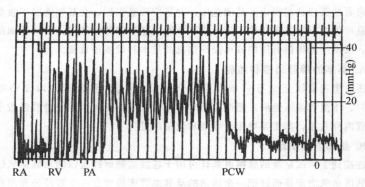

图 9.1 漂浮肺动脉导管测量

漂浮肺动脉导管描记了导管先从右心房（RA）进入右心室（RV），再进入肺动脉（PA）到达肺动脉楔形位置（PCW）。所示压力在正常范围内。异常值将在正文中讨论

血氧计的肺动脉导管可用于持续监测Svo₂，这是反映患者生理状况变化的早期指标。Svo₂ 可用于评估特殊介入手术的有效性，饱和度降低提示氧气输送减少（如心肌梗死）或终末器官摄氧增加（如败血症）。Svo₂ 低于 60% 提示有生理危害，需要立即重新评估患者，找出原因或作出解释。Svo₂ 还可以作为治疗成功的早期测量指标，如服用心肌收缩药的反应。血氧计的肺动脉导管比标准肺动脉导管价格高，所以只在需要详细生理指标的患者中使用。**尽管这些技术提供了生理指标信息，但 Swan-Ganz 导管的价值仍有待商榷，如一些前瞻性研究已经显示其常规使用并不会改善死亡率。**

E. 经食管超声心动图

经食管超声心动图（TEE）是手术室监测心脏功能的另一种选择，但它不常在手术室外的术后观察室使用。TEE 是探测心肌缺血表现的敏感方法，可通过**心肌室壁运动异常**来检测，并且能准确评估左心室充盈情况和左心室功能（如射血分数）。

F. 体核温度监测

体核温度监测对于所有需要持续行 2～3h 的主动脉或下肢血管开放式手术的患者很重要。低体温（小于 35℃）与心脏事件风险有关，包括与循环中儿茶酚胺水平升高有关的室性心动过速。此外，低体温还通过严重影响凝血级联

反应过程中的酶而造成凝血病。食管、静脉内或膀胱热敏电阻器监测都普遍准确。在患者进入前应使手术室温度升到 75 ℉，并使用热空气塑料窗帘（Bair Hugger Augustine 医药公司，Eden Prairie，MN，美国），有助于维持患者体核温度。

Ⅱ. 患者定位和手术室简报

在手术台或介入台上安置患者是至关重要的，这应该是术前**最后核查**或**手术室简报内容**的一部分。此准备步骤可确保团队成员既了解彼此，也了解患者及手术方案，包括其每一步操作。**外科医生**或**介入专家、手术助理、巡回护士和麻醉师**，这四类关键的手术参与者需要一起评估手术部位及手术过程、预计关键步骤和必要的器械。最好是外科医生或介入专家应主导这个手术简报，其他参与者应同时在场。现已证明，手术室简报方案结合更基本和更为熟悉的"术前核查"可以减少产生患者和手术部位方面的错误，可以确保手术室或介入室内整体的患者安全和手术效率。

一旦术前最后核查或手术室简报完成，便可进行患者的最终定位和方案实施。应特别注意是否将患者的手臂放在手术台上其身体两侧，还应特别注意手术过程中将哪里透视成像。此外，最终无菌准备前的预期和计划以及手术铺巾对一个安全、有效、高效的手术过程来说很关键。

患者定位除了为适当的回缩和（或）透视成像定位外，还对避免压力损伤某些敏感部位的皮肤和周围神经很重要。以作者的经验来看，最常见的压力损伤问题是外侧足跟和踝部溃疡。这些溃疡由多种因素引起，常发生于手术时间较长的下肢缺血患者。压力导致的足跟溃疡可以通过垫软毛巾抬高腿部使足跟不直接放在手术台上来预防，或通过在足跟下放置软的鸡蛋箱垫料来预防。另一个潜在的问题是，患者上肢放在身体两侧时，手术台的边缘会压迫尺神经，造成尺神经失用症。可以用软的蛋箱垫料轻轻包裹肘部以保护尺神经不受压，从而预防这个麻烦的问题。

头部、眼睛、耳和颈部的定位也要小心。当患者有颈动脉疾病或有诸如关节炎等肌肉骨骼疾病时，可能特别容易因定位较差而再次受伤。如果可以，最好是将颈部轻轻地放置于正中位，并轻柔闭合眼睑以避免角膜擦伤。定位患者前应注意其颈部及四肢的活动范围，麻醉诱导后的动作不应该超出这些活动范围。处理好可能会接触患者皮肤的心电图导联、导管连接器、三通管开关和首饰，可减少皮肤损伤的风险。另外，避免使患者的皮肤直接接触金属。

Ⅲ. 主动脉手术的麻醉方案

主动脉手术（血管内或开放式手术）安全麻醉的决定因素包括严格控制患

者血压、血容量和患者基础心脏风险下的心肌功能。由于这些患者通常有冠状动脉疾病、心动过速、贫血或极端血压，可导致心肌缺血和围手术期心肌梗死。因此，麻醉团队必须了解手术的各个阶段及其血流动力学后果。外科医生必须知道手术过程中特定器官系统的功能（例如，心动过速或少尿），因为这些有助于术后对这些系统的管理。手术过程中可以得到一些关于患者生理反应最有用的信息。此外，外科医生必须了解麻醉团队在手术的关键部分对患者的处理，并自愿提供他（她）认为重要的信息。

主动脉手术的麻醉可能包括一个**局部麻醉技术（例如，硬膜外或脊髓）、局部和全身复合技术，或全身麻醉技术。**局部麻醉药的选择取决于主动脉手术的类型——开放式手术或血管内手术。所有主动脉开放式手术患者需要进行全身麻醉，可采用单纯全身麻醉或加用硬膜外阻滞强化。对于血管内动脉瘤修复术（EVAR），尽管有些外科医生喜欢使用全身麻醉以便更直接地控制患者的呼吸状态，但这些手术可以在单纯硬膜外阻滞下进行。局部麻醉和清醒镇静可用于经皮主动脉介入术，甚至对某些有全身和局部麻醉风险禁忌的 EVAR 患者也是可行的。

复合技术是开放式主动脉手术患者最常使用的，是用局部麻醉药（如布比卡因）进行连续硬膜外阻滞并辅以麻醉药品（如芬太尼）进行全身麻醉和插管的复合麻醉技术。硬膜外置管对血管疾病患者是安全的，甚至可以用于手术过程中需要肝素化的患者，但只有在硬膜外置管后才能肝素化。在此情况下，肝素作用持续几小时后拔除导管，可减少硬膜外或硬膜下血肿的发生。这些并发症是罕见的，尤其是在开始麻醉时无创穿刺和放置导管的部位。

重要的是，用局部麻醉药的硬膜外阻滞可引起外周血管舒张和血压降低，需要补充血容量，极少数情况下甚至需要使用升压药。对这些患者使用麻醉药品和局部麻醉药的混合剂或只用麻醉药品进行硬膜外阻滞通常会减轻这种时有发生的挑战性反应。作者还发现，持续硬膜外注入麻醉药品对控制开腹手术或下肢手术后 48~72h 的术后疼痛来说，是一个安全、有效的方法。气管内麻醉或许能最大限度地控制有严重肺部疾病和心脏病患者的血流动力学和呼吸系统。尽管使用了氧化亚氮、麻醉药品、松弛药和巴比妥类药的均衡的全身麻醉提供了良好的手术条件，但经常会需要用少量的吸入剂或静脉血管扩张药来控制血压。

A. 原因不明的低血压

主动脉手术（开放式手术或血管内手术）期间出现**原因不明的低血压**，必须冷静并快速评估患者该情况可能的原因。

1. 应通过主动脉触诊或股鞘传导压来确认麻醉监测仪的意义。如果主动脉搏动有力或通过股动脉进入股鞘传送的压力正常，则应关注监测系统（例如，动脉血管的压迫或闭塞）。

2. 血管介入导致的出血可在放置通过髂血管甚至主动脉分叉处的管鞘时发生。髂血管或主动脉穿孔的诊断可以通过主动脉造影或经股鞘的逆行造影完成。如果高度怀疑低血压是由介入的血管穿孔造成的，就应在进行诊断操作时快速在后台准备一个大的合适的球囊和覆膜支架。

3. 心肌梗死或心律失常通常由 ECG 或 TEE 发现。

4. 术前中心静脉置管所致的**张力性气胸**，同时伴随颈静脉怒张和气道高压。

5. 术前放置导管时损伤右心房导致的**心脏压塞**，也可伴随颈静脉怒张，但早期气道压力多正常。

6. 恶性高热是一种罕见但严重的并发症，可伴随呼气末二氧化碳增加和患者体核温度的升高。

7. 主动脉手术期间从腹部进行**肠道操作或撤出**也可能会导致低血压，通常可以通过静推注射或给予一次剂量麻黄碱或去氧肾上腺素来纠正。

8. 下腔静脉受压或收缩，继发静脉回心血量（前负荷）减少，**也可能导致血压下降**；外科医生在行此类操作前应告知麻醉团队。

B. 放置主动脉夹

对心肌来说，开放式主动脉手术**最紧张的步骤之一是主动脉夹的放置**，这可使后负荷急剧增加。血压和肺毛细血管楔压也增加，可能在 ECG 监护仪上看到 ST 段改变或心室激惹。健康的心脏可很好地耐受这些变化；但是，受损的心脏就会面临高风险。在心脏严重受损的情况下，血压和心排血量或许在放置主动脉夹时急剧下降。对此类患者和当出现矛盾的情况时，需要逐渐增加外周血管扩张药的剂量来急剧减少后负荷。如果需要，还应该加用增加心肌收缩力的药物维持血流动力学的稳定。出于这些原因，外科医生和麻醉团队进行关于主动脉夹夹闭和放开的时机和位置方面的沟通是很重要的。

即使主动脉夹低于肾动脉，当放置主动脉夹时肾皮质血流、尿量可能也会减少。这种影响常可通过在横跨钳闭前使用水合作用和甘露醇（12.5～25.0g 静脉注射）利尿来避免。在利尿前，术前中心静脉或肺动脉楔压和左心室功能必须证实患者被充分水化。虽然换药决定应该经过外科医生和麻醉团队良好的沟通，但如果甘露醇无效，也可给予 10～20mg 呋塞米（速尿，Hoechst Marion Roussel 公司，堪萨斯，密苏里州，美国）。无论哪种利尿剂，必须密切监测钾并补钾，以防发生低血钾而导致严重心律失常。

C. 失血

1. 行开放式主动脉手术打开动脉瘤囊时，由于腰动脉和肠系膜下动脉回血活跃，可出现**大量失血**。这里再次强调，麻醉团队应了解这个手术操作，这样当血管被缝合时他们可以预料到有容量增加复苏的需要。

2. 主动脉手术期间的**失血量大**到足以需要输血。**自身输血**可替代库存输血，这可以在开始时使用细胞回收装置来完成。输入 4～6 单位血液后可能发生稀释性凝血功能障碍，这种情况下必须给患者输注血小板和凝血因子。使用**血栓弹性描记图 (TEG)** 可以提供血液凝固能力的定性分析，它可用于指导特定因子的置换。预期移除主动脉夹时，经验性输入血液制品是可行的，但应慎重考虑。由于任何凝血功能异常都可能导致异常吻合或腹膜后出血，因此打开移植物时，新鲜血浆和血小板就会显得尤为重要。开始输血时的血红蛋白界值，应该根据每位患者潜在疾病的严重程度和手术类型的基础情况决定。**外科医生和麻醉团队应充分交流关于血液和血液制品的输注问题。**

D. 补液

整个主动脉手术过程应持续输入足量的液体，通常使用晶体溶液，如生理盐水或乳酸林格液。应根据心室充盈情况、维持良好的心脏指数和足够的尿量 [至少为 0.5ml/(kg·h)] 来指导补液。主动脉手术过程中由于肠道暴露而使液体蒸发以及伴随失血，使晶体溶液的输入速度高达 750～1 000ml/h，并不少见。由于患者在长时间手术过程中容易发生低体温，因此，在输入晶体溶液和血液制品时要预热。此外，在这种情况下我们尝试通过使用上身加热袋 (Bair Hugger) 和使手术室升温来防止低体温。

E. 移除主动脉夹

开放式主动脉手术最关键的时刻之一是移除主动脉夹。这个操作可会降低后负荷并发生严重低血压。外科医生在松开夹子之前需要给麻醉团队几分钟准备时间，在密切观察动脉血压的同时慢慢松开夹子。如果发生显著性低血压，应重新部分或完全使用动脉夹，直到复苏完成。减少血管内容量负荷、避免使用心肌抑制药和血管扩张药，以及移除夹子前的吸入剂，可最大限度地减少低血压发生。偶尔使用小剂量碳酸氢钠是有益的；作者一般会静脉注射氯化钙来增强心肌收缩力和升高血压。**如果在手术最后使用鱼精蛋白中和肝素，必须缓慢注射（例如，使用一个初始试验剂量），因为它可引起低血压或心动过缓。**极少数情况下，鱼精蛋白可导致严重的支气管痉挛和血流动力学不稳定。

Ⅳ. 颈动脉手术

颈动脉介入术（开放式或血管内）的麻醉必须认真、仔细，以避免血压和脑灌注的波动。另外，在患者需要保持清醒以便评估神经系统的情况下，须避免过度镇静。除了颈动脉介入术的**全身麻醉**，其他麻醉方法还包括清醒状态下开放式颈动脉手术的**脊神经根阻滞**和颈动脉支架置入术（CAS）使用具有**轻度镇静作用的简单局部局麻**。

在颈动脉介入术过程中，临床上常关注的是患者清醒状态下的脑灌注和神经系统的评估。在清醒的开放式颈动脉手术和 CAS 过程中，重要的是让患者处于可交流和可指导的神经状态，以此作为评估脑灌注是否充足的标志。在进行这些手术时，过度镇静可导致无法判断患者神经系统状态的下降是由于麻醉还是颈动脉介入术导致的。在颈动脉介入手术期间，外科医生必须了解脑血流量的基本调控机制、监测脑灌注的方法以及不同麻醉药对脑代谢的影响。

A. 脑血流量

正常脑组织脑血流量的主要影响因素有四个。

1. 局部代谢因素　局部代谢产物的堆积可导致作为正常自身调节的一部分的血管舒张，从而增加局部脑血流量。

2. 动脉血氧分压（PaO_2）　氧分压允许范围很广，不会显著影响脑血流量。

3. 动脉血二氧化碳分压（$PaCO_2$）　在整个生理范围内都会影响脑血流量。随二氧化碳分压的下降，脑血流量减少，反之亦然。

4. 脑灌注压（平均动脉压减去颅内压或静脉压）　脑血流量可以在很广的灌注压范围内通过自身调节维持在一个稳定的状态。

在患病的情况下，这些调控机制就会发生改变。自身调节改变后，可接受的平均动脉压就不同了，失去自身调节的平衡点也就随之发生改变。缺血大脑的脑血管会极度扩张，因此血流即成为直接的灌注压（如平均动脉压）。夹闭颈动脉期间，正常血压至轻度高血压应通过包括对侧颈动脉和椎动脉侧支途径来优化脑灌注。

B. 监测

至少有三种方法可用于评估颈动脉横跨钳闭或闭塞时是否有足够的脑灌注：

1）颈动脉闭塞时没有神经系统变化的清醒患者。

2）颈动脉闭塞时的正常脑电图（EEG）没有变化。

3）作为反映脑灌注的颈动脉残端压力的测量。

这些方法和开放式颈动脉内膜切除术时临时性血管分流的指征，将在第 11 章有更详细的描述。

C. 麻醉和麻醉药的类型

颈动脉手术麻醉的目标包括保持血压恒定、调控患者的 **$PaCO_2$** 以最大限度地增加血流量来应对大脑缺血、在手术室做神经学检查时可从全身麻醉中迅速清醒。**全身麻醉**是进行开放式颈动脉手术时一些外科医生的首选，它可更直接地控制患者血压和气道，从而控制通气状态。在教学病例中也提倡全身麻醉，因为这种手术过程可能会略有延长，指导性评论也能更开放些。最常见的颈动脉手术的全身麻醉技术之一是综合了巴比妥类、氧化亚氮、麻醉药品和肌松药的**平衡麻醉**。因为脑需氧量有所减少，挥发性药物和巴比妥类药或许会对缺血提供一些保护。

相反，许多外科医生更喜欢能保持清醒的**局部或区域麻醉**，打开颈动脉血管的操作作为一个安全的技术，可以在颈动脉夹闭时立即检测神经系统的变化。这种技术避免了全身麻醉带来的潜在心脏抑制作用，还可使患者迅速恢复。无论选择全身麻醉还是区域麻醉，都能获得安全的结果。作者认为，麻醉要根据外科医生和麻醉团队的经验和判断来选择。

挥发性麻醉药通常被认为是脑血管扩张药，其中氟烷效果最强，异氟烷最弱。相反，大多数静脉麻醉药是脑血管收缩药。这些药物作用对异常脑血管系统的影响是多变的，因此，以一个正常或轻微升高的**血压**来维持脑灌注，比选择一种还是另一种麻醉药所产生的影响更重要。挥发性或静脉麻醉药只有在损伤血流动力学稳定的麻醉深度时才能发挥抑制代谢和保护大脑的作用。氟烷可引起低血压和心肌抑制。使用氟烷之类挥发性麻醉药的深度麻醉也可增加颅内压，促使脑血流从缺血区盗血。通过维持平均动脉压或放置临时血管分流器来直接增加脑灌注来预防缺血的方法，与试图依靠麻醉来延长大脑对缺血耐受的方法相比，前者肯定是更为有利的。

Ⅴ. 下肢动脉血运重建

下肢动脉血运重建可通过使用**全身麻醉**或单纯用**区域麻醉**来完成，也可将**全身麻醉和区域麻醉联合应用**。简单的**局部麻醉加镇静**也可用于经皮下肢血管介入术。选择取决于是开放式还是血管内手术、患者并存病、麻醉师和外科医生的经验和偏好。以作者的经验来看，持续硬膜外阻滞对开放式股动脉-腘动脉旁路移植术来说是一个极好的方法，包括逆行髂动脉支架置入术（即综合了开放式和血管内手术）。在术后早期，留置硬膜外导管可缓解术后疼痛或因早期移植物血栓形成而再次手术。硬膜外注射局部麻醉药除了可以很好地缓解疼痛，还可使下肢血管舒张，因此有些人提议在这些情况下使用这种麻醉会对循环系统产生额外的好处。

麻醉团队与血管手术参与者应共同协商决定区域麻醉的指征和适应证。外科医生应提供关于区域麻醉的选择、潜在后果、患者对区域麻醉的接受程度，同时还需考虑其安全性。许多因素可能降低区域麻醉的适用性，如痴呆、误吸的风险、既往背部或脊柱损伤。这些下肢动脉血运重建术中，有很多经常需要延长镇静时间。此外，有些患者或许还有心血管疾病，可能因为静脉和动脉扩张而不能采用区域麻醉（例如，肥厚型心肌病或严重主动脉瓣狭窄）。

对于采用区域麻醉的患者是否需要抗凝或抗血小板治疗，还存在争议，应根据患者个人情况来决定。尽管大部分研究显示，硬膜外阻滞患者采用抗血小板治疗或低分子肝素出现并发症的概率非常低，但风险不是零。因为在这些情况下出血并发症十分显著，至于哪些患者是硬膜外麻醉候选人，作者听从其麻醉师同事依据每位患者的基础情况而提出的意见。此外，一旦放置硬膜外导管，在移除导管前和移除期间，就有必要请同一专家确认是否继续使用这些药物［抗血小板药和（或）肝素］。

急性下肢缺血(如动脉栓塞)**的麻醉**通常很复杂，因为这些情况常发生在危重患者，他（她）们进行全身麻醉的风险很高。如果有必要，可在局部麻醉下完成暴露股动脉和施行血栓栓子切除术。但是，大部分急性下肢缺血的患者还是首选全身麻醉，因为其手术时间常常比预期的要长。这属于特殊情况，因为作为急性下肢缺血手术的一部分，经常需要进行动脉造影、动脉旁路移植术、筋膜切开术。

Ⅵ. 下肢静脉手术

下肢静脉手术可以用全身、区域或简单的局部麻醉来完成，取决于手术方案。局部麻醉用或不用口服或静脉注射抗焦虑药（如地西泮），对用激光或射频完成隐静脉基本的腔内消融来说都是重要的。以作者的经验来看，尽管大部分开放式静脉手术（如隐静脉剥脱术、高位结扎和切除术）可以通过局部麻醉和静脉注射镇静药完成，但需要再次强调，与麻醉师的沟通很重要，他们可以在切除或"剥离"静脉时，在最佳时间给予治疗疼痛和及时用药的剂量。仔细考虑和谨慎操作可以避免对这些患者使用硬膜外阻滞或脊椎麻醉的需要以及由此带来的小风险。当然，患者、外科医生和麻醉师的经验与偏好在决定这些情况下选择何种最佳的麻醉类型时起到很大的作用。

Brewster DC, O'Hara PJ, Darling RC, et al. Relationship of intraoperative EEG monitoring and stump pressure measurements during carotid endarterectomy. *Circulation*. 1980; 62 (Suppl 1): I4-I7.

Bush HL Jr, Hydo LJ, Fischer E, et al. Hypothermia during elective abdominal aortic aneurysm repair: the high price of avoidable morbidity. *J Vasc Surg*. 1995; 21: 392-402.

Clagett GP, Valentine RJ, Jackson MR, et al. A randomized trial of intraoperative autotransfusion during aortic surgery. *J Vasc Surg*. 1999; 29: 22-31.

Cullen ML, Staren ML, el-Ganzouri A, et al. Continuous epidural infusion for analgesia after major abdominal operations: a randomized, prospective, double blind study. *Surgery*. 1985; 98: 718-728.

Ereth MH, Oliver WC Jr, Santrach PJ. Perioperative interventions to decrease transfusion of allogeneic blood products. *Mayo Clin Proc*. 1994; 69: 575-586.

Frank SM, Fleisher LA, Breslow MJ, et al. Perioperative maintenance of normothermia reduces the incidence of morbid cardiac events. A randomized clinical trial. *JAMA*. 1997; 277: 1127-1134.

Makary MA, Mukherjee BA, Sexton JB, et al. Operating room briefings and wrong-site surgery. *J Am Col Surg*. 2007; 204 (2): 236-243.

Mangano DT, Layug EL, Wallace A, et al. Effect of Atenolol on mortality and cardiovascular morbidity after noncardiac surgery. *N Engl J Med*. 1996; 335: 1713-1720.

Mannucci PM. Hemostatic drugs. *N Engl J Med*. 1998; 339: 245-253.

Valentine RJ, Duke ML, Inman MH, et al. Effectiveness of pulmonary artery catheters in aortic surgery: a randomized trial. *J Vasc Surg*. 1998; 27: 203-212.

Wiklund RA, Rosenbaum SH. Anesthesiology. First of two parts. *N Engl J Med*. 1997; 337: 1132-1141.

Wiklund RA, Rosenbaum SH. Anesthesiology. Second of two parts. *N Engl J Med*. 1997; 337: 1215-1219.

Youngberg JA, Lake CL, Roizen MF, et al., eds. *Cardiac, Vascular and Tthoracic Anesthesia*. Philadelphia: Churchill Livingstone, 2000.

第 10 章　血管造影的适应证及其准备

　　血管造影是通过直接向血管内注射放射线下可显影的物质来取得某支特定血管或某组血管的解剖信息的方法。动脉造影用来显示动脉系统的血管造影，而静脉造影用来显示静脉系统的血管造影。历史上，**血管造影**主要用于诊断，为适当的外科干预提供路标。但是，过去的二十年来，在血管腔内对疾病和损伤进行治疗的微创技术取得了巨大的发展——也叫做**血管内操作**。由于这些操作常使用许多细小的导丝和导管进行，所以出现了另一个常用名词，**导管介入治疗**。常见的血管内操作包括血管造影、支架置入、支架-移植物修复动脉瘤、栓塞术、经导管溶栓等。很多来自介入放射学、心脏病学、血管外科学专业的医生受到血管造影和血管内操作方面的培训。或许对实施血管内操作的内科医生更全面的称谓是"**血管介入医生**"或者"**血管内治疗专家**"。

Ⅰ. 适应证

　　几乎人体的任何血管都可以经过积极的、技术高的血管介入医生实施的血管造影显示出来。但是，血管造影的适应证与其所需的技术一样重要。即使是最简单的血管造影操作，也可能对所显示的血管以及作为一个整体的患者带来风险。因此，只有在具有明确和适当的指征时才能行血管造影。病史、物理查体和非侵入性检查手段对诊断外周动脉疾病（PAD）已几乎足够。下肢血管、脑血管、肾和肠系膜动脉血管造影的特别适应证将在相关章节详细叙述。总之，血管造影只有在**更多的解剖信息能深刻影响患者临床治疗管理时**才实施。

　　血管造影**知情同意书**的内容包括对适应证的解释、替代的诊断方法和可能的并发症。应该让患者了解血管造影既可以是诊断手段，也可以是治疗手段。由于非侵入性方法［复式计算机体层血管造影（CTA）和**磁共振动脉造影（MRA）**］显像能力强大，血管造影单纯用于诊断的情况减少，一般在血管造影明确诊断后接着进行血管内治疗操作。血管介入专家在一定的情况下可决定先仅做一个血管造影检查，与介入操作分开进行，如颈动脉支架置入术、主动脉覆膜支架置入术等复杂的血管内介入治疗的情况。血管造影对一些特殊的血管急症（如急性肠系膜或肢体缺血）是最好的快速诊断手段。血管造影还可以帮助医生走出诊断的困境，例如，手部血管痉挛性疾病和闭塞性疾病的鉴别，Buerger病、短暂性动脉炎、结节性动脉周围炎的诊断。

医生事先要明确血管造影的目标和可能的结局，并向患者解释清楚。患者应了解，针对他（她）的情况的无创诊断和（或）治疗方法已经穷尽，需要通过血管造影才能作出临床决策。例如，在慢性肢体缺血患者做下肢动脉造影检查时，我们告诉患者操作有三种可能的结局：

1. 造影结果提供的诊断信息指向同时或者之后实施血管内治疗。

2. 造影结果提供的诊断信息指向择期实施开放式手术治疗。

3. 由于疾病类型或者严重性，造影结果提供的诊断信息指向不予进行介入治疗。

采取血管内介入治疗还是外科治疗取决于患者的解剖情况、并存病及临床表现。对于许多患者，血管内介入治疗或者开放式外科治疗均可采用。患者对所采取的治疗方法有**平衡和现实的预期**非常重要，应使其明白每种治疗方法的疗效持续时间、未来再介入的必要性，以及潜在的并发症。

血管内介入治疗对患者和医生均有吸引力。例如，与开放式动脉瘤修复术相比，血管内主动脉瘤修复术降低了病死率和发病率，并且使不适合行开放式外科手术的患者得到治疗（第15章）。然而，血管介入治疗令人炫目的成功和患者快速康复的情况要结合介入治疗的长期结局和患者的长期预后证据来考量（例如疗效是否持久、患者的中期和长期生存情况怎么样等）。血管介入医生不能简单地因为血管内治疗技术的便利性而降低血管疾病治疗的门槛。介入治疗带来的可能获益要结合疾病的病程和患者的预期寿命来考虑。例如大多数跛行患者可以通过进行内科治疗使其病情不再加重。无论是血管内介入治疗还是外科手术治疗，都应限于那些进展性和生活方式受限的跛行患者。

Ⅱ. 准备

A. 回顾患者的病史、实验室资料，以及适应证

在进行血管造影之前，血管介入专家应该**回顾患者的病史、实验室资料，以及适应证**。确认是否已签署知情同意书，给患者机会询问"最后一刻"的问题。

B. 简略的体格检查

介入操作前应做**简略的体格检查**，以便确认以前的检查结果并且弄清有无改变。

1. 评价术前预留区内的**入路血管**十分重要。如果该处脉搏搏动消失，则需要重新考虑入路的部位，除非该入路位于需要进行介入治疗的已知病变部位的远端（例如股动脉入路位于需要介入的髂动脉病变的远端）。

2. 在下肢血管造影前应该检查远端的脉搏搏动或者多普勒信号，如果有可能需要介入治疗，还应该检查踝臂指数（ABI）。如果介入治疗之后脉搏搏动或者多普勒信号消失，则提示栓塞、血管夹层或者介入治疗结果差。任何下肢的血管内介入治疗之后都应检查和记录踝臂指数，并与治疗前的数值进行对比。

3. 新发现的或者治疗欠佳的临床情况（例如严重的高血压、心律失常或者肾功能不全）通常是血管造影的禁忌证。

4. 对有足部溃疡或者坏疽的患者，应该在术前对其伤口进行再评价，因为术前或者介入治疗之后随即对伤口进行清创处理都将使其获益。

C. 既往外科手术史或者介入治疗史

回顾**既往外科手术史或者介入治疗史**格外重要，需要作为介入治疗前的常规部分。既往曾经多次作为入路的血管或者曾经做过肢体血管旁路术都将影响血管造影穿刺部位和入路方法的选择。例如，既往主动脉-双侧股动脉旁路手术后产生的瘢痕以及股动脉水平开放血管的数目（即修复的旁路血管分支和自身的股动脉/髂动脉）将成为介入操作所面临的问题。在这种情况下，旁路移植血管在主动脉的分叉处狭窄常妨碍动脉鞘管置入到对侧的移植血管分支。既往血管内介入治疗的部位，以及使用的球囊和（或）支架的型号大小、有无并发症等都应该记录，并标记为入路相关问题。

D. 碘造影剂过敏

确定有无**碘造影剂过敏**。2%～5%的患者可发生碘造影剂过敏。过敏反应一般较轻，表现为瘙痒和荨麻疹。偶尔发生严重的过敏反应，表现为喘鸣、心动过缓和低血压。既往有造影剂过敏史的患者再次行血管造影时再发过敏的风险高。虽然对这些高风险人群进行某些预先治疗是否有益仍有争议，但一般建议在血管造影前预先给予类固醇激素和苯海拉明（苯海拉明，强生公司，新不伦瑞克，新泽西，美国）。一种方案是在造影前13h、7h、1h分别给予泼尼松50mg 口服。也可同时在使用造影剂前1h单次给予苯海拉明25～50mg。需要急诊进行血管造影或者CTA时，可以进行紧急预处理，**静脉注射苯海拉明50mg和氢化可的松100mg**。

E. 询问患者目前的用药情况

1. 正在服用**二甲双胍**的患者使用碘剂必须小心（格华止，百时美施贵宝，纽约州，纽约，美国）。用该口服药来治疗非胰岛素依赖型糖尿病，可以导致乳酸性酸中毒，若同时使用造影剂可促发。该风险在肾功能不全的患者尤其高。总之，使用碘造影剂后48～72h，患者不应当使用二甲双胍。尤其当患者肌酐基线水平大于1.5mg/dl时更是如此。

2. 抗凝血药　华法林在动脉入路的介入操作前应停用。通常需要停用2～

4 天,使国际标准化比值降至 1.5 以下。当然,有些患者有使用华法林的强适应证,如有机械心脏瓣膜患者、已知肺动脉栓塞患者,不能停用抗凝血药。对于停用抗凝血药风险高的患者需要肝素"窗口"。即停用华法林期间静脉使用普通肝素(UFH)保持完全抗凝状态。与华法林 36h 的半衰期比较,普通肝素的半衰期短(90min),因此可以在血管造影前或之后数小时使用。低分子肝素的出现,使一些中等风险的患者可以在家中皮下注射低分子肝素来"桥接"维持抗凝治疗。**抗血小板药**,例如阿司匹林和(或)氯吡格雷(波立维),常用于外周血管疾病患者。有些血管介入专家主张在血管造影前应该保持应用这些药物,但是也有专家观点不同。在有些介入治疗(例如颈动脉或肾动脉支架置入术)之前,很多内科医生确信需要保持抗血小板药,甚至在介入治疗当天应加量使用。是否在血管造影检查前应用抗血小板药至今尚未达成共识。目前,均应进行个体化评价,平衡出血和栓塞风险。对个人史和家族史中有**出血问题**的患者,要仔细分析血小板计数和凝血指标(凝血酶原时间和部分凝血酶原时间)。如果怀疑有遗传性出血性疾病,应寻求血液科会诊。

F. 肾功能

肾功能的评估包括检测血清肌酐和血尿素氮水平。造影剂可导致肾毒性,尤其是老年人、脱水、糖尿病和肾功能不全的患者。在血管造影前,静脉给予水化处理和碳酸氢盐,以保持充分的**排尿量**[0.5ml/(kg·h)],减小造影剂肾病发生的风险。当患者肌酐大于 1.5 时,作者通常将 3 安瓿碳酸氢钠(8.4%,50ml)加入 5%葡萄糖注射液中,血管造影前 1h 以 3ml/(kg·h)的速度、术中和术后 6h 内以 1ml/(kg·h)的速度静脉滴注。使用乙酰半胱氨酸(痰易净,百时美施贵宝,纽约州,纽约,美国)预防造影剂肾病的研究已广泛开展,虽然缺乏持续的获益证据,但是术前和手术当天给乙酰半胱氨酸600mg,口服,2 次/天,还是相对无害的。

G. 皮肤准备

手术入路和穿刺部位的皮肤准备应包括:采用无菌肥皂(如氯己定或聚维酮碘)清洗。股动脉入路时,双侧腹股沟区应备皮。

H. 抗生素

常规血管造影**术前不需要使用抗生素**。但是,植入永久性的血管内支架前或者穿刺部位是可能的移植物血管时,应用抗生素可能是有益的。

Ⅲ. 风险

血管造影的主要风险是穿刺部位出血,造影剂过敏反应,穿刺血管血栓形成,导管内的血凝块栓子、空气、粥样斑块脱落栓塞。对于经验丰富的术者,这些并发症的总体发生率约为 1%，死亡率更低（约为 0.05%），但是这是患者必须知道的绝对风险。

Ⅳ. 选择血管入路

每种介入操作都是从进入血管内开始的。虽然经皮血管入路非常直接，但这个最基本的操作具有相当的预告性。血管造影最常见的并发症发生在血管穿刺处（2%～4%），包括血肿、假性动脉瘤、动静脉瘘。仔细选择入路血管对保证血管造影的安全和成功非常关键。动脉造影最常用的入路血管为股动脉和桡动脉。

A. 股动脉入路

股总动脉容易到达并且其直径足够可以容纳大号的鞘管。股动脉入路主要的缺点包括高位穿刺或者进入髂外动脉时导致的腹膜后出血风险。相反，低位穿刺或者进入股浅动脉时容易增加假性动脉瘤、动脉夹层和血栓形成的风险。

股动脉入路技术要求注意特殊的解剖标志，包括患者皮肤上的或者通过荧光透视法见到的界标。穿刺进入股总动脉的理想位置是在股骨头水平，紧邻腹股沟韧带下方的部位。在该水平上股动脉由股骨头内侧 1/3 处经过（图 10.1）。若在该部位穿刺，当操作结束撤出鞘管后可以提高徒手按压止血的效果。荧光透视确认位置既简单又重要，可以避免仅靠腹股沟皮肤皱褶判断穿刺位置而造成意外，腹股沟皮肤皱褶经常误导穿刺。髂前上棘与耻骨结节之间的连线就是腹股沟韧带的标志，将止血钳放在穿刺点上并且进行荧光透视，可确认该点在股骨头之上。这个技巧对于皮肤上的界标扭曲变形或者动脉搏动触不到的肥胖患者非常有用。

B. 动脉入路方式

动脉入路可通过**逆行**或者**顺行**的方式完成，要在进入血管之前考虑如何选择穿刺动脉。**逆行动脉穿刺**是指针头逆血流方向刺入。对于下肢动脉疾病，常选择与症状多的下肢相对的另一侧股动脉逆行穿刺。这样能确保完整的主动脉显影和流空的影像，可以在不受股动脉穿刺鞘管的影响下显示有症状下肢的情况。经对侧股动脉穿刺的路径还为操作提供了空间，导管能够"向上跨越"主髂动脉分叉，从而治疗对侧的患肢。**顺行股动脉**针头刺入的方向与朝向下肢的血流方向一致，可以完成集中于单侧的肢体血管造影。当治疗远端股动脉、腘动脉和远端胫动脉的严重疾病或者闭塞性病变时，顺行入路通常能提供更强有力的支撑平台。顺行穿刺通常要求更加精确，力求在最大限度地远离股动脉分叉和股深动脉的股动脉近端穿刺。即使是很精确的穿刺，将导丝送入股浅动脉而非股深动脉仍然极富挑战性，因为在穿刺部位和股动脉分叉之间的操作空间有限。因为这些技术上的挑战性，顺行股动脉穿刺与更标准的逆行股动脉穿刺相比，穿刺部位并发症的发生率稍高。

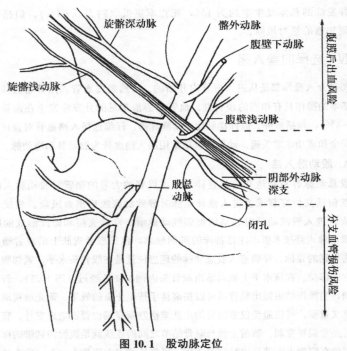

图 10.1 股动脉定位

骨性标志用于确认股总动脉水平。腹股沟韧带在耻骨结节和髂前上棘之间，标记股总动脉上缘。高位穿刺或者腹壁浅动脉的撕裂伤可以导致严重的腹膜后出血。还应该避免在股动脉分支处或者其下穿刺

C. 肱动脉入路

当患者的股动脉搏动弱或者有迫切的原因需要避免腹股沟穿刺时（如旁路移植术），可以选择肱动脉入路。另外，由于肱动脉入路对导丝提供了合适的弯度，开口向下的血管（如肠系膜动脉）的选择性导丝操作从上肢送入时更容易。肘前区皱褶之上的肱动脉段由于位置表浅，故适合穿刺。**穿刺左侧肱动脉比右侧肱动脉更好**，因为这样避免导丝或可能是鞘管跨越颈总动脉的起始部。右侧肱动脉入路时导管器械需要跨越两侧颈总动脉，因粥样斑块脱落或者碎屑导致的栓塞而使小的卒中风险有所增加。因肱动脉内径小，故技术上有更大的挑战性。经超声引导进行肱动脉穿刺更准确。肱动脉很少能够容纳超过 6F 的鞘管，因此需要较大的器械时限制了该入路的使用，除非切开暴露肱动脉，使得鞘管撤出后可以直接修复血管。因为市售导管器械的长度所限，所以通常不能经肱动脉入路进行下肢介入治疗。肱动脉位置紧邻

正中神经，两者位于一个狭窄的空间或者鞘内，当拔出动脉鞘管后需要很好地止血。与股动脉入路发生血肿后通常不需要手术方式处理不同，肱动脉入路时即使发生小血肿也可能导致正中神经受压，因此要及时予以手术干预。

V. 方法

A. 血管造影相关的症状

血管造影时疼痛和不适通常轻微而且短暂。这些不适常与血管穿刺、插入动脉鞘管和注入造影剂有关。偶尔进行球囊血管成形术和（或）支架置入术时，由于血管受到明显牵拉而发生内脏痛。使用**等渗造影剂或者轻度高渗造影剂**能明显减轻注射造影剂所造成的疼痛。如果使用过去的高渗造影剂，患者能感到持续数秒钟的明显热感或者烧灼痛，虽短暂但有明显不适。作者一般给患者口服短效苯二氮䓬或者静脉给予短效麻醉药品，如芬太尼，或者偶尔静脉给予镇静药丙泊酚（得普利麻，阿斯利康，威明顿，特拉华州，美国）来减轻患者的疼痛和焦虑。大多数患者仅仅需要在穿刺点周围使用局部麻醉药即可。球囊血管成形术或者支架置入术造成的短暂的内脏痛通过血管外膜的感受器介导，提示血管受到牵拉；严重或者持续的疼痛提示血管破裂或者即将穿孔。

B. 非离子造影剂

目前临床上使用多种非离子造影剂，其优于过去的离子型造影剂。许多非离子造影剂为等渗或者轻度高渗，这是新的造影剂优于过去的造影剂最主要的地方，后者极度高渗，注射时患者会感到非常痛。造影剂由肾排出，可以引起急性肾功能障碍，无论患者既往有无肾功能不全。但是，存在已知的肾衰竭、蛋白尿、糖尿病和脱水状态的患者是发生造影剂肾病的高危患者。血管造影后肾功能指标升高的峰值在48h，通过静脉水化、限制造影剂的负荷甚至在少见情况下使用甘露醇等方法可以减少其发生。造影剂相关肾病通常为暂时性，数周即可获得改善。

C. 改良的 Seldinger 技术

用改良的 Seldinger 技术，使用中空带斜面的针头穿刺血管前壁进入血管（图 10.2）。一旦见到喷出搏动性血流，就可将导丝（即软头 J 型导丝）送入动脉内。退出针头，同时用手按压进针处防止出血。将带有尖头内扩张器的鞘管通过导丝送入到血管腔内，然后退出内扩张器。**鞘管可作为血管内的操作端口，经过它可进行导管、导丝的交换，且出血少、对血管的创伤小。**选择能满足血管造影的最小的鞘管，以尽量减少血管穿刺局部的并发症。如果进入血管的导丝近段受阻，说明针头可能没有完全在血管腔内或者在动脉的分支血管，此时进一步推送导丝可引起血管损伤，应该在荧光透视下推送导丝避免导丝打圈，后者可通过穿出血管外或者进入夹层看到。在这种情形下，要撤出导丝，看是否仍然有喷血。血管介入医生可以尝试调整针头斜面的角度或者轻微后撤针头，试图进入真腔，并在荧光透视下无阻力重新送入导丝。如果针尾的血流顺畅但导丝仍然不能通过，那么透视下注射少量造影剂或许能帮助判断问题所在。如果上述简单操作失败，就要退出针头，用手按压局部止血，重新穿刺。

经典的 Seldinger 技术可用于穿刺动脉前壁和后壁（**双壁穿刺技术**），值得注意。采用该技术时，后退针头直至见到针尾喷出搏动性血流，以确认针头进入到血管腔内。经验有限的术者最好避免双壁穿刺，因该技术更具挑战性，后壁穿刺点容易导致出血，使血流进入鞘管或者腹膜后而造成问题。

动脉穿刺困难常见于动脉搏动弱或者体型较大的情况。此时，骨性标志对于选择穿刺点特别有帮助，此外，还可以借助荧光透视法进行评价。在更困难的情况下，介入医生可以戴上铅手套在实时荧光透视下尝试穿刺。多普勒或双功能超声也可以辅助寻找血管（即超声引导下穿刺）。SmartNeedle（Escalon 医疗集团，Wayne，宾夕法尼亚州，美国）带有内置的多普勒探头，可以用于穿刺困难的情况。股动脉、髂动脉钙沉积可形成管型，能在荧光透视下引导穿刺。如果介入操作要求经股动脉入路完成，最后的办法是先经肱动脉做基本的或者路标性动脉造影，力求找到腹股沟区股动脉的位置来引导穿刺。

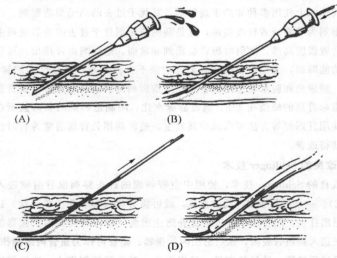

图 10.2 改良的经皮血管造影 Seldinger 技术

(A) 穿刺针进入股动脉或肱动脉。(B) 小弹性导丝通过穿刺针进入动脉。(C) 穿刺针沿导丝撤回，导丝留在动脉内。(D) 大弹性造影鞘或导管沿导丝进入动脉

Ⅵ. 静脉造影

A. 概述

典型的诊断性肢体静脉造影包括两部分：**顺行造影和逆行造影**，另一个名称是**静脉造影术**。这两个阶段的检查，通过从肢体静脉的远端注射造影剂随血流的方向朝其近端流动（如顺行造影），能够了解静脉的解剖和通畅情况。通常，逆行静脉造影从远端的静脉穿刺，使得造影剂逆血流方向流向肢体来评价静脉瓣的功能。传统的做法是患者躺在倾斜床上完成静脉造影，在检查的不同阶段通过重力作用使静脉血流方向改变。一方面，现在双功超声在诊断深静脉血栓形成（DVT）、发现静脉血反流等方面几乎取代了静脉造影；另一方面，作为经导管溶栓治疗急性静脉血栓形成中的辅助检查，静脉造影又多起来。对于需要深静脉瓣重建或者静脉旁路术的复杂性静脉疾病，静脉造影对于了解下肢静脉非常重要。

B. 患者准备和风险

静脉造影的准备步骤和风险同之前动脉造影部分的叙述，包括识别造影剂过敏反应、肾功能不全、选择合适的穿刺部位。约有 3% 的静脉造影会导致轻微的过敏反应、**造影剂诱发的血栓性静脉炎**或者血栓形成、穿刺部位造影剂外渗等。

C. 方法

注意之前叙述过的静脉造影技术的两个方面，可优化下肢静脉造影的质量和安全性。

1. 顺行造影　在肢体的末端将造影剂以背离足的方向注射到静脉血管内。患者在倾斜床上取 30°～45° 的头高足低位，不让患肢受任何身体重量的影响。患肢承重可引起腓肠肌和比目鱼肌收缩，影响部分深静脉充分的回流充盈。对于一般性的诊断，用 21 号针头穿刺足背的静脉即可。偶尔需要切开暴露踝部的大隐静脉。一般每侧肢体注射稀释的非离子型造影剂 60～90ml 较合适，可减少发生造影剂静脉炎的风险。除非下肢肿胀明显导致筋膜腔压力增高，否则不需要止血带就能将浅静脉和深静脉都显示出来。在上述情况下，于踝部绑扎止血带阻断浅静脉，使深静脉更好地充盈。使足内旋或者外旋获得不同影像，同法获得膝部和大腿血管的影像。最后，当倾斜床回到水平位下肢抬起后，摄取骨盆的影像。完成后，向静脉内注射 60ml 生理盐水来冲洗血管。涉及股静脉近端和（或）髂静脉的急性深静脉血栓形成需要经导管溶栓治疗时，行**超声导引下的腘静脉穿刺**患者通常需要选俯卧位。作为顺行静脉造影的一种形式，这种方法为导管、导丝穿过静脉血栓提供了很好的支撑，而且能够提供理想的近端股静脉和髂静脉甚至腔静脉循环的影像。

2. 正常顺行静脉造影 能够使下肢以上至下腔静脉显影。在正常的顺行静脉造影时，深静脉和浅静脉是不透射线的，股深静脉除外，因为它极少充盈。小腿部的深静脉干通常成对，最细小的是胫前静脉。这些腿部的深静脉除了静脉瓣的部分呈念珠样外观外，其余部分具有光滑、陡直的管壁。年轻人腿部肌肉中的静脉窦大而且呈纺锤形，但随年龄增长而逐渐变小。腘静脉和股静脉通常为单支，在有些个体是成对的。正常情况下，当下肢抬起来后，造影剂快速流向深静脉系统，因此可以显示近端股静脉、髂静脉甚至腔静脉循环。为了更完整地显示这些近端的静脉节段，根据下肢远端穿刺静脉的大小和位置，可能需要将鞘管插入，以保证造影导管送至目标静脉近端。将造影剂注射到插至静脉更近端的造影导管能够保证静脉更为完全的充盈，以得到这些静脉节段更加完整的影像。另外，逆行静脉造影也可以显示近端静脉节段。

3. 逆行静脉造影 下肢的逆行静脉造影通过穿刺对侧股静脉，将导丝、导管跨越下腔静脉分叉来实现。这样造影导管可以超越目标静脉节段，然后注射造影剂来评价静脉瓣有无反流。一旦造影导管可以超越目标静脉节段，就将患者置于陡直的头高脚低位，同时通过导管注射造影剂并记录影像。患者可能需要做Valsalva动作来增加腹内压力，短暂地阻止从下肢回流过来的静脉血，从而提高逆行静脉造影的敏感性。如果瓣膜功能正常，造影剂仅仅下行到下一组完整的静脉瓣，该瓣膜阻止静脉血回流到其下的静脉节段。相反，如果瓣膜功能不正常，造影剂就可以一直下行，直至遇到一组完整的静脉瓣将其阻止住。

4. 急性下肢深静脉血栓形成 不同体位的影像提示深静脉充盈缺陷可以确诊急性下肢深静脉血栓形成。血栓阻塞可以使造影剂流束突然中断。来自筋膜间隙中肿胀的肌肉的外部压力也可使深静脉不显影。**血栓后综合征**的慢性改变表现为发展良好的侧支循环形成，以及部分再通伴有管腔内蜘蛛网样改变和粘连。由于原发的静脉瓣退行性变或者血栓后综合征导致的慢性静脉功能不全可以根据在逆行静脉造影中显示的造影剂反流的程度来确定。

5. 上肢静脉造影 通过上肢静脉造影可以准确地诊断并且可能治疗中央静脉的狭窄或者血栓形成。虽然双功超声在这些情况下可以是首选的检查，但是由于中央静脉在胸腔中的位置，使得直接通过超声诊断有困难。长期中央静脉置管进行胃肠外营养、化疗和透析可损伤锁骨下静脉和无名静脉，导致静脉狭窄和（或）血栓形成，需要通过中央静脉血管造影来诊断。**超声引导下贵要静脉穿刺**入路可以将鞘管置入静脉中，之后将导丝和造影导管送至需要显影的静脉的更近端，来进行造影和可能的治疗。上肢的透析瘘管或者旁路血管可以作为静脉穿刺的入路，用于有些患者的介入治疗。**急性腋静脉-锁骨下静脉血**

栓形成或者称为 Paget-Schroetter 综合征，其充盈的肘前静脉可以作为入路血管。这种情况下，静脉造影与经导管溶栓治疗急性 DVT 可一并进行，后者可导致胸廓出口综合征。如果不存在急性腋静脉-锁骨下静脉血栓形成，但是可疑有胸廓出口综合征，则行诊断性静脉造影时需要做激发试验（内旋或者外转上肢），可能帮助诊断。

Barrett BJ, Parfrey PS. Preventing nephropathy induced by contrast medium. *N Engl J Med*. 2006; 354: 379-386.

Criado FJ. Percutaneous arterial puncture and endoluminal access techniques for peripheral intervention. *J Invasive Cardiol*. 1999; 11: 450-456.

Garrett PD, Eckart RE, Bauch TD, et al. Fluoroscopic localization of the femoral head as a landmark for common femoral artery cannulation. *Catheter Cardiovasc Interv*. 2005; 65: 205-207.

Hodgson KJ, Mattos MA, Sumner DA. Access to the vascular system for endovascular procedures: techniques and indications for percutaneous and open arteriotomy approaches. *Semin Vasc Surg*. 1997; 10: 206-221.

Lasser EC, Berry CC, Talner LB, et al. Pre-treatment with corticosteroids to alleviate reactions to intravenous contrast material. *N Engl J Med*. 1987; 317: 845-849.

Merten GJ, Burgess WP, Gray LV, et al. Prevention of contrastinduced nephropathy with sodium bicarbonate: a randomized controlled trial. *JAMA*. 2004; 291: 2328-2334.

Rupp SB, Vogelzang RL, Nemcek AA, et al. Relationship of the inguinal ligament to pelvic radiographic landmarks. *J Vasc Interv Radiol*. 1993; 4: 409-413.

第 11 章 基于导管的技术和器械

　　为了能够对血管内介入治疗进行有意义的讨论或者参与这项工作，提供该治疗的医生或者受培训的医生必须对相关器械设备和技术有基本的了解。本章旨在使读者对此基本熟悉和理解，包括基于导管的技术和溶栓治疗。另外，本章还讨论了血管造影术后的管理和血管内操作相关的特殊并发症。作为初学者，并且由于导管普遍应用，可以将**基于导管的**一词作为**血管内操作**的同义词。

Ⅰ. 基本设备

　　在治疗血管疾病和某些形式的血管损伤方面，血管内介入手术呈指数形式增长，促进了基于导管的技术的发展。为了**提供更好的**介入器材，导管生产企业竞争的结果导致出现了无数的血管内操作工具，其中有些工具是可以互换的。血管内介入技术覆盖面之广势不可挡。但是对大多数基本介入技术而言，理解其中的核心要素是必需的。下面的章节讲解一些在几乎所有介入操作中均会使用的核心工具：**鞘管、导丝、导管**（表 11.1）。治疗技术分类包括**球囊、支架、覆膜支架、支架移植物和血管内超声**，之后将讨论**经导管溶栓治疗**的相关概念。最后，总结导管介入治疗术后管理和相关并发症。

表 11.1　介入器械分类

穿刺针
18G
21G 微小穿刺套件
鞘管——4F 或更大
短直鞘管（长度为 10～12cm 和 22～25cm）
长直鞘管（长度为 90cm）
预先塑形的跨越鞘（长度为 45～60cm）
导丝——直径为 0.014～0.035 英寸（常规和交换长度）
亲水导丝（如超滑导丝）
非亲水导丝（如工作导丝）
Starter 导丝（如 Starter J 形导丝或 Bentson 导丝）
硬导丝（如：Amplatz 导丝，Cook 公司，Bloomington，IN）

续表

导管

非选择冲洗导管（如直管、猪尾导管或 Omni）

选择冲洗和（或）尾端侧孔导管（如弯曲导管，Bernstein，Cobra，Simmons）

溶栓导管（如多边侧孔导管用于注入溶血栓药）

指引导管

球囊

顺应球囊

非顺应球囊

切割球囊

低温球囊

支架

球囊扩张支架

自膨胀支架

覆膜（如支架移植物）

血管内超声（IVUS）

血栓抽吸导管（Angiojet，Possis 医药公司，明尼阿波利斯，明尼苏达州）

穿刺口闭合器

本章的目的是对各类器械进行宽泛的概述，所以不在此讨论不同器械品牌之间的细微差别。如果提及某些商品名，仅提示作者实践中时常用到，并非作者对特定器械宣传其优越性。很多情况下，在 FDA 批准进入临床应用之前，一些血管内介入干预就已经盛行。例如，起初对于裸金属支架，FDA 仅准许用于胆道系统病变，覆膜支架用于气管支气管病变。**下面的讨论也包括导管介入技术的非许可的应用。读者在使用某种器械之前请参照相关器械制造商的说明书。**

A. 鞘管

采用 Seldinger 技术置入鞘管。**鞘管**的基本功能是保持一个进入血管内的不漏血入口。导丝、导管和其他器械可以经过鞘管这个平台进行更换而不会导致血管损伤和明显失血。鞘管末端的止血阀也称隔膜，器械可以通过它进出血管。鞘管末端连接的侧孔可用来冲洗止血阀近端，或者转换连接测定血管内压力。**鞘管的大小依据其内径的尺寸，1F 等于 0.33mm。**记住这个数值很重要，要知道 5F 鞘管的内径为 1.65mm，但其外径稍大，因此在血管上产生的开口也较大。大多数诊断性介入操作通过长度为 10～12cm 的鞘管完成，更长的鞘管（如长度为 45～90cm）可对离穿刺点较远部位的血管内手术提供平台。也有预先塑成弯曲外形的鞘管，例如常用的带 U 形弯曲的跨越鞘，能够送过主动脉分叉到达对侧髂动脉或者股动脉。用这种长鞘管可以完成动脉造影和股动脉穿刺部位对侧下肢的血管内介入治疗。

最小的鞘管适合在手部进行介入操作，使得血管穿刺口最小并且降低穿刺部位并发症的风险。常用鞘管的尺寸为 4～10F。最大直径的鞘管为 25F，用来容纳血管内动脉瘤修复术治疗的器械。

B. 导丝

在荧光透视下将导丝送入理想的位置是进行导管介入治疗的第一步。一旦导丝到位，即可经过鞘管沿导丝完成下一步血管内操作（如送入导管、球囊或者支架），导丝是器材输送的轨道。导丝一旦到达理想位置，就不得再将其向前推送或后撤，直到完成介入治疗操作。细致的**导丝控制**和**导丝管理**非常重要，不仅能够避免血管或者希望操作部位之外的结构损伤，而且能否将导丝送至靶狭窄血管段远端对介入治疗能否成功十分关键。假如导丝因疏忽被无意拉出退到狭窄病变的近端，再送入导丝可能会很困难。导丝反复进出可引起不良事件，如栓子栓塞或者血管夹层。

导丝的尺寸取决于其直径和长度。多数导丝的直径为 0.035 英寸、0.018 英寸和 0.014 英寸。0.035 英寸的导丝最粗，最易于操控，可以用于多数基本的造影诊断和大血管的介入治疗。0.014 英寸的导丝细，对于经验不丰富的血管介入医生来说，操控较困难。0.014 英寸的导丝起初是为冠状动脉设计的，可与直径小的球囊、支架和其他血管内介入器械匹配使用。0.014 英寸导丝独特的优势是适合**单轨导管技术**。单轨技术允许导丝从器械（如导管、球囊或支架）的尖端孔穿出，更接近器械的头端，而不是器械后部（图 11.1）。这种技术可以在较短的导丝上实现快速交换，减少操作，使得单人的交换操作更加容易完成。0.014 英寸的导丝常用于小血管（如颈动脉或胫动脉），或者其操作必须控制在小范围内时（如肾动脉）。血管介入医生使用的"工作导丝"有**标准长度导丝**（145～180mm）和**交换导丝**（240～300mm）。交换长度的导丝用于跨导丝的介入治疗，以确保交换导管或球囊时不致使导丝退出。**可以用下列公式估算出介入操作所需要的导丝长度：**

从穿刺点到靶病变部位的距离＋导管长度＋10cm

导丝的物理性能因其**可操控性、跟踪能力、硬度**而异。Starter 导丝用于血管穿刺开始时，可帮助送入鞘管和导管。典型的 Starter 导丝硬度小，或软、或直、或弯、或有 J 形头，保证无创性进入血管。有弯头的导丝具有可操控性，介

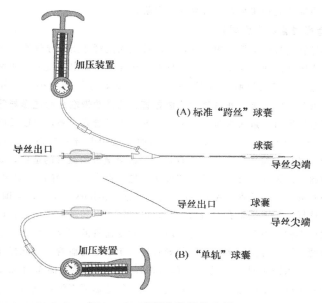

图 11.1 球囊及导丝的应用

(A)"跨丝"球囊一般穿载在 0.035～0.018 英寸的导丝上，导丝从球囊的末端穿出。(B)单轨技术使用 0.014 英寸导丝，导丝可从球囊的侧孔穿出

入专家可以根据其希望导丝推送时行进的方向对导丝尖端塑形，操控导丝迂曲转弯行进。亲水涂层导丝有利于通过迂曲的血管、严重狭窄病变，有利于选择性地进入到靶血管的开口。**亲水导丝**无摩擦力，保持湿润时较光滑，这是保持其可操控性和跟踪力的必要步骤。经常因为这种导丝太滑，所以仅靠术者的手指无法操作，借助**扭矩设备**抓紧导丝可确保有效地引导导丝或者使导丝尖端旋转。使用亲水导丝必须小心，因其容易进入到血管内膜下层。如果需要行血管内膜下层血管成形术，那么这反而是优势，但也可能造成夹层分离甚至血管穿孔。通常，导丝的头端比较柔软，而其体部的硬度则取决于导丝的直径和成分。

一旦 Starter 导丝或者亲水涂层导丝到达血管内的目标部位，就需要更换**更硬的导丝**，使得血管内介入操作在一个更坚实的轨道上进行。硬导丝可以越过鞘管到达远离穿刺点的位置，但不会损失导丝长度。硬导丝可以拉直迂曲的血管，并且可对更换较大的介入器械提供支持，例如主动脉瘤修复的内套膜支架。更硬的导丝可以提供更大的刚性，例如Rosen、Wholey、Meier、Amplatz和Lunderquist 导丝。最后，特殊设计的**压力导丝**可用于临床，通过其末端或头端来测定血管内压力波形。这些近年来出现的导丝可以直接转换出血管内压力，能够明确跨血管狭窄处是否存在压力阶差。

C. 造影导管和指引导管

造影导管是长而柔软的中空管，可以被送入血管并指引导丝通过血管或者跨越狭窄或闭塞的血管病变部位。一旦导丝从导管中撤出，就可以通过导管的管腔注射造影剂来实施血管造影（图 11.2）。造影导管的大小依其外直径而定，大致可分为两大类：**非选择性造影导管**和**选择性带端孔的造影导管**。非选择性血管造影通过靠近头端带有多个侧孔的造影导管来实施，可以适应较高的压力（400～600 磅/平方米），高流速注射时不会引起导管在血管内移位（如导管拍击）。Flush 造影导管是用于直径大、血流量大的血管的造影，如主动脉弓、腔静脉，这种导管有多种长度和形状，包括直头 flush 导管、猪尾 flush 造影导管和 Omni SOS 导管（AngioDynamics，Queensbury，纽约，美国）。临床上有多种选择性或末端带孔的造影导管，可以适用于各种不同的血管内操作或者管腔大小不同的血管。导管的选择取决于病变血管的直径、弯曲度及分支角度。多数情况下，可能有多种不同的导管适合于给定的血管，因此操作的成功与否取决于介入医生对导管的选择和熟悉程度。一旦导管插至目标血管开口处，导丝就可以从中撤出，接着进行选择性血管造影或者沿导丝将导管送至血管更远端。只有一个弯的导管［例如**弯曲导管、内脏血管选择性导管（VS），或眼镜蛇导管（C1-3）**］可以沿导丝直接向前推送。对于有复杂弯曲的导管，一旦导丝撤出，就须在血管内重新塑形。貌似矛盾的现象是为了使弯度复杂的导管向前进入血管，医生必须先后撤该导管，例如**Simmons 及 Vitek 导管**。

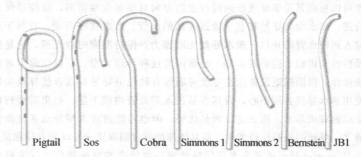

Pigtail　　Sos　　Cobra　Simmons 1　Simmons 2　Bernstein　JB1

图 11.2 常用导管的形状示例

在体内，具有复杂弯曲的导管须被重塑至它们预塑的形状（如 Vitek，Simmons）

指引导管有时简称导管，是一种管腔较大的导管，供其他器材（如球囊和支架）从中通过。**像造影导管**一样（和鞘管不一样），**指引导管的大小由其外径决定**。因此一根外径为 2.66mm 的 8F 的指引导管与相同内径的 8F 的鞘管匹配。当然，8F 的指引导管内径要小一些，其内径决定了可以通过多大尺寸的器材。同时，与造影导管一样，指引导管也有不同的形状以适用于放置到不同角度血管开口，如肾动脉、肠系膜动脉。尽管指引导管可以通过带导丝直接放置到血管开口处，但鞘管需要与尖端渐细的扩张管一起插入，故两者不同。由于导丝和指引导管头端之间直径的差距（即尺寸不匹配），使操作时造成动脉粥样硬化栓塞的风险增高。替代技术包括导管、导丝尖端装载内窥镜引导操作的技术。当造影导管退出后，将导丝留在原位引导介入操作。可以将 **Tuohy-Borst** 适配器放在导丝上与指引导管末端相连接，以防止血液倒流。Tuohy-Borst 装置可以确保导丝保留在原位（导丝从 Tuohy-Borst 尾端穿出）的情况下，经该装置的侧孔向指引导管内注射造影剂完成血管造影。

D. 普通肝素（UFH）

在很多外周介入操作时使用 UFH 可预防血栓形成，但是较少建议持续应用。高剂量的 UFH（750～100mg/kg）常用于颈动脉介入治疗，以及股动脉或胫动脉血管成形术，在这些操作中，造影导管或者导丝送入血管后可以接近闭塞部位；或者用于预计操作时间较长或复杂的介入操作。低剂量的 UFH（50mg/kg）适用于像局部髂动脉成形术这类更简单的操作。作者还建议当通过较大的股动脉鞘管（7Fr 或更大）或者经肱动脉入路时系统使用较小剂量的肝素。在操作结束时，可以用**鱼精蛋白**直接逆转肝素的作用，或者等待1～2h 其作用消失后再拔除鞘管。鱼精蛋白与肝素结合的比例为 1mg 鱼精蛋白：100U 肝素，鱼精蛋白可以引起组胺释放，导致低血压和过敏反应（罕见）。相应地，50mg 鱼精蛋白可以中和 5 000U 肝素；当然此时还应该考虑到使用肝素的时间已经有多久。UFH 的半衰期依使用剂量的不同而有所不同（30min～2h）。

E. 血管扩张药

有选择性地对患者使用血管扩张药可减轻与导管和导丝操作相关的末端血管痉挛。**硝酸甘油**可以经导管或者鞘管直接向血管内给药，剂量为 50～100μg。硝酸甘油主要的副作用是与血管扩张相关的头痛。当动脉造影显示的轻度或中度狭窄不确定是否有血流动力学意义时，可以测定狭窄近端至远端的压力。测定方法是当导管在狭窄近端时以及缓慢后撤导管通过狭窄至其远端时分别记录压力。也可用压力导丝来测定明确的狭窄病变近端和远端的压力。如果跨狭窄的**静息平均动脉压力阶差**大于 5mmHg 或者**收缩压压力阶差**大于10～15mmHg，即认为有血流动力学意义。如果跨中度狭窄病变处没有静息压力阶差，可以经**动脉给予罂粟碱**（10～30mg）以期使压力阶差显露。罂粟碱可以使远端的血管扩张，从而加快跨过近端狭窄的血流速度，模仿出步行或者劳力时的状态。平均动脉压力阶差大于 10mmHg 或者注射罂粟碱后增加 15% 即认为有意义。

Ⅱ. 导管介入治疗技术

导管介入治疗技术可以用于急性和慢性血管闭塞性疾病、动脉瘤和一定类型血管损伤的治疗。一旦血管介入医生决定实施某种基于导管的介入治疗，就要挑选合适的工具和器材。在已经做过诊断性血管造影的情况下，就可以事先决定基本的器材以备用。在诊断性血管造影与介入干预同台进行的情况下，介入医生必须花费数分钟时间计划治疗路径，并将该计划与介入治疗室或手术室团队成员讨论。团队成员理解计划方案有助于积极参与和预先准备好方法和器材，以利于治疗目标的达成。

A. 血管成形术的适应证

血管成形术自 20 世纪 70 年代后期问世以来，成功地使用于各个解剖区域，包括扩张动脉或移植物的使用或者血管再通。对于一些患者，基于导管的介入治疗死亡率和并发症发生率通常较开胸手术低，且住院时间较短，因此花费少；患者恢复情况好，手术当天或者次日即可下床活动。但是，血管内介入治疗的疗效通常比外科血运重建持续时间短。介入治疗的特别指征和选择需要根据治疗的靶血管所在解剖区域的情况而定，在各个疾病的章节中将会详细叙述。指南［例如**跨大西洋学会共识（TASC）**］提供了下肢血管闭塞性疾病（见第 14 章）导管介入治疗和外科手术治疗的推荐指征。例如，短的髂总动脉狭窄可以进行血管内血运重建，而弥漫性的主动脉-髂动脉疾病更适合外科手术（主动脉-双股动脉旁路移植术）。尽管如此，是否选择基于导管的介入治疗还是应根据解剖状态、患者的并存病和介入医生的技能而定。作者还认为，成功的介入治疗应通过患者症状和血流动力学测量（踝臂指数、Doppler 波形、脉搏容积记录或者经皮氧饱和度测定）的改善情况为依据。

B. 经皮腔内血管成形术

经皮腔内血管成形术（PTA）是治疗血管闭塞性疾病基本和流行的技术，通常使用头端带有可膨胀球囊的聚乙烯导管来完成操作。球囊血管成形术代表多种原发腔内动脉扩张成形术，由 **Dotter 和 Judkins** 描述记载。Dotter 技术是把较粗大的 12F 的聚四氟乙烯导管经内径为 8F 的鞘管送入通过狭窄病变并使之扩张，不使用球囊。20 世纪 70 年代后期发展起来的 **Gruntzig** 技术使球囊导管普及开来，是目前常用的技术。

PTA 的第一步是用之前描述的选择性导丝通过病变。弯头的亲水导丝或者超滑导丝在这步操作中特别有效，可被送入并到达狭窄远端。也可以使用弯头导管来导向或者指引直头的亲水导丝到达合适的位置或者跨越病变部位。另外，介入医生在通过完全闭塞病变时可以进入内膜下平面（**如内膜下血管成形术**）（图 11.3）。利用该技术，导丝在病变的开始进入到一个偏心的平面，在内皮下平面形成一个环祥。导管跟随导丝送入，直至在狭窄或者闭塞部位的远端重新进入到真腔。紧接着导丝和导管顺滑推进的特征性的"通过"感提示介入医生已经重新进入真腔。一旦跨过病变，就须经导管注射造影剂来确认导丝是否在靶病变另一端重新进入到真腔内。一旦导丝、导管跨过病变，就要通过导管交换导丝，这样就可以再送入工作导丝，通过后者可放置球囊血管成形术的导管。经腔内或者内膜下血管成形术成功应用于主动脉-髂动脉和腹股沟下动脉疾病。

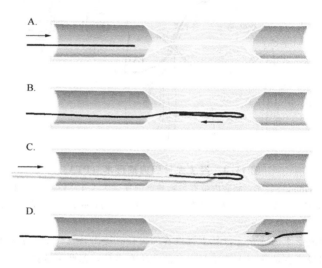

图 11.3　内膜下血管成形术

可操控的导丝经过偏心平面通过闭塞病变。导丝一旦在内膜下偏心平面，就形成环状。导管经导丝推送到内膜下平面。当感觉导丝重新进入到真腔后，即可经导管注射造影剂来确认位于血管腔内。将导丝送入，导管退出。导丝通过病变部位并保留到介入治疗完成

　　PTA 扩张狭窄血管的机制较复杂。**首先，球囊扩张使动脉壁分离**和血管局部斑块破裂。随着斑块的破裂和部分从动脉中膜分离，牵拉了外膜，增加了管腔的横截面积（图 11.4）。**第二，内膜斑块突入管腔**，某些患者可有局部内膜瓣和分离的管腔的影像外观。第三，将内膜瓣贴到血管上，斑块体积几乎没有变化，此时**重塑发生**。因此，血管的长期通畅取决于是否对血管进行了充分

的拉伸、扩张，以及血管内腔是否充分重塑。如果扩张（顺应性）不充分，则可以由于分离管延伸到未扩张的血管段和**肌内膜增生**而发生再狭窄。

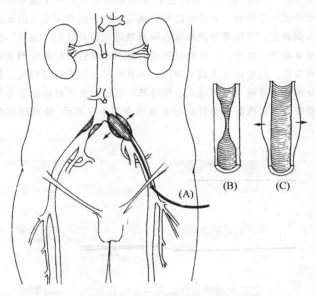

图 11.4 经皮血管腔内成形术（PTA）

（A）通过 Seldinger 技术，将腔内带有柔软导丝的导管送入并巧妙、轻柔地通过动脉狭窄处。（B，C）用数个大气压膨胀球囊。PTA 结束后，动脉腔变大，局部动脉扩张

血管成形术的球囊选择基于靶血管的直径（超出其直径 1.1 倍）和病变的长度。测量或者估测靶血管正常直径的方法有多种，据此可选择直径合适的球囊。这些方法包括用标记胶带或带有不透射 X 线标记的导管放在已知距离处，或者以已知直径的鞘管作为参照。血管内超声（IVUS）是一项能够从血管内更精确测量血管直径的新技术，可以用此估计球囊的大小。用于外周血管介入治疗的球囊尺寸一般直径为 2.5～10mm，长度为 20～100mm。通常，外周血管介入治疗采用简单的带导丝球囊技术。如果导丝的微小距离变化很重要，或者是小血管的治疗，则一般选择**单轨球囊导管**匹配以 0.014 英寸的导丝（图 11.1）。正如以前所述，单轨球囊的导管有侧孔可以使导丝露出，因此每次交换只涉及导管开头的 20～30cm。

一旦球囊被放置到靶病变处，即可使用膨胀装置将其扩张到预想的压力。每个球囊都有额定压力，在**该压力**时球囊可以达到最大直径或者描述直径。**额**

定爆破压是指低于该压力可确保球囊在 95％ 可信区间不会破裂。常规情况下的额定压力和爆破压分别为 6～8 个大气压和 12～16 个大气压,并受球囊顺应性和柔软程度的影响。**高顺应性球囊**通常更软,由于其结构特点追踪性好,但在较高压力扩张时容易超过设计的直径和长度。因此,高顺应性的球囊通常对非柔软的钙化狭窄的血管成形术效果差。事实上,顺应性非常高的球囊〔例如 CODA(Cook 公司,布隆明顿,印第安纳州,美国)和 Reliant(Medtronic 股份有限公司,明尼阿波利斯,明尼苏达州,美国)球囊〕用于血管内动脉瘤修复后仅需要轻柔扩张的覆膜支架,也可用于临时阻断主动脉血流、阻断受损的动脉或者止血。**非顺应性球囊**更加僵硬,由于其可以被扩张到预设直径而长度不会过伸,故对于严重狭窄血管的成形治疗更有效。在有些原位动脉病变处或者由于新生内膜增生导致的支架内再狭窄,可以导致非常僵硬或者阻力大的狭窄。这些僵硬或顽固的狭窄也可见于血液透析吻合口处,可能存在弹性回缩,对传统的血管成形术反应差。这类病变可以采用额定爆破压为 20～30mmHg 的非顺应球囊,用超高压力扩张。**切割球囊**有数个微型刀片环绕其分布,当球囊膨胀时,可对斑块进行纵向切割。该技术对于克服显著纤维化的僵硬病变有帮助。

C. 支架

支架是由网格状的金属丝构成的管状结构,可以在血管内展开,用以克服弹性回缩和扩张管腔。支架可以大致分为**球囊膨胀支架**和**自膨胀支架**,或者**涂层支架**和**裸支架**。目前,大部分支架是由不锈钢或者称为镍钛合金的金属材料制成。血管内支架置入分为**择期支架置入**和**直接支架置入**。择期支架置入是指完成 PTA 之后造影时发现治疗不充分时置入支架。择期支架置入的标准是残余狭窄或者血管成形术造成的夹层分离占据管腔的 30％ 或之上。存在残余压力阶差也提示技术上不完美,可能是支架置入的指征。对于有些患者,对靶病变需要**直接支架置入**。对颈动脉和肾动脉病变,由于直接支架置入术明显优于单纯 PTA,通常是直接支架置入术的适应证。随着球囊和支架技术的改进和直接支架置入术的有效性,近年来该方法已经变得越来越普遍。对于有些患者,靶病变可能需要比支架小的球囊**预扩张**,在狭窄病变处造成一个小的通道以便置入支架。对于此类患者,也适用直接支架置入术这一术语。

与球囊一样,支架也有多种长度和直径。通常,所用支架的直径要比血管直径稍大,长度要与病变的长度基本匹配,这样才不会导致正常血管段也被置入支架。在择期支架置入时,通常需要选择比血管成形术所用的球囊直径大 1～2mm 的支架。熟知球囊膨胀支架和自膨胀支架的不同特性和适应证十分重要(表 11.2)。

表 11.2 球囊膨胀或者自膨胀裸金属支架不同的特征影响使用时的选择

性能	球囊膨胀性	自膨胀性
释放的准确性	优秀	正常
径向力	非常强	中等
在迂曲处的跟踪能力	差	正常至良好
可被外力压瘪	显著	轻微
持续自膨胀的特性	否	是
可被扩张到大于设定直径	是[a]	否
对血管的贴合性	缺乏	优秀[a]
柔韧性	差	正常至良好

[a] 球囊膨胀支架可以被直径更大的球囊进一步扩张。当存在大小差别时，自膨胀支架可以与直径较小的血管段贴合。但是自膨胀支架尺寸太小时不能被进一步膨胀，且容易发生移位

　　球囊膨胀支架技术是由 Palmaz 设计的。现如今，这些器材一般由不锈钢材料制成，被载放在顺应性较小、直径和长度与支架匹配的球囊上。当该球囊被膨胀起来时，支架同时也被扩张起来，行血管成形术时在局部释放。术者可以精确地放置球囊膨胀支架，这在一定的部位（如肾动脉、肠系膜动脉和主动脉弓）十分关键。可以精确和可控性地放置支架是球囊膨胀支架优于对应的自膨胀支架的地方。支架释放时，用比支架直径大 1～2mm 的扩张球囊膨胀后，球囊膨胀支架也可被扩张到超出其预设的直径（即**过度膨胀**）。过度膨胀时，由于直径超出预设的尺寸，支架网格从支架两端回缩，可以导致支架**垂直变形**。这种支架在外力作用下容易变形或者压缩，应避免在可能被挤压或打折的部位（如四肢等处）置入球囊膨胀支架。

　　自膨胀支架技术起源于 **Wall 支架**的设计，现今的大多数该类支架由镍钛合金制成，这种金属当被体温加热时可以呈现出预设的形状。尽管自膨胀支架的初始**径向力**或者**环向力**不如球囊膨胀支架大，但是设计好的自膨胀成分回复到预设直径和形状的能力持久。相反，具有更大初始径向力的球囊膨胀支架在置入以后尺寸不再增大。自膨胀支架柔韧性通常比球囊膨胀支架好，因此也更适合解剖上扭曲的病变。自膨胀支架常应用的部位有颈动脉、四肢动脉和髂静脉。从直观上讲，一定的解剖区域（包括弯曲部分或者可被压迫到的部位）不适合置入支架，如胸廓出口、股总动脉和腘动脉。应该衡量发生支架折断和早期狭窄与可替代的治疗方式（如外科手术）的风险孰轻孰重。有时，介入治疗

可以与**开放的外科手术联合进行**，也就是部分过程是外科手术，其他部分是介入治疗。例如，在开放的股动脉内膜切除术之前或之后做逆行髂动脉支架置入术。

覆膜支架由金属丝的外骨架和覆盖其上的塑质（聚四氟乙烯）或者纤维材料（涤纶）构成。覆膜支架常被称为支架移植物，可以用于重衬血管或者将动脉的一部分从循环中隔离出来。其应用之一是治疗**假性动脉瘤**。假性动脉瘤是局限性的突出物或从破损的动脉或者动脉-移植物吻合口外流的血局限的区域，其中仅有外膜和包绕的组织。创伤性假性动脉瘤或者由于刺伤、钝伤或医源性损伤（导管术后）造成的动脉破裂也适合基于导管的治疗方法。在上述情况下，将覆膜支架放置并跨越假性动脉瘤，使之隔绝并形成血栓，同时还能保持主要管腔的轴向血流。同样，刺伤导致的**动静脉瘘**也能通过在动脉侧置入覆膜支架有效地封闭瘘口而被成功地治疗。当然，对上述情况的复杂类型或临床状况也可采用外科手术治疗。选择导管治疗还是外科手术取决于损伤的部位。**血管内动脉瘤修复**是基于动脉瘤囊可被组合的支架-移植物隔绝的原理（见第 15 章）。与之相似，覆膜支架（Viabahn，W. L. Gore and Associates，Flagstaff，亚利桑那州，美国）作为外科手术的替代方法，也用于腘动脉瘤患者，早期疗效前景好。近来，覆膜支架的应用已扩展到血管闭塞性疾病，尤其是股浅动脉闭塞。虽然重衬病变节段血管乍看上去很有吸引力，但应用覆膜支架治疗血管闭塞性疾病理论上的缺点是它可能覆盖有重要意义的侧支血管或边支血管。一项比较治疗股浅动脉闭塞性疾病时覆膜支架是否优于金属裸支架的随机前瞻性研究正在进行中。

D. 其他

基于导管的治疗技术在治疗血管闭塞性疾病方面有着独特优势，有些是辅助已有的支架治疗。一些创新治疗针对新生内膜过度增生，后者是导致血管成形术中期失败最主要的原因，其他治疗方法可用于移除或者汽化血管内的斑块负荷。**低温冷冻血管成形术**是一项将血管成形术与冷冻相结合的技术，以产生物理学和生物学效应（细胞凋亡），从而减轻内膜过度增生和再狭窄。目前还没有比较低温冷冻血管成形术和传统 PTA/支架置入术的随机研究数据。股浅动脉的**近程放射治疗**在预防再狭窄方面显示了较好的短期获益，但缺乏长期获益的证据。**药物洗脱支架**可释放抗增殖的药物（**西罗莫司、紫杉醇**），并能降低冠状动脉再狭窄的短期风险。但是，在髂动脉或者股浅动脉的治疗方面，尚没有发现药物洗脱支架优于金属裸支架。

"减积"技术（如**激光治疗**和**旋切技术**）可以汽化和去除动脉粥样斑块，看上去具有吸引力。但一项前瞻随机研究发现，对于股浅动脉（SFA）疾病，准分子激光治疗与 PTA 联合选择性支架置入术比较，没有显示出优势，尽管激光治疗组对支架的需求减少。在提倡广泛使用之前，需要更多的随机研究对比"减积"技术和 PTA/支架置入术的疗效。不适合支架置入的位置，如腘动脉或分叉血管，可能获益于减少支架置入的治疗方法。

IVUS 可以提供血管内的图像，并能进行血管测量，有多种临床用途。由于 IVUS 图像是截面图，所以可以提供在二维血管造影图像上看不到的额外信息。血管成形术的治疗结果可以通过 IVUS 来确认是否存在有意义的残余狭窄或夹层，以及评价支架位置是否合适。在修复主动脉瘤时，IVUS 可用于验证对支架移植物的长度和直径的测量结果。此时确认肾动脉起源和从主动脉内测量动脉瘤颈部确切的直径，确定有无斑块和血栓。IVUS 也可用于**深静脉血栓形成（DVT）**经导管溶栓治疗的随访，以评价治疗是否完全，辨认静脉造影漏掉的血管外压迫导致的异常（如 May-Thurner 综合征）。

Ⅲ. 经导管溶栓治疗

虽然溶血栓药已被广泛应用，但在外周动脉、静脉疾病中仍然是选择性使用的。近年来对溶血栓药的临床研究结果得出的批判性分析平衡了 20 世纪 80 年代对它的狂热报道。虽然作者在临床多种情况下使用过溶血栓药，但是主要用于那些被随机研究支持的临床情况。目前，最常用的溶血栓药有**尿激酶、重组组织型纤溶酶原激活物（rt-PA）和 t-PA 异构体（如瑞替普酶）**。1998 年，尿激酶曾被 FDA 撤出市场，但是 2002 年又被重新引入市场。虽然溶血栓药在药品核准标示外广泛地应用于动脉和静脉疾病的治疗，但是目前溶血栓药仅被批准用于肺栓塞。使用任何溶血栓药都应该仔细考虑其药代动力学、适应证和可能的并发症。药物溶栓主要的并发症是出血。新近出现的机械性血栓切除装置出血风险低，可作为药物溶栓的替代方法，与之联合使用或者单独使用。

A. 药代动力学

溶血栓药作为纤溶酶原激活剂，通过激活纤溶酶使变为其活性形式的纤溶酶，增强纤溶系统的活性，从而使血凝块溶解。溶血栓药不仅作用于血凝块中的纤溶酶原，还可作用于循环中的纤溶酶原，导致系统性纤维蛋白溶解。**链激酶**首先与纤溶酶原形成有活性的复合物，使多余的纤维蛋白溶酶原转化为纤溶酶。主要因为其较高的抗原性，重复使用时可发生过敏反应，该药已经较少使用。**尿激酶**直接将纤维蛋白溶酶原裂解为纤溶酶，比链激酶具有更高的与纤维蛋白-结合纤维蛋白溶酶原的亲和力。**rt-PA** 是目前经导管溶栓时使用最多的溶血栓药，它对与血凝块中的血栓结合的纤维蛋白溶酶原有特异性作用。虽然 rt-PA 也可引起系统纤溶，但是比链激酶的程度要轻。这个优势可减少出血并发症的发生。**瑞替普酶**是第三代 t-PA 异构体，血凝块穿透性增强、半衰期长，与 rt-PA 相比，溶栓作用发挥得快。

大多数溶血栓药的半衰期短：链激酶为 $10\sim12$min，尿激酶为 $11\sim16$min，t-PA 为 $4\sim6$min，瑞替普酶约为 15min。因此，虽然至少需要 24h 才能使消耗的纤维蛋白原水平恢复到正常，但药物的作用很快就会减弱消退。根据作者的经验，很少需要应用**e-氨基己酸**（氨基己酸；Xanodyne 制药公司，纽波特，肯塔基州，美国）或者纤维蛋白原浓缩物来逆转溶栓作用。

B. 适应证

对于严重近端 DVT 患者选择性采用经导管溶栓治疗虽然不能完全消除血栓，但能有效地减少血栓负荷，因此保护了静脉内皮和瓣膜的功能。因此，对部分患者有选择性地应用经导管溶栓治疗，能够减低血栓后综合征的严重程度。虽然由于担心出血并发症而限制了溶栓治疗的广泛应用，但近年来的证据提示严重的出血并发症较少见。另外，最近的**机械性血栓切除装置**（Angiojet，Possis 医药公司，明尼阿波利斯，明尼苏达州，美国）的使用可以减少经导管溶血栓药使用的量和缩短持续时间，从而减少出血的风险。这一治疗方法还能有效治疗与中心静脉置管有关的急性腋静脉-锁骨下静脉血栓形成、劳力性血栓形成或胸廓出口综合征。总之，对所有有症状的近端 DVT 患者都应该考虑经导管溶栓治疗，不仅用来缓解症状，还可降低与血栓后综合征相关的长期发病率。

目前，对溶栓治疗动脉血栓形成的优势仍有争议。**外科与溶栓治疗下肢缺血的比较研究（STILE）** 显示，急性肢体缺血（$0\sim14$ 天）的患者接受溶栓治疗后提高了不截肢生存率，并缩短了住院天数。对于**慢性肢体缺血**（>14 天）的患者，外科血运重建比溶栓治疗更安全和有效。尿激酶和 rt-PA 在疗效和安全性方面没有差别。亚组分析显示对于急性旁路血管闭塞的患者，采取溶栓治疗比原位动脉闭塞者有更高的长期肢体挽救率。外科血运重建对于原位动脉闭塞疗效更好。在 STILE 研究中，有 28% 随机分配到溶栓组的患者，其导管不能到达合适的位置，这一点也很重要。

溶栓和外周动脉手术（TOPAS）研究纳入了急性动脉闭塞持续时间在 14 天之内的患者。虽然溶栓治疗和手术治疗组在无截肢生存方面没有意义的差别，但结果有两点很有趣。第一，接受溶栓的患者中，需要行开放式外科手术的数量减少，并持续到随访阶段。第二，该研究再一次发现，对旁路血管闭塞患者实施溶栓治疗的效果优于原位血管血栓患者。

急性动脉闭塞时溶栓治疗的适应证还包括外科治疗传统效果差或者手术死亡率高的患者，此时非手术治疗具有吸引力。例如急性血栓性腘动脉瘤伴胫动脉血栓形成、自体静脉移植物血管血栓形成、心肌梗死伴下肢动脉栓塞，尽管作者的经验是对上述疾病采用溶栓治疗未必都能成功。

C. 方法

对于动脉或者静脉闭塞性疾病，可通过直接进入血栓部位的带多个侧孔的导管持续滴注溶血栓药来进行溶栓治疗。通过标准的血管内操作技术，经过选择的导丝将输注导管插至血栓内部，输注距离为 $10\sim40\mathrm{cm}$。有许多有效的溶栓治疗方案供介入医生选择。尿激酶可以经动脉内给药，在 STILE 研究方案中给 250 000IU 推注，继以 4 000IU/min 的速度滴注 4h，然后以 2 000IU/min 的速度滴注 36h。低剂量是用尿激酶以 30 000~60 000IU/h 的速度滴注，也可能有效。rt-PA 用小剂量 [0.05mg/(kg·h)，共 12h] 可能有效。这个剂量比在 STILE 研究方案中使用的 0.1mg/(kg·h) 更低，更高的剂量伴随更多的穿刺部位出血。另一个比较合理的方案是更低的剂量：第一个小时内给药 2mg，接着以 1mg/h 的速度给药，这可进一步减少出血并发症。对瑞替普酶，控制血凝块的推荐剂量是 5U，继以 0.5~2U/h**（注意 rt-PA 的剂量单位是 mg，而瑞替普酶的剂量是单位 U）**的速度给药。手术时使用溶血栓药被描述为外科血栓栓子切除术后消除远端血栓的辅助技术。可以将尿激酶 250 000IU 直接推注到残余血栓内部。

机械性溶栓治疗是一种近年来普及起来的治疗急性动脉和静脉血栓形成相对较新的方法，可以单独使用或者与药物溶栓联合使用。其适应证与药物溶栓类似，但是可以用于药物溶栓有禁忌的患者，例如出血素质或者近期外科手术者。当作为辅助治疗时，这些溶栓器械可以通过机械性地将大块的血凝块变小而加速血凝块的溶解。Angiojet 就是这类溶栓器械中的一种，通过向血栓高速喷生理盐水而产生真空效应，使得血凝块变小，从而能够被吸入导管中。远端栓塞的风险（2%~10%）可以通过联合药物溶栓来降低。机械性溶栓治疗的早期技术成功率和肢体挽救率有希望与单独药物溶栓治疗相媲美。**Trellis 系统**（Bacchus Vascular，Santa Clara，加利福尼亚州，美国）带有近端和远端球囊，膨胀起来后能够将需要治疗的血管节段隔绝，能够将溶血栓药缓慢注入该血管节段中，并用旋转的导丝缩小血栓，然后将其吸出。该器械的潜在优势是能将溶血栓药隔离在靶血管段内，减少了栓塞的风险。目前仍缺乏机械性溶栓与外科治疗的对比数据。

记录纤溶状态的两个重要的实验室指标是**凝血酶时间**和**纤维蛋白原水平**。当血凝块溶解时，**纤维蛋白裂解产物**也升高。但是，纤溶系统的组成不能持续地与出血并发症一致。较低的纤维蛋白原水平和较高的部分凝血酶原时间（PTT）与出血相关。出血问题通常发生在动脉穿刺部位，并与导管大小和操作有关。

　　当使用溶血栓药时，通常需要同时使用肝素以防血块围绕输注导管堆积，并能使溶栓治疗更完全。但是肝素可能增加导管输注部位的出血。作者通常在局部溶栓治疗开始时经过鞘管使用肝素以避免导管**周围血栓形成**。通常使用低剂量肝素 300～700U/h，追踪观察 PTT 水平以确保其水平不超出治疗需要。

　　D. 并发症

　　10%～15% 的患者可发生经导管或者局部溶栓治疗的并发症，有出血、血栓形成或者栓塞等。根据作者的经验，血管穿刺部位出血是最常见的问题。远端栓子通常较小，并且有时通过持续使用溶血栓药就可以解决。尽管如此，5%～10% 的患者将需要外科手术干预来解决这些并发症。不幸的是，局部低剂量输注溶血栓药并不能彻底根除此类问题。经导管溶栓治疗最具灾难性的出血并发症是**颅内出血**。虽然这种并发症罕见（＜1%），但可发生在使用过大剂量和过长时间的溶血栓药时，并且容易发生在老年人、潜在高血压或者既往有卒中史的患者。罕见的颅内出血并发症强调对于有该治疗潜在风险的患者一定要非常仔细地管理，一旦治疗开始，任何治疗实施者就都要严密观察患者的细节变化。

Ⅳ. 血管造影后护理

　　任何经过血管造影的患者在最初 4～6h，均应每小时观察监护一次。在这段时间内多数早期并发症会变得明显起来。护理人员可以实施大多数常规的观察，但是医生、医生助理/专业护士也应该在恢复期检查患者，因为他们需要在患者出院后在院外发生并发症时随时待命。当出院后问题发生时，术后基线检查对处理有帮助，包括：**(a) 评价患者的一般情况和意识状态（尤其是脑部检查后）；(b) 心率；(c) 血压；(d) 观察穿刺部位；(e) 触诊肢体动脉搏动；(f) 有任何出血征象均须检测红细胞压积。**

　　另外，需要 12～24h 保持充足的水化，因为造影剂可以引起利尿并可导致脱水。造影剂的利尿和肾毒性可以导致肾功能恶化，尤其是对糖尿病或慢性肾功能不全的患者。作者一般在血管造影后给患者持续输液 4～6h，如果有肾功能不全，则给碱性溶液。鼓励所有患者术后 24h 经口补液以保持水化。

　　导管操作完成后的最后一步是**拔除鞘管**。如果使用了系统肝素，则需要等待一定时间，待其抗凝效果消退或者给予鱼精蛋白，以更快地取得逆转肝素作用的效果。撤出鞘管的主要目的是对穿刺部位止血，而不为危害到血管腔。市售的血管**闭合装置**可以在鞘管撤出股总动脉时安全止血。缝合闭合器，例如

Perclose ProGlide 缝合闭合器（Abbott Medical，Red-wood City，加利福尼亚，美国），在穿刺部位送入预先打好的线结来止血。**Angio-Seal**（St. Jude Medical，St. Paul，明尼苏达州，美国）是一种胶原栓，可紧紧贴靠到血管壁上止血，90 天内就可以被吸收。**Duett Pro 系统**（Vascular Solution，明尼阿波利斯，明尼苏达州，美国）通过输送促凝的凝血酶和微原纤维胶原混合物到动脉壁之外的穿刺通路来止血。罕见的远端栓塞、股动脉闭塞或者这类装置缝合物的早期感染阻碍了术者常规使用这些闭合器。与闭合器相关的并发症发生率为 2%～3%，随着术者经验的增加而降低。虽然闭合器节省了时间和精力，但是增加了总体费用。出于上述原因，许多介入专家偏爱用手按压止血，鞘管拔除后压迫动脉 15～20min。外部加压器，如**FemoStop**（Radi Medical Systems，明尼阿波利斯，MN，美国），可在拔除鞘管后用于止血，尤其是对于可能需要长时间压迫的患者。该类器械的风险在于提供的压力分散不集中，止血效果差，可导致产生安全止血的假象。

　　拔除鞘管后如果用手压迫止血，患者需要头稍高位平卧 4～6h。根据作者的经验，患者厌恶手术的这一部分，因为平卧如此长的时间非常困难。然后，患者可以在密切监护下下床活动，多数患者此后短时间可以出院。使用闭合器可以使患者在 2h 内恢复下床活动，这一时间比手按压止血者明显提前。

Ⅴ. 并发症

A. 神经功能不全

　　主动脉弓和选择性颈动脉造影偶尔可导致短暂性或永久性神经功能不全，神经方面的问题可能延迟发生或者在血管造影后数分钟或数小时发生。研究发现神经系统的问题似乎大多由于粥样斑块上脱落的栓子或导管内的血栓脱落所致。在主动脉弓部和颈动脉造影时要特别小心，以确保避免经造影导管注入空气，因为观察到在上述操作中空气栓塞是造成神经系统并发症的原因之一。延迟发生神经系统并发症可继发于低灌注或者与造影剂导致的利尿和脱水引发的血栓有关。严重狭窄侧颈动脉出现的急性神经系统功能不全可以考虑急诊颈动脉内膜切除术，尤其是在术后由双功超声扫描和动脉造影证实颈内动脉发生急性闭塞时。

　　有时神经系统的变化是细微的，如患者出现意识模糊、轻微的面神经麻痹、构音困难、吞咽困难等。如果在数小时内（＞4h）未能发现和处理神经系统功能的障碍，患者就有可能发生卒中。对于这类患者，不建议实施急诊动脉内膜切除术，因为该治疗可能会使缺血性梗死变为出血性梗死。应该在 12～24h 内做 CT 或 MRI 扫描，以明确梗死区域、有无颅内出血或水肿。有短暂性神经功能不全的患者应给予抗血小板药（阿司匹林或者氯吡格雷），并进行双功超声检查，以排除颈动脉血栓形成。

如果发生了脑血管意外，下列措施可以帮助延缓脑水肿和卒中的进展。静脉液体的输入速度应限制在 1ml/（kg·h），不至于因输液量过多加重脑水肿。没有颅内出血的征象时，要考虑进行系统抗凝治疗，以预防颈内动脉远端血栓的进展。

B. 出血

小血肿和穿刺部位皮下瘀斑较常见；但是血肿扩大提示血液持续进入到穿刺血管周围的间隙。处理血肿首先需要用手重新按压 15～30min。要纠正显著的高血压和凝血病，因为这两者都可以促使穿刺部位出血。扩大的血肿或者搏动性血肿需要立即进行超声评价。一般，活动性假性动脉瘤可以通过在超声引导下压迫或超声引导下注射凝血酶使之闭合。对于有些患者发生的急性动静脉瘘，也可以由超声引导压迫处理。**肱动脉穿刺时，压迫该动脉丛的任何血肿均可引起疼痛或其他的神经功能改变，应该在手术室进行减压处理。**血管造影后，尤其在高位股动脉或髂外动脉穿刺时，也可以发生严重的腹膜后出血。持续的背痛、心动过速、低血压、贫血等是这种出血的早期征象。后期会发生侧腹部淤血。腹部 CT 扫描显示主动脉周围或腰大肌血肿，最初步的处理有支持作用：纠正凝血障碍、输液、卧床休息。多数腹膜后出血在发现时已经修复了。继续出血或生命体征不稳定提示股动脉或髂动脉明显的损伤，提示需要立即进行血管造影或手术。重复动脉造影以及有时需要放置覆膜支架可用于封闭渗漏的血管。

C. 动脉搏动减弱或消失

血管造影后动脉搏动减弱或消失（与基线状态比较），提示动脉部分或完全闭塞。虽然可能发生动脉痉挛，但罕见导致脉搏搏动消失持续超过 30～60min。**血管造影后受累肢体血流减少的常见原因有：（a）动脉受损（内膜漂浮）；（b）血凝块从导管内脱落；（c）与动脉血管闭合器位置异常相关的动脉闭塞；（d）血肿或外在因素对动脉壁的压迫。**介入治疗后早期，支架内血栓形成罕见，它常继发于技术缺陷、低灌流或者抗血小板治疗失败。血管成形术和（或）支架置入术后推荐至少使用阿司匹林进行抗血小板治疗，以减少新鲜损伤的内皮表面发生血栓的风险。介入治疗术后**氯吡格雷**（波立维）常与阿司匹林合用，剂量为 75mg/d。对于有些患者，当其剂量还没有达到稳定状态时，可使用 300mg 的负荷剂量。氯吡格雷预防介入治疗后血栓形成的更多作用还未知，需要进行更多的研究。支架内血栓可导致支架治疗（如颈动脉支架置入术）后灾难性的后果经常需要使用氯吡格雷。

急性缺血的肢体通常有疼痛、苍白、脉搏消失，需要紧急进行血运重建。相反，内膜瓣漂浮时只会减少而不会阻断动脉血流。受累肢体可能没有症状，但脉搏和多普勒压力（踝臂指数）与血管造影前相比会有所减弱。对于这些伴有压力轻度下降（10～20mmHg）的无症状患者，起初可以采取非手术治疗。应做血管造影或者双功超声来确诊。小的内膜浮片可以黏附在动脉壁上，在数天或者数周内修复。根据我们的经验，给予系统肝素化24～48h，并接着给予4～6周的抗血小板治疗是成功的方案。情况的好转和恶化可以通过随访检查静息和运动后的踝臂指数来判断。但是，我们强调任何的缺血症状和脉搏消失均需要紧急介入干预，以重建肢体的血液循环。

D. 搏动性包块

穿刺部位**的搏动性包块**提示来自血肿下方动脉传导的脉搏搏动或者**假性动脉瘤**。在介入治疗后早期鉴别它们较困难，需要借助双功超声来诊断。在有些情况下，小的急性血肿（<3～4cm）可在**超声引导下压迫**消除。这一过程需要超过1h并且患者可能会不舒服，但是其成功率超过90%。小的假性动脉瘤随时间的推移可以自行消失，应在1个月时重复超声检查来确认。如果起初消失了的假性动脉瘤再出现，则应该通过超声在6～8周时进行修复。这时，局部炎症已经消退，分离和修补都比较容易。慢性假性动脉瘤产生了外囊，难以通过超声探头成功压迫。如果假性动脉瘤有一个较窄的颈部，很多情况如此，则可以在**超声引导下注射凝血酶**（5 000单位用5ml液体稀释，每次注入0.1ml），少量的凝血酶就可以使流入假性动脉瘤内的血流中断，所以是一个有效的治疗方法。任何血管造影术后的血肿突然引起疼痛和局部皮下出血，提示假性动脉瘤破裂，常常需要急诊手术清理出血和修补动脉。假性动脉瘤破裂常发生在血管造影后7～10天。因此，作者建议在这个时间段内，所有存在局部血肿的患者都不应该远离外科设施。

E. 感染

如果一丝不苟地执行无菌技术，那么穿刺部位的感染就不常见。这些技术包括：（a）术前用外科擦洗皂清洗局部皮肤；（b）操作时应用标准的无菌技术；（c）血管造影人员穿外科无菌手术衣。如果在穿刺部位皮肤出现了浅表脓疱，应切开引流，并做细菌培养。如果在周围形成了蜂窝织炎，则需要口服或者静脉使用抗生素。大多数局部感染继发于院内获得性金黄色葡萄球菌和链球菌感染。脓肿的切开引流要在手术室进行，因为感染血管出血常需要修补或结扎。**任何择期旁路术，尤其是主动脉-股动脉移植，应延迟至腹股沟区的感染彻底控制后再进行。**

Ahn SS, Obrand DI, Moore WS. Transluminal balloon angioplasty, stents, and atherectomy. *Semin Vasc Surg*. 1997; 10: 286-296.

Bjarnason H, Kruse JR, Asinger DA, et al. Iliofemoral deep venous thrombosis: safety and efficacy outcome during 5 years of catheter-directed thrombolytic therapy. *J Vasc Interv Radiol*. 1997; 8: 405-418

Clair DG. Critical limb ischemia: Will atherectomy and laserdirected therapy be the answer? *Semin Vasc Surg*. 2006; 19: 96-101.

Comerota AJ, Gravett MH. Iliofemoral venous thrombosis. *J Vasc Surg*. 2007; 46: 1065-1076.

Comerota AJ, Weaver AJ, Hosking JD, et al. Results of a prospective, randomized trial of surgery versus thrombolysis for occluded lower extremity bypass grafts. *Am J Surg*. 1996; 172: 105-112.

Curi MA, Geraghty PJ, Merino OA, et al. Mid-term outcomes of endovascular popliteal artery aneurysm repair. *J Vasc Surg*. 2007; 45: 505-510.

Diehm N, Silvestro A, Do DD, et al. Endovascular brachytherapy after femoropopliteal balloon angioplasty fails to show robust clinical benefit over time. *J Endovasc Ther*. 2005; 12: 723-730.

Kasirajan K, Haskal ZL, Ouriel K. The use of mechanical thrombectomy devices in the management of acute peripheral arterial occlusive disease. *J Vasc Interv Radiol*. 2001; 12: 405-411.

Koreny M, Riedmuller E, Nikfardjam M, et al. Arterial puncture closing devices compared with manual standard compression after cardiac catheterization: systemic review and meta-analysis. *JAMA*. 2004; 291: 350-357.

Laird J, Jaff MR, Biamino G, et al. Cryoplasty for the treatment of femoropopliteal arterial disease: results of a prospective, multicenter registry. *J Vasc Interv Radiol*. 2005; 16: 1067-1073.

Nadal LL, Cynamon J, Lipsitz, et. al. Subintimal angioplasty for chronic total occlusions. *Tech Vasc Interv Radiol*. 2004; 7: 16-22.

Ouriel K, Veith FJ, Sasahara AA. A comparison of recombinant urokinase with vascular surgery as initial treatment for acute arterial occlusion of the legs. *N Engl J Med*. 1998; 338: 1105-1111.

Powell RJ, Fillinger M, Bettmann M, et al. The durability of endovascular treatment of multisegment iliac occlusive disease. *J Vasc Surg*. 2000; 31:

1178-1184.

Scott EC, Biuckians A, Light RE, et al. Subintimal angioplasty for the treatment of claudication and critical limb ischemia: 3-year results. *J Vasc Surg*. 2007; 46: 959-964.

Sohail MR, Khan AH, Holmes DR, et al. Infectious complications of percutaneous vascular closure devices. *Mayo Clin Proc*. 2005; 80: 1011-1015.

Tepe G. Drug-eluting stents for infrainguinal occlusive disease: progress and challenges. *Semin Vasc Surg*. 2006; 19: 102-108.

The STILE Investigators. Results of a prospective randomized trial evaluating surgery versus thrombolysis for ischemia of the lower extremity: the STILE trial. *Ann Surg*. 1994; 220: 251.

Van de Ven PJ, Kaatee R, Beutler JJ, et al. Arterial stenting and balloon angioplasty in ostial atherosclerotic renovascular disease: a randomised trial. *Lancet*. 1999; 23: 282-286.

第 12 章 放射学基本概念和使用放射线的安全

大部分患严重和难治性血管疾病患者需要干预和治疗，最终须在介入室或者外科手术室进行血管造影。**放射影像是指使用电磁辐射得到的数字或胶片形式的影像，是血管造影术的主要原理，旨在显示血管影像**。在血管腔内（即血管内）通过器材和造影剂的帮助，荧光透视转换成血管造影，使医生看到脉管系统的轮廓，从而诊断、定量甚至治疗疾病。简单地说，血管造影技术应用电磁辐射，使医生能够用 X 线这双"眼睛"来看患者的血管系统。血管造影使血管疾病的治疗取得了显著的进步，但是应该权衡血管造影的推广使用与辐射对患者和医生潜在的损害。

血管造影推动了血管疾病治疗的明显进步。近来人们对血管造影操作的热情已经超过了医生对基本的放射术语和辐射安全的认识速度。与 10 年前比较，那时的血管造影医生已接受正规的放射学培训并致力于介入放射学的操作，而今天的血管内介入医生有更多样化的训练和实践背景。虽然现在的血管病专科医生熟悉血管病的病程和一系列的处理选择，但是在放射科学方面并没有接受专门教育培训。替代了这种正规培训的是，一些放射学的基本概念通常由指导医生传给受训医生，在这个传授过程中指导医生可能并没有强调对一些关键的放射学原理的基本理解。在实践中，随着血管内治疗的数量增多及复杂程度增加，并且准备从事各种介入治疗医生学科背景的多样化，这种传授方法可能并不理想。

本章旨在认识血管治疗中放射学知识的重要性并提供基本的放射术语和概念，包括辐射对医生和患者的影响。叙述保障辐射安全的基本步骤，包括减少辐射风险的步骤。本章节无法涵盖介入放射影像的所有领域，希望鼓励读者以此为引子，熟悉该类知识并阅读更多相关书籍。

Ⅰ. 放射的基本概念

A. X 线是电磁辐射的一种形式

X 线的基本特性与一些可见光类似，辐射的计量单位叫做光子。一个单光子是一量子电磁辐射含有的确定的能量，称为电子伏特（eV）（表 12.1）。辐射源越强，每秒钟产生的光子就越多。形成单一的荧光透视框架需要每平方毫米携带数千个 X 线光子，高于可见光中一个光子所含能量的数千倍。产生影像的 X 线光子具有 10 000～150 000eV 的能量。辐射源或者 X 线管将电能转化成电磁量子，随之产生的热是副产物。辐射就是由电磁量子将能量从 X 线管转运出。**重要的是记住 X 线光束强度随辐射源与检测目标间距离的增大而降低（如距离越大，则束流强度越小）。**

表 12.1　基本放射术语

术语	定义	测定单位
电磁辐射	从能源发出的一种形式的能量	光子或电子伏特
辐射剂量	每单位质量的组织吸收的来自辐射源的能量	戈瑞（Gray）
剂量当量	为了辐射防护的目的定义的量，所有辐射种类通用的计量单位。受到暴露的人遭受的照射量	希沃特（Sievert）
曝光	测定特定空间内的辐射量，由空气电离决定	柯玛（KERMA）

KERMA，由每单位质量的空气释放出的动能

B. 辐射剂量

国际系统（SI）单位中有辐射的单位和定量，包括辐射剂量的重要单位，即戈瑞（Gy）。 辐射剂量是每单位组织吸收的来自辐射源的能量（表 12.1）。在医疗过程中会有非常少的能量被组织吸收或者沉积到组织中。事实上，被组织吸收的能量与被周围空气吸收的辐射能量相当。**1 戈瑞（Gy）＝每千克物质吸收的能量为 1 焦耳。** 1 戈瑞是一个大的辐射单位。与之相关的有：放射治疗的剂量一般为 1～2 戈瑞，意味着每千克被放射的组织吸收 1～2 焦耳的能量。相反，标准的胸部 X 线透视释放的能量约为 $100\mu Gy$。

表 12.2　最大允许剂量

职业照射	
整个身体照射：有效剂量界限	20～50mSv/yr
部分身体照射：对组织和器官每年的当量剂量界限	
眼晶状体	150mSv/yr
手	500mSv/yr

mSv，毫希沃特 1Sv 的 1/1 000

（From the United States National Commission on Radiation Protection and Measurements and the International Commission on Radiation Protection）

考虑到所有形式的辐射，包括自然界的、工业的、核辐射和其他，不同的辐射形式可产生相同 Gy 或者剂量的不同生物学效应。因此，**剂量当量(H)** 是为了辐射防护的目的形成的，它的单位是希沃特**(Sv)**。剂量当量表示人们遭受到的所有形式辐射的照射量，是通过实验方法确定的品质因数制定的。当某

种形式辐射的品质因数高至 20 时，医学 X 线能量的品质因数是：

$$1 : 1Sv = 1Gy × 品质因数$$

最后，曝光是指辐射场某特定点的强度或量（表 12.1）。大多数 SI 的照射剂量实际测定的是空气剂量，因为之前已提及，空气与人体组织的吸收情况非常近似。因此，标准的测量"曝光"的方法即测量 X 线束通过吸收少量的能量来电离空气的能力。曝光的有效单位是指由**每单位质量的空气所释放的动能**的首字母简略词（KERMA），它测定了从经过空气的 X 线束取得的能量。曝光的测量单位也是戈瑞。曝光的测量单位还被正式地称为伦琴（R），该单位测量的是每克空气产生的电离量。1Gy 的空气-KERMA 相当于 114R 的曝光量。

C. 辐射测量器械

测量辐射的器械叫做**剂量计，这种设备对测定特定区域的辐射源发散出来的辐射剂量是必需的。**根据所测定和监测的辐射类型和辐射剂量不同，剂量计有多种形式。有些是直接测定在称为电离室的圆柱形器械中的固定容量空气所产生的电离的基本仪器（如 KERMA）。盖革计数器由盖革管和相关联的电子显示组件构成，是另一种形式的辐射检测仪器。这些仪器可以准确显示代表软组织的剂量，但是其设计目的并非用来监护患者和从业者，而是使其在常规情况下能减少曝光量。

临床上在介入治疗室或者手术室常见的剂量计是像夹子一样戴在医生或者患者身上的一种仪器。这种仪器通常是热致发光的，意思是一定量的放射曝光到达剂量计的某点上，该仪器颜色的改变提示放射曝光量的多少（即放射曝光量越多，颜色改变越明显）。这些剂量计有时叫做放射标记，可以戴在医生身上，用来为不同部位的辐射水平取样，每个月都应该记录和登记。一般，剂量计被戴在医生身体的三个部位，以测量曝光量和明确铅屏的效果。医生尤其应该佩戴在颈部遮蔽物以外的颈部、铅围裙以外的腰部、铅围裙以内的腰部。这些剂量计记录到的辐射量用希沃特表示，最小可测出的辐射水平是 0.01 毫希沃特（mSv）。**美国国家辐射防护和测定委员会和国际辐射防护学会**推荐了人体不同部位（如颈部、身体、手部）的职业照射剂量限值（见表 12.2）和每年限制遭受的 mSv 量。

D. 基本成像和荧光透视设备的组成

医生应该了解荧光透视系统的组成，从而能够在血管成像时更加有效地使用，同时把对介入室内所有人的放射曝光量降到最低。**荧光透视系统的基本结构见图 12.1，包括发生器、控制器、X 线管、准直管和图像接收器或者图像增强器。**X 线发生器及其控制器将可用的电能转化成操纵 X 线管所需的准确的能量形式，X 线管位于患者的身体下方（图 12.1）。

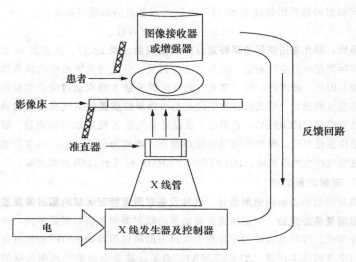

图 12.1 荧光透视系统的基本结构

包括发生器、控制器、X 线管、以及图像接收器或增强器。黑色阴影部分代表铅屏蔽物，大多数成像单元和检查床都配备

X 线管是铅屏蔽装置，在正对患者的位置上有一个出口，X 线管将来自发生器的电能转化成 X 线。 这个过程效能很低，仅有 1% 的电能转化成了 X 线，而其余的 99% 都转化成了热能。虽然 X 线管被设计得能够处理这些热能副产物，但是在血管内介入操作时，因为时间过长而 "过热"，会导致系统关闭。医生可以采取一些操作方法来减少热量的产生。这些方法也可以减少每例患者的辐射剂量，因此是明智的吸引人的方法。**使用 "脉冲" 法替代持续显像的方式可降低每秒帧数，从而减少由 X 线管产生的热量。** 另外，自动将患者尽量靠近图像增强器，可降低 X 线束流强度，因此减少热量的产生。前两个简单的方法会降低图像的质量，适用于某些不太复杂的血管内操作。将患者靠近图像接收器或增强器会使影像野增宽，并使清晰度稍微提高。最后，高水平的荧光透视设备需要使用更强的能量来显示更细致的影像，仅仅在需要此类影像时非常少地使用。

在血管内介入操作时如果能够有效地利用 X 线束准直器来控制及减小 X 线束的大小，将减少辐射剂量和散射。 由于 X 线自发生器中均匀地发射出来，并且设计为辐射到整个图像增强器，有时辐照到超出图像增强器范围的区域，因此 X 线束准直器这一工具非常重要。将其调整聚焦到临床感兴趣的区域，就会减少辐射范围和散射，同时使物体的对比度得到改善，使图像质量提高。**辐射散射是 X 线束接触患者后产生的次级辐射。** 这些电磁辐射的光子强度比初级 X 线束低，但是仍然构成辐射危害。患者的两侧散射往往较强，因为 X 线束在患者的两侧与其接触。成像设备的两侧被称为高强度散射区，通常位于透视床下方（图 12.2）。患者和图像增强器之间的区域是低强度散射区。了解这些区域能帮助处于介入室和手术室的医生和辅助人员有效地站位和屏蔽自己，从而最大限度地减少辐射暴露。

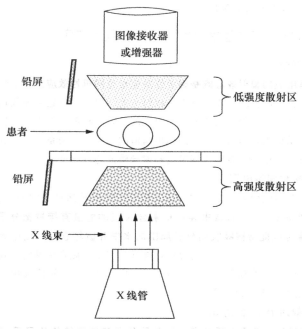

图 12.2 与 X 线束和患者位置有关的高强度散射区和低强度散射区

注意高强度散射区位于患者的两旁，该处放射线照射患者，该图中位于透视床下方

图像增强器也称为图像接收器，是一种电子光学设备，能够俘获 X 线，并将 X 线影像转化为可见的形式。随着技术的进步，图像增强器逐渐增大，这使得腹部、胸部和外周血管等的成像更加清晰和综合。但是，目前其宽度大多数为 12～15 英寸，所以准直器的使用变得更加重要，以便将放射野聚焦在临床相关的区域。**将患者移向图像增强器可增大影像野，降低辐射的束流强度和散射量（图 12.1）。**

血管介入专家应该事先在脑海中构建一个简单的荧光透视系统结构，以及优化影像、减少放射曝光的措施的清单。在获取任何影像之前复习下列各点，都将为血管内操作过程中的医生、患者和介入室内其他工作人员提供很好的帮助：

1）准直器的位置。

2）X线束的设定（即持续对抗脉冲）。

3）每秒帧数。

4）患者位置与图像增强器的关系。

5）使用适当的铅屏蔽物。

Ⅱ. 辐射生物学包括辐射的遗传和致癌效应

A. 辐射效应

对人体组织的辐射效应既是确定性效应也是随机性效应。 确定性效应具有辐射阈值，再该阈值之下没有有害的辐射可能。但是一旦达到该阈值，进一步的辐射剂量和不良生物学效应就会有直接的关系。相反，随机性效应是指与偶然发生的关系更大，与增高至达到超出阈值的辐射剂量关系小。突变是一个例子，突变发生在单一或者随机剂量的辐射导致的恶性突变。

B. 直接和间接电离

活的细胞吸收辐射可导致它与重要靶分子以两种途径中的一种相互作用，即直接或者间接电离。**直接电离是指来自X线的能量直接被靶分子吸收。间接电离是指X线能量被吸收到分子周围的水中并破坏它。** 间接电离和水分在活细胞及组织内的分解叫做辐射分解，能导致产生叫做自由基的损伤离子。研究表明，对活组织的辐射损伤绝大多数（约为80%）是间接辐射，少数（约为20%）是由于直接辐射产生的。

C. 辐射对DNA的影响

尽管DNA可能是主要靶点，但各种分子和细胞结构均可受到辐射的影响。 DNA以双螺旋结构存在于细胞核中，包含了细胞生命和繁殖时遗传密码的蓝图。直接或者间接辐射均可以损害或者破坏DNA的结构，从而使其不能安排活动。大多数细胞能够修复轻微的DNA单链断裂，但是更严重的损害或者双链的双螺旋结构的破坏通常可导致永久性的损害。

辐射对细胞的影响取决于特定细胞类型的分裂速度和对辐射的敏感性。通常，快速分裂的细胞类型（如皮肤细胞）比不太活跃的细胞对辐射更敏感。其他对辐射敏感的器官有甲状腺、乳房、眼晶状体、肺、骨和骨髓。当受到辐射照射后，**细胞可发生两种类型的死亡：繁殖性死亡和凋亡。** 繁殖性死亡是指增殖期的细胞持续存在于多个水平的DNA损伤，虽然有些开始时可以修复，但最终不能增殖而使细胞死亡。凋亡是指程序性细胞死亡，这是一个更加一致和主动的过程，有组织的细胞事件将细胞送入必然的死亡之路。

D. 辐射生物学

辐射生物学研究活细胞和器官如何对辐射发生反应。在细胞水平，辐射暴露或者损伤发生后可以预期下列四个结局中的任意一个。

1. 如果损伤到了**关键的细胞成分**或者损伤太严重，则细胞不再有功能，即死亡。

2. 有些辐射损伤可以被细胞完全修复，不遗留可以辨认的**不良后果**。

3. 损伤可能被修复，细胞可以存活，但是**功能或能力降低**。

4. 损伤被部分或者错误修复而导致**突变**。在最后这类辐射诱导的细胞损伤中，数年后可能发生恶性病变或者癌症。**遗传突变可以发生在受到辐射损伤但没有死亡或者受到照射后不能正确修复的细胞**。辐射导致的基因突变可以由于非致死性、不能修复的 DNA 缺陷所致，DNA 缺陷可导致不能产生蛋白质，后者对于支持和控制细胞增殖是必需的。如果突变发生后导致不能控制或者关闭细胞系，这些细胞就会不经检查地增殖，导致恶性疾病或者癌症。目前，对于辐射暴露与癌症之间关系的了解是有限的，但已知有一些类型的癌症与辐射暴露有关。

作为介入医生，应该意识到在医学放射中接受的放射线暴露水平与癌症之间有关，这一点很重要。如果他们低估了辐射暴露的严重性和防护措施的重要性，应该及时提醒。甲状腺可能是对辐射最敏感的组织，已知其恶性肿瘤的发生与辐射诱导有关。人类的癌症中，第一个与辐射联系起来的是皮肤癌，考虑到皮肤癌的普遍性及其与日晒的关系，该类疾病持续受到关注。已经认识到的与辐射暴露有关的其他类型的癌症包括骨癌、肺癌和白血病（即骨髓）。

E. 辐射损伤

使用医学荧光透视导致的辐射损伤常发生在皮肤和眼晶状体。这是因为医生和患者的辐射暴露发生在辐射与其最初接触的表面。辐射所致的皮肤损伤好发于存在胶原血管病变者，如红斑狼疮、硬皮病和糖尿病患者。皮肤损害从红斑、脱发（至少由 2~3Gy 的辐射剂量导致）到皮肤萎缩、变硬甚至坏死（至少由 10~15Gy 的辐射剂量导致）。

眼晶状体细胞也很容易受到辐射损伤，这可使晶状体失去清晰度和透彻度。**由于这些细胞不断地产生并在一定时间后形成晶状体层，所以如果大量的细胞受到不良影响就可以发生混浊或者白内障**。白内障可以影响或者不影响视力，通常受到损伤的辐射剂量是对健康的眼睛每次超过 1Gy。如果经常低剂量长时间受到辐射暴露，则引起白内障的辐射剂量阈值就更高。从辐射暴露到诊断出疾病之间的时间往往很长，对白内障而言，如果是小剂量长时间的辐射暴露，该时间可超过 5 年至 10 年。

Ⅲ. 实用辐射安全

医生应牢记上述荧光透射成像系统和辐射生物学知识，介入治疗过程中的主要目标是最大限度地减少患者的射线暴露量。医生要知道在该书中贯穿始终的辐射暴露风险的底限值，明白血管造影操作的指征必须充分，并且应该探讨可替代的无创诊断方法。假如血管疾病患者有实施血管内操作的指征或者必须用该方法提供最佳治疗，**医生期望或乐意接受辐射暴露风险低至合理的可操作（as low as reasonably achievable，ALARA）的程度。**

管理当局规定了辐射的每年最大暴露量（表 12.2）。这些数值是绝对最大量，是任何从业者不应靠近的年基准值。设立最低水平（如 ALARA）虽有些武断，但是细心的从业者应该知道该数值，并在实际工作中力求遵守。例如，设计良好的介入治疗室从业者每年遭受的总的身体暴露量为 0.5～15mSv。对于经常达到 ALARA 的从业者，应该限制辐射暴露量，并且需要养成良好的血管内操作的工作习惯，其中有些内容在前文中已经简单提及。在血管内介入操作前，每个从业者都应该考虑的减少辐射剂量的五个主要因素有：**距离、时间、屏蔽物、射线管理、对情况的警觉意识（表 12.3）。**

表 12.3 实用放射安全要素

射线管理
对情况的警觉意识
距离
时间
屏蔽物（设施性装备和穿戴）

A. 术者 X 线管理

术者实施射线管理包括管理踏板，仅在必要时释放 X 线。 应该杜绝留恋在踏板上或者在没有医生看影像画面时踩下踏板。这常需要团队努力，当发生上述情况时主动提醒术者"停止曝光"。校正 X 线束到仅使必要的解剖位置显影，可以减低散射的辐射程度并增强影像质量。使用低剂量或者脉冲成像是一种有用的射线管理方法，可以在一些操作的开始或者结束阶段减少辐射剂量。

B. 曝光提醒

对情况的警觉意识包括当荧光投射系统启动后，医生和辅助工作人员要知道。 启动后典型的状态是屏幕亮起来并且有一种独特的声音，但是术者应该声明他（她）要开始做透视了，以使房间里的每个人都意识到。在介入治疗室外亮起灯光以警示打算进入的人员：正在进行成像操作。术者需要知道房间内其他的技师或辅助工作人员的位置，在护士等人员直接面向或者靠近射线束时尽量不要曝光。

C. 与辐射源的距离

离辐射源的距离要最大化，记住倍增与辐射源的距离可使辐射强度降低 4 倍。例如，使某人与辐射源的距离从 1m 增加至 2m，可使辐射强度从 100mGy/h 减少到 25mGy/h。重要的是还应该考虑到患者靠近图像接收器或增强器的影响。增加患者与图像增强器的距离需要更多的 X 线输出和散射。使患者靠近图像增强器是减少辐射需要量和降低曝光风险的简单办法。

D. 曝光时间选择

曝光时间也是安全操作的一个重要因素，与射线管理有密切的关系。这里的时间涉及术者使用 X 线的时间和处于该空间的辅助人员面临高辐射风险的时间。熟悉射线系统很重要，可以最大化地使用一些工具，例如最后影像保持、重放、可以增强已采集或储存图像的某些方面效果的辅助工具。使用辅助工具可以用最少的透射影像和曝光时间取得最大化的临床决策。最后，每隔 5min 报警一次来提醒术者，慎重掌握辐射时间也是安全操作的重要内容。

E. 屏蔽物的应用

各种规格的屏蔽物包括固定在天花板上悬挂在术者和患者之间的屏蔽板和悬挂在检查床上的屏蔽板（图 12.1）。屏蔽物也用来为辅助工作人员提供保护，在射线曝光时可以站在该类设施后方。理想的情况是治疗团队的绝大多数人员能够在操作室外做好他们的辅助工作（例如记录手术过程）。等 X 线光束关闭后再进入房间提供辅助和调整患者。

铅围裙是主要的能够穿的屏蔽物，厚度至少为 0.5mm，在辐射源和术者之间提供遮蔽。这种形式的屏蔽物需要不时地更新，穿着要合体。如果铅围裙不合身或者太老旧，由于其中的铅屏蔽物可能被折坏，所以其防护效果会打折扣。最新式的两件套铅围裙比传统的要轻便，可提供更舒适的屏蔽遮挡而不会引起骨骼肌肉疼痛。甲状腺屏蔽物是铅围裙的延伸，厚度也至少应为 0.5mm，在整个透射成像过程中都应该佩戴。每年都要常规检查铅衣上的屏蔽物中有无裂缝和缺损。任何屏蔽物有缺陷都需要更新。铅眼镜可以使防护更为完善，虽然对铅眼镜预防辐射性白内障的效果仍有争议，但是对于整体防护而言，需要某种形式的保护性眼部佩戴物，铅眼镜是一种选择。

Delichas M，Psarrakos K，Molyvda-Athanassopoulou E，Giannoglou G，Sioundas A, Hatziioannou K, et al. Radiation exposure to cardiologists performing interventional cardiology procedures. *Eur J Radiol*. 2003; 48: 268-273.

Lipsitz EC, Veith FJ, Ohki T, Heller S, Wain RA, Suggs WD, Lee JC, Kwei S, Goldstein K, Rabin J, Chang D, Mehta M. Does the endovascular repair of aortoiliac aneurysms pose a radiation safety hazard to vascular surgeons? *J Vasc Surg*. 2000; 32: 704-710.

Pei H, Cheng SWK, Wu PM, Ting ACW, Poon JTC, Cheng CKM, Mok JHM, Tsang MS. Ionizing radiation absorption of vascular surgeons during endovascular procedures. *J Vasc Surg*. 2007; 46: 455-459.

第 13 章　大血管和颈动脉闭塞性疾病

如今，将脑血管疾病开放式和血管内治疗结合的医学治疗使得血管专科医师成为这些患者健康护理团队的成员之一。颈动脉、主动脉弓分支和椎动脉血管血运重建术在缓解位于这些血管中有症状的、狭窄或溃疡性动脉病变、动脉瘤和血管瘤方面的成功证实了血管专科医师参与的必要性。在诊断无症状的脑血管疾病时，也可咨询血管内科和血管外科医生，以提供风险评估，并帮助确定恰当的降低卒中风险的介入干预。目前，将颈动脉成形和支架置入术（CAS）与颈动脉内膜切除术（CEA）对比来评估及分析其选择、操作及医疗管理，不断改变着治疗颅外脑血管疾病的局面。

本章将讨论颅外头臂动脉、颈动脉或椎动脉疾病的常见临床表现。强调目前护理的某些原则，即协助对患者进行适当、稳定和安全的手术。最后概括最常见的颈动脉介入早期和晚期并发症的治疗。

Ⅰ. 常见的临床状况

A. 有症状性颈动脉疾病

有症状性颈动脉闭塞性疾病包括**短暂性脑缺血发作（TIA）和脑卒中或脑血管意外（CVA）**。脑卒中的社会经济和健康管理以及自我管理的重要性是很明显的。在美国，每年可发生超过 700 000 例脑血管意外，导致 160 000 人死亡。美国约有 400 万卒中幸存患者有不同程度的残疾，卒中造成的年经济负担约为 4 500 万美元。全球范围内，卒中位列第二大死因，估计每年有超过 500万人发生卒中。脑血管意外中约有三分之二是因为血栓栓塞事件引起的，罪魁祸首是颅外动脉粥样硬化。通过对脑血管动脉粥样硬化的解剖分布进行研究，可按部位将其疾病分为以下几类：颈动脉分叉处的约占 38%、颅内的约占 33%、弓动脉分支处的约占 9% 和椎动脉近端的约占 20%。

1. 症状分类　典型情况下，TIA 是指持续时间少于 24h 即完全消退的急性神经系统症状。但是，其持续时间通常以分钟计算，而不是小时。**可逆性缺血性神经障碍（RIND）**一词用于描述持续时间超过 24h 但之后快速消退的神经系统症状。**CVA** 是指持续时间超过 24h 并具有明显结构梗死的神经系统症状。当 TIA 出现更加频繁（在 24～48h 内越来越严重），但是神经系统症状在发作间隙中仍可完全扭转时，称之为**频发性 TIA 或口吃性 TIA**。若症状未消退，时好时坏，表明神经元缺血和神经组织有梗死风险，称为**进展性脑卒中**。这些都是非常不稳定的情况。颈动脉或前循环疾病导致的血栓栓塞症状有轻偏瘫、偏身感觉异常、一过性单眼盲（**一过性黑矇**）或言语困难（**失语症**）。

2. TIA 预后 有 75%～80% 的卒中患者之前没有任何类型的短暂性神经症状。然而，如果患者发生过 TIA，那么卒中的风险必然就很高。研究表明，一旦出现 TIA，5 年内的卒中风险就有 30%～50%。实际上，近来的研究表明这种风险有很大比例出现在 TIA 发作后的前几周内，**发作 1 个月内的 CVA 风险可能为 10%～25%**。某些研究表明，在发作后数小时内该风险为 5%～10%。因此，确诊及评估患者至关重要。遗憾的是，TIA 并不是颈动脉狭窄或溃疡斑块的特异性症状。只有 50% 的 TIA 患者存在具有显著血流动力学意义的颈动脉狭窄（<2mm；⩾50%）、闭塞或溃疡斑块。剩余 50% 患者发生血栓栓塞是由于其他原因，例如心脏、主动脉弓、颅内血管疾病，或无明显病因。任意部位的血栓栓塞或高凝状态导致的 TIA 通常也会导致卒中。然而，若患者无 TIA 的明显病因，则评估时颈动脉可相对正常，且通常为良性病程，很少发生卒中。

TIA 在性质上为大脑半球 TIA 或视网膜 TIA。在有颈动脉分叉粥样斑块症状表现的患者中，约有 25% 患者的主要症状是视力障碍。**一过性黑矇（AF）**是最常见的眼部表现。一过性偏盲和其他微小的视野缺损出现的频率较低。典型的黑矇被描述为每次有数秒至数分钟"眼前阴影"，且起因是眼动脉栓塞。尽管 AF 的自然发展过程比大脑半球 TIA 更具良性，但仍需注意。一旦 AF 发作，每年发生卒中的风险约为 6%～8%，而脑部 TIA 患者的卒中发生风险约为一半。此外，因为脑血管疾病而出现视觉症状的患者中，有相当一部分人（25%）将遭受永久性视力丧失之苦。

3. 脑卒中复发 由于脑卒中复发的显著性，因此识别 CVA 和脑血管动脉粥样硬化，尤其是颅外动脉疾病非常重要。若无治疗，则 CVA 患者每年有 10%～20% 可再次发生卒中，那么 5 年总风险即为 50%～100%。与第二次 CVA 有关的死亡率可达 35%，这是一个令人吃惊的数字，而二次以上事件则超过 60%。因此，确立治疗至关重要。

4. 脑血管疾病的异常表现和症状 由于慢性眼缺血（COI），视敏度可能会下降，这种情况很少见。严重的双侧闭塞性疾病可导致视网膜供需失衡，代谢增加。COI 即为与此有关的体征和症状的总称。检查结果包括眼痛、静脉淤滞性视网膜病变、视网膜中央或分支动脉滞流而闭塞、缺血性视神经病变、视网膜动脉狭窄、视网膜微动脉瘤、视网膜出血、虹膜新生血管形成（**虹膜红变**）

与新生血管性急性闭角型青光眼、虹膜萎缩、角膜水肿和白内障。该综合征仅在 3%～4% 脑血管疾病患者中发生。若无治疗，均会导致永久性盲。另一种可能发生的罕见眼部症状是"亮光一过性黑矇"。这种症状是因为视网膜受到压力（如外出暴露在太阳光下）时视网膜血流不佳导致的完全盲。通常要求血管专家对眼底检查中发现的无 COI 体征的 **Hollenhorst 斑** 和视网膜动脉闭塞症状发表意见。低于 10% 的患者在这些发现点同侧有显著的颈动脉狭窄。

此外，脑血管疾病还有其他一些不常见的症状会导致明显的颈动脉闭塞疾病。其中之一是咀嚼暂停，这是因为 ECA 提供咬肌的血流不足所致。此外，还有局灶性癫痫活动，起因是颈动脉疾病导致的动脉栓塞。先兆晕厥或晕厥有时候称为猝倒症和认知损害，较少发生，继发于双侧显著脑血管疾病导致的灌注不良。

B. 无症状性颈动脉疾病

无症状的动脉狭窄患者也可发生颅外脑血管疾病。总体来说，65 岁以上人群只有 1% 存在颈动脉闭塞性疾病。然而，如果关注存在心血管危险因素（例如高血压、高血脂和心脏疾病）的人群，则该比率可上升至 20%。这就是进行脑血管病筛查的原因，可发现卒中的高危患者，随后进行降低卒中风险的治疗。对于接受评估的无症状性颈动脉狭窄患者，最常见的始发事件是查体时发现杂音。约 5% 年龄在 50 岁以上的普通人群存在**颈动脉杂音**。然而，研究发现只有 23% 的杂音与具有血流动力学意义的狭窄（≥50%）有关，存在杂音的患者中，发生显著狭窄者低于一半。杂音的响度与狭窄程度之间无关联。因此，对于显著颈动脉狭窄而言，杂音并不敏感，也不具有特异性；然而，在发现杂音存在时，用非侵袭性影像学方法检查颈动脉狭窄情况相对简单。颈部杂音可来自颈动脉，或从主动脉弓或心脏传导而来，如伴随传导性杂音（图 13.1）。

另外一种并不常见的情况是，针对非典型症状患者，需咨询血管医学专家，并进行非侵袭性影像学检查，以确定颈动脉狭窄的状况。通常，患者的症状与颈动脉无关，但会发现颈动脉狭窄。若发现无症状的颈动脉狭窄，那么 10%～15% 的患者将发展到严重的类型。因此，无症状颈动脉狭窄患者的管理便成为复杂的问题。

Ⅱ. 脑血管疾病成像

A. 双功超声

无创血管实验室和双功超声的出现使其成为诊断颈动脉疾病患者的首选

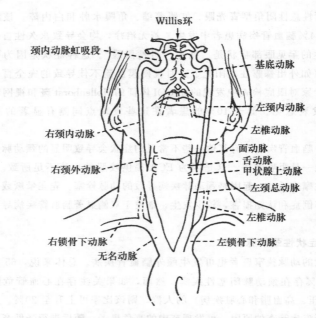

图 13.1 主动脉弓和颅外颈动脉的解剖图

颈内动脉在颈部无分支

影像学检查方法（见第 6 章）。双功超声将灰度调制型（B 型）超声与脉冲波多普勒相结合，以形成动脉的实时灰度图像和动脉血流的光谱分析（图13.2）。在使用双功超声确诊和量化颈动脉的狭窄程度时，可采用众多标准。双功超声是一个持续的过程，需要与其他成像模式建立规律关联，以巩固无创实验室检查的精确度。技术熟练的血管科技术人员进行操作，可使血管成像迅速、灵敏、特异、高度精确，且无风险。其可间接呈现弓动脉和颅内动脉狭窄的迹象，但是不可能在这些区域实现直接成像。经颅多普勒可配合颅内疾病的进一步诊断，但是其不能显示病灶的解剖结构或真实的疾病负担。作者应用修订的华盛顿大学标准（表 13.1）。对双功超声在闭塞性颈动脉疾病及其缓解方面的进一步理解和研究，为脑血管疾病患者提供了明确的监测方案。目前，对于患有中度颈动脉狭窄和颈动脉手术后的患者，双功超声为标准流程（表 13.2）。

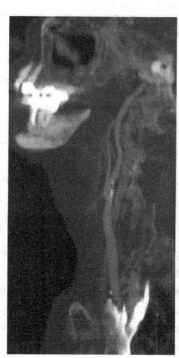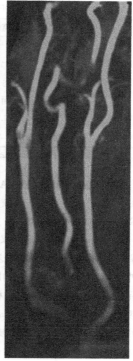

图 13.2　CTA/MRA 检测颈动脉

左侧颈动脉系统的重建 CTA（左图）。两侧颈动脉分叉 MRA（右图）。CTA，计算机断层扫描；MRA，磁共振动脉造影

表 13.1　修订的华盛顿双功超声标准

狭窄	PSV	EDV	频谱
正常	＜125cm/s		正常，无斑块
1%～15%（B）	＜125cm/s		正常，有斑块
16%～49%（C）	＜125cm/s		扩大
50%～79%（D）	＞125cm/s	＜140cm/s	扩大
80%～99%（D+）	＞125cm/s	＞140cm/s	扩大
闭塞（E）	无血流	无血流	无血流

PSV，收缩期最大血流速度；EDV，舒张末期血流速度；cm/s，厘米/秒；CCA，颈总动脉；ICA，颈内动脉；ECA，颈外动脉

EDV：80cm/s 相当于狭窄 60%；100cm/s 相当于狭窄 70%

ICA：CCA PSV 比率：3.2 相当于狭窄 60%；4.0 相当于狭窄 70%

表 13.2 标准颈动脉监测方案

临床分组	双功超声监测频率
B 病变和 C 病变	每 1～2 年一次
D 病变，无 CEA	每 6 个月一次
CEA 后	前 2 年内每 6 个月一次，然后每年一次或根据对侧狭窄情况而定
对侧颈动脉闭塞	每 6 个月一次
CAS 后	每 6 个月一次

CEA，颈动脉内膜切除手术；CAS，颈动脉血管成形和支架置入术

B. 计算机断层扫描（CT/CTA）和磁共振动脉造影（MRI/MRA）

通过 CTA 和 MRA 检查，可获得大脑、颅内血管、弓动脉分支和主动脉弓组织定义和直接成像的信息（图 13.2）。实际检查中发现主动脉弓分支处的病变占 10%。2%～5%颈动脉分叉狭窄存在颈动脉病变部位远端的串联式颅内动脉狭窄或颅内动脉瘤。此外，这些检查还能判定大脑状态和近期或过去的脑血管意外（CVA），对于有症状的脑血管疾病尤为重要。采用 CTA，不能立刻确定梗死症状，因为利用这种成像模式通常需要 24～48h 才能呈现卒中证据。CTA 的优势在于可使脑出血成像。动脉粥样硬化钙化会限制 CTA 描述狭窄症状的能力。另一方面，采用弥散加权技术的 MRA 能够即刻解释及描述梗死症状。众所周知，MRA 的弊端是对狭窄的过度呈现。原因在于 MR 技术依赖于随磁场脉冲变化的电子极性改变。在标准的磁共振中，由于电子不会停留在血液中的某个位置，所以血流量按照信号衰减或出现黑色进行呈现。如果时间不合适，或许就不能正确地表现血流特性，因此该技术依赖于高级机构和人员。

C. 动脉造影

与脑血管动脉造影相关的卒中风险为 1%～2%。穿刺部位并发症和其他并发症发生率可高达 3%，这促进了其他更加微创的影像学检查方法的发展。然而在有些情况下，动脉造影仍然适用，它有助于脑血管成像。这些情况包括不一致或不可靠的无创研究、颈动脉分叉高、未发现明确的病变末端、考虑颅内或基于弓动脉和（或）大血管的疾病、疾病的非动脉粥样硬化病因的可能性、怀疑后循环缺血病为症状原因、复发狭窄，以及血管治疗的潜在指征，如 CAS 或椎动脉起始段支架置入。

Ⅲ. 颈动脉闭塞性疾病的治疗

A. 药物治疗

危险因素的改变清楚地表现在脑血管疾病患者身上（见第 7 章）。在诊断

颈动脉、大血管和其他心血管病程所致的椎动脉疾病时，许多患者已有降低高血压、高脂血症及冠心病风险的治疗。据显示，他汀类药物治疗有利于颈动脉闭塞性疾病的初期和术后。阿司匹林和氯吡格雷之类的抗血小板药能延缓血小板聚集，防止引起短暂性脑缺血和卒中的微栓子。因此，这些药物已成为神经系统事件和确诊无症状狭窄后维持治疗的关键。与控制组相比，阿司匹林可使持续的短暂性缺血、卒中和死亡风险降低近 20%。在氯吡格雷（波立维，美国，纽约，赛诺菲制药有限公司）与阿司匹林的患者缺血事件风险对比（CA-PRIE）的随机双盲临床试验中，氯吡格雷（每天 75mg）可使缺血性卒中、心肌梗死和血管性死亡的相对风险降低 24%。颈动脉内膜切除术后，抗血小板治疗可降低卒中风险，并减轻再狭窄程度。由此可见，抗血小板治疗可能适度降低有症状和无症状脑血管病个体的卒中风险，并使出血风险降至最低。

　　肝素或华法林［华法林钠片（可密定），美国特拉华州，威尔明顿，杜邦制药公司］也可控制至少 90% TIA 患者近期发病。已经证实华法林可改善严重脑梗死的效果，可将未经治疗患者的脑梗死发生率从 45% 降低至经过 5 年治疗后的 24%。当然，长期应用华法林治疗的主要缺点是有近 15% 的患者会出现依从性问题和出血并发症。实际上，多专业指南建议委员会提出，由于存在出血风险，肝素不应用于急性卒中。

B. 手术治疗

　　在血管疾病检查中，没有任何检查是比 CEA 更加仔细的。在 CEA 期间，颈动脉被夹紧，然后打开，动脉粥样硬化斑块被移除。大型多中心前瞻性随机试验将该手术联合抗血小板治疗与单纯行抗血小板治疗相比，提供了许多手术选择的见解。对于 TIA 或稳定的非致残卒中有显著血流动力学意义的颈动脉狭窄，并且准备行手术的患者，CEA 可降低卒中的复发风险。**北美症状性颈动脉内膜切除试验（NASCET）和欧洲颈动脉外科手术试验（ECST）**的发现均支持上述结果。**退伍军人事务试验 309（VA 309）**的发现也倾向于支持手术，但在报告 NASCET 和 ECST 的初步结果时，该试验就被停止了。NASCET 对高度（≥70%）狭窄患者的评估很早就终止了，因为就用药和手术两部分而言，2 年卒中风险分别为 26% 和 9%（$p < 0.001$），死亡率分别为 12% 和 5%（$p < 0.01$）。卒中风险随着狭窄程度的增加而增加。因此，重度狭窄患者的获益程度最大。对于颈动狭窄程度为 50%～69% 的患者，NASCET 显示，5 年后，CEA 可以显著降低同侧性卒中（15.7% 比 22.2%；$p = 0.045$）以及任何类型的卒中或死亡（33.3% 比 43.3%；$p = 0.005$）的风险。尽管具有显著统计学意义，直至随后随访，其绝对风险降低程度均小于高度狭窄患者的风险降低程度，且不明显。

在 ECST 和 VA 309 中发现了相同的结果。三个临床试验的数据已证实，随着狭窄程度增加，CEA 可逐步增大卒中风险的降低程度。与药物治疗相比，颈动脉狭窄 50% 时，CEA 可使 5 年卒中绝对风险显著降低。对于颈动脉狭窄程度为 60%~70% 或以上者，CEA 可使 3 年卒中风险显著降低。症状性前瞻性随机试验中，CEA 似乎可使近期卒中和有大脑半球症状的男性患者获益最大。

当遇到有症状的患者时，下面的问题有助于采取合理的治疗方案。

1. 是否存在明显的颈动脉狭窄？ 应用之前讨论过的显像模式。双功超声为首选方法，可描绘颈动脉狭窄的程度以及重要斑块特征（如溃疡），同时，该仪器还能间接发现基于近端弓动脉的疾病与椎基底动脉供血不足的证据。此外，颈动脉分叉的解剖位置以及外观正常的远端颈内动脉（ICA）可识别的病变末端都是重要的特征。血流频谱分析可显示阻抗模式提示末端颅内疾病。对于众多患者，特别是 TIA 患者，在没有可代替的显像模式的情况下，双功超声扫描可以为进行 CEA 提供充分的解剖学和功能信息。

如果未很好鉴别脑血管循环的任何特征，或与新近卒中相关，即可使用非侵入性显像模式替代，包括 CTA 或 MRA。双功超声和（或）CTA/MRA 后可能需要颈动脉造影的情况如下：不一致或不可靠的非侵入性研究（即研究结果与另一项结果冲突）；颈动脉分叉位置高，阻碍了完整的双功超声显像；双功超声或 CTA/MRA 未见远端损害，与颅内或胸内颈动脉并发疾病有关；怀疑后循环疾病和（或）伴随 CEA 之后数月或数年狭窄复发。如果有以上一项或更多情况，就应采用动脉造影术予以显像，以评估颈动脉狭窄的程度以及病变部位的形态。今天，其中一些特征可能需要进行血管腔治疗，如在进行诊断性动脉造影术的同时进行 CAS。

2. 是否存在与 TIA 或 CVA，或其他一些神经或身心疾病一致的症状？这些症状是否由颈动脉狭窄同侧的事件引起？ 回答这些问题并不简单。如前所述，颈动脉症状分布包括单侧轻偏瘫、偏身感觉异常、言语错乱或一过性黑矇。在确定是否确实患有 TIA 或潜在 CVA 时，使人困惑的症状通常都是非典型疾病，尤其是头晕、轻度头痛、先兆晕厥及步态不稳定。这些后循环症状更常见于老年患者，当他（她）们从平卧、坐位或弯腰位快速转为站立位时，可由于发生直立性低血压或其他病因而导致出现上述症状。如果怀疑有身心问题，则应仔细询问家庭或工作情况，可能会发现引发这些症状的情绪应激。如果患者对症状不确定，则观察过患者疾病发作的家庭成员可能会很有帮助。

3. 神经症状是慢性、稳定的，还是反复且呈进展性的？患者是否曾患过卒中？ 如果表现为 TIA 而未提示 CVA 且未进展，则应进行更多随机和（或）急诊患者评估。但是请牢记，新发 TIA 比前期风险更令人担忧。如果症状与新发或近期出现的卒中有关，或者这些症状呈渐进性和反复性，则表明 TIA

或卒中逐渐进展，应进行即刻或紧急评估。同时，需对 TIA 进行心电图监测（动态心电图监测），以发现心律失常，或进行超声心动图检查，以排除心脏瓣膜疾病或附壁血栓。经食管心脏超声可显示某些患者主动脉弓溃疡性动脉硬化是血栓栓子的来源。此外，如怀疑有癫痫发作，宜采用脑电描记术（EEG）。如出现非典型神经或视网膜症状，神经科医师或眼科医师的会诊有助于对患者进行评估。对于出现非典型症状或疑似卒中的患者，大脑计算机断层扫描（CT/CTA）或 MRI/MRA 不仅能更好地分辨脑血管疾病的程度，还有助于确定是否为卒中并检测是否出血。弥散加权 MRI 对此特别有用。相对于 CT 只能检查明显的卒中（已发病数天）而言，MRI 能立即确定是否有卒中。

　　如果患者已经患有卒中，则需考虑与可能的干预及手术治疗有关的特殊方面。首先，了解 CVA 的严重性以及脑组织是否仍然存在梗死风险尤为重要。对于极度、完全缺损，如偏瘫和（或）失语症，如果仅仅丧失少部分左大脑半球功能，则无必要让患者承担手术风险。实际上，有症状患者 CEA 的前瞻性随机试验的研究对象仅包括 TIA 以及"非致残"卒中患者。在 CT 和 MR 技术发展之前，卒中和急诊外科手术后患者出现出血性改变所致的恶性后果就已出现。从那以后，关于 CVA 的放射学特征以及 CEA 的时机便存在许多争议。关于大脑半球卒中后 CEA 的时机仍未达成共识。可以确定的是，CVA 越严重，患永久性缺损的概率就越大。如果存在与卒中有关的脑实质性出血，或出血范围为 2～3cm 或更大，那么 4 周后再行 CEA 就是明智之举。如果卒中程度比较轻，且没有出血现象，则可较早进行手术（14 天之内）。

　　幸运的是，很少出现需要紧急干预的情况。渐进性 TIA 患者应立即住院接受肝素（负荷剂量为 5000～10000U，每小时持续输注量为 750～1000U）抗凝治疗，使 PTT 达到 60～90s 或抗凝血因子 Xa 达到 0.4～0.7U/ml。如果患者病情比较稳定，在 24h 内应结合双功超声行紧急 MRA 或 CTA。如果存在之前讨论过的特征，则应进行动脉造影术。外科与麻醉团队优化决策时，应对颈动脉严重（>70%）狭窄或表面粗糙，有易损、无规律的溃疡性斑块患者行颈动脉内膜切除术。

　　如果神经症状进展或呈现消长变化而未得到彻底解决，那么管理就会更加困难。这些患者应被视为患有**进行性卒中**。在对严重颈动脉病变以及有预后不良的斑块患者行抗凝与紧急双功超声之后实施颈动脉手术可降低其卒中严重程度及死亡率。然而，**进行性卒中与完全性卒中**之间的区别并不明确。进展性 TIA 与进行性卒中的侵入性外科策略与单独进行药物治疗时的卒中程度及高死亡率相关。这些事件报道的死亡率为 50%～80%，多达 75% 幸存者存在中度到重度的永久性神经缺陷。只有 5%～10% 甚至更少的患者能够彻底康复。采用描述过的治疗规范，预计围手术期卒中发生率及死亡率为 10%～20%。尽管这是继 CEA 之后相当高的事件发生率，但仍然是患者最好的选择。同时，对急性缺血性卒中进行静脉溶栓治疗（组织型纤溶酶原激活物）适用于症状出现 3 小时前无颅内出血证据或其他禁忌证的患者。

4. 患者的手术风险有哪些？ NASCET 和 ECST30 天内的卒中和死亡率分别为 5.6% 和 7.0%。通常，有症状患者 CEA 的卒中/死亡率应为 5%～6% 或更低，以降低手术中卒中风险。从并发症的角度来看，如果患者的手术风险大，则应考虑采用颈动脉血管成形和支架置入术（CAS）。抗血小板药和（或）华法林是在这种棘手情况下可考虑应用的药物治疗方法。如果抗血小板药和（或）抗凝血药治疗未能控制 TIA，则应重新考虑进行外科手术或介入治疗。

根据经典前循环、颈动脉区域 TIA 或非致残性卒中所获得的成像信息和手术对象，我们推荐采用 CEA 联合抗血小板治疗，可外科纠正狭窄斑块，使其直径减小程度≥70%。而对于直径减小 50%～69% 的狭窄斑块，由于之后的时间点可以有更适度的风险降低，所以应采用更慎重的方法。如果很健康且长寿，那么他们可获益于手术，此时应采用 CEA。其他导致倾向手术治疗的因素包括斑块形态（如溃疡或表面粗糙的血栓）、对侧 ICA 闭塞以及男性患者，所有这些都预示着有症状患者的卒中风险增高。而对于颈动脉狭窄程度小于 50% 的患者，除非有罕见的预后不良的斑块，否则不建议手术。

C. 无症状患者的手术治疗

对严重颈动脉狭窄行预防性颈动脉内膜切除术的原理阐述源于得克萨斯州达拉斯的 Jesse Thompson 的经典观察。在他的研究中，未手术组患者有 26.8% 最终发生 TIA，15.2% 患非致死性卒中，还有 2.2% 患致死性卒中。而另一方面，接受手术的患者有 90% 仍无症状，仅 4.5% 接受手术的患者发生 TIA，以及 2.3% 患非致死性卒中。

而后，华盛顿大学的 Strandness 及其同事对有颈动脉杂音的无症状患者进行了颈动脉疾病病程的双相研究。与狭窄程度为 0～79%（1.5%）的患者相比，出现或进展到颈内动脉狭窄 80% 或以上的患者有 46% 与 TIA、卒中和无症状性颈内动脉闭塞的形成密切相关。大部分不良事件出现于发现狭窄程度为 80%～99% 后 6 个月内。

无症状颈动脉狭窄的手术和药物治疗对比临床试验也已完成。同时进行药物和手术治疗的无症状患者的卒中风险相对较小。总的来说，**无症状颈动脉粥样硬化研究（ACAS）、退伍军人事务部无症状颈动脉狭窄研究和无症状颈动脉外科手术试验（ACST）**均表明，在≥60% 的无症状狭窄患者中，单独抗血小板治疗患者 CVA 的 5 年患病风险是 9%～12%，或大致相当于每年为 1.5%～2%。抗血小板治疗辅以 CEA，该风险可减少一半，为每年 1% 或 5 年风险为 4%～6%。在 ACAS 中，手术治疗组患者均进行动脉造影术，然而有一些患者未进行。在做过的患者中，行脑血管动脉造影患者的卒中风险为 1.2%。CEA 组患者 30 天内发生卒中和死亡的风险为 2.3%，若所有患者均进行了动脉造影，则预计这个数字为 2.7%。因此，动脉造影术解释了约一半的无症状围手术期事件。在 ACST 中，研究对象的入选基于双功超声。虽然未要求行动脉造影术，但有一些患者在 CEA 前既已行动脉造影术。该研究中手术组患者 30 天内发生卒中和死亡的比率为 2.8%，全部行 CEA 组则为 3.1%。对于有症状患者的试验，未显示出女性可获益于手术。

有几点应特别注意。第一，对于无症状的患者，双功超声是非常重要的诊断工具，尤其是当其可作为颈动脉手术前的单一模式或选择可接受动脉造影术风险的患者时。值得注意的是，在 ACAS 中，双功超声标准提出，≥80% 的狭窄对应 60% 的动脉造影病变。第二，无症状患者的年卒中风险很小。尽管 CEA 可使相对风险减小 50%，但绝对卒中风险减小仅为每年 1%～2%。因此，要实现手术优势，必须慎重选择手术患者。他（们）必须在其他方面健康且预期寿命至少为 5 年。最后，对行预防性 CEA 的女性患者进行评估时，应持怀疑的态度并提出有力的证据。我们认为，对无症状患者行 CEA（颈动脉内膜切除术）时，颈动脉狭窄程度超过 60% 是该治疗必不可少的部分，尤其是男性和无严重心脏、肺部、肾或其他并存疾病的患者，以及双功超声提示病变达 80% 的患者。当围手术期卒中和死亡率为 3% 或更少时，这仍是唯一正确的。尽管一些医生也许会犹豫是否对无症状患者推荐 CEA，但是此类患者的疾病病程似乎并不支持此方法用于其他方面健康和预期寿命情况良好的成年人。

D. 关于颈动脉闭塞性疾病的争议

1. 无症状溃疡性斑块　明确无症状溃疡性颈动脉病变的病程并不容易。使用双功超声很难检测出颈动脉溃疡，并且用此模式见到溃疡通常已经很大。这种成像技术可以明确斑块形态（均质与非均质），但这些特征并不总与表面溃疡相一致。尽管有这些限制，但还是有报告表明，可由双功超声检测到的回声斑块可增加未来症状出现的可能性。近期的技术进步提高了双功超声的分辨率，但总体上讲，它对溃疡特征的体现仍然不够敏感。动脉造影术在确定溃疡方面也不是特别准确，因为溃疡可能有轻度不规则非狭窄性到复杂溃疡性狭窄的不同。

尽管颈动脉硬化性溃疡已表明与神经症状独立相关，但对与无症状性病变相关的风险仍然存在一些争议。Wesley Moore 及其同事通过外侧动脉造影的二维区域将与具有显著血流动力学意义的狭窄无关的无症状性溃疡进行分类：A. 小于 $10mm^2$；B. $10\sim40mm^2$；C. 大于 $40mm^2$。他们发现 A 类溃疡的年卒中风险小于 0.5%；B类溃疡为 4.5%；C类溃疡为 7.5%。若患者有较长预期寿命且适宜手术，则推荐对 C 类病变和 B 类病变患者使用 CEA。总之，溃疡可提示神经事件风险的增加，对于有颈动脉闭塞性疾病的患者，应将其考虑在治疗方案中。

2. 脑血管疾病患者是否有其他大手术安排？ 无症状颈动脉狭窄患者在进行其他大手术时，尤其是可能发生长期低血压的手术，对围手术期卒中的风险是否增大这个问题仍然存在争议。大手术主要是指心脏和主动脉手术。许多围手术期卒中见于手术前未考虑其患有颈动脉疾病的患者。此类卒中通常弥散型比局限型更常见。实施一般大手术或心血管手术且之前未发生卒中或 TIA 的患者发生围手术期卒中的概率小于 2%。对于既往发生过神经事件的患者，该比率可增加至 4%～6%。对于已知有显著血流动力学意义的颈动脉狭窄患者，实施大手术的卒中风险为 3%。对于双侧颈动脉狭窄≥50%的患者，该风险可增加至 4%～5%。对于有既往卒中病史或者因颈动脉闭塞曾行冠状动脉旁路移植术 (CABG) 的患者，该风险可高达 7%～9%。

那么，对于曾因颈动脉闭塞性疾病而行大手术的患者，应该如何处理？第一，如不知晓颈动脉狭窄的血流动力学意义，则应行非侵入性颈动脉检测。可以确定，若患者无症状，则其行普通外科手术时发生卒中的风险极小，可开始进行手术。提高警惕可减少不可弥补的损伤，例如无症状、严重的双侧疾病，尤其是对未立即行普通外科手术的患者。均应尽量在行择期血管外科手术前进行外科手术纠正。作者的立场一直是在进行大的普通外科手术之前，应当先做至少一侧颈动脉血运重建术。对于适宜做 CEA 的患者，似乎在进行任何其他手术前做 CEA 是符合逻辑的，否则就行颈动脉内膜切除术，因为这样做也许可避免任何可能的风险。该方法未被证实。

围绕需要做心脏手术（例如冠状动脉旁路术或瓣膜置换术）的脑血管疾病患者，应对有关事项予以特别注意。在 CABG 期间发生的卒中约有一半见于显著颈动脉狭窄部位与手术部位处于身体同一侧的患者，且可归因于它的出现。在能同时开展两个部分治疗的情况下，这种情况容易被混淆。在那些进行了多例心脏手术与 CEA 联合操作的中心，该结果是可接受且相当好的。然而，这并不可一概而论，大多数评估表明，阶段性治疗在卒中/MI 和死亡率方面优于同时治疗。首要原则是应先治疗有症状的血管区域，同时治疗适用于两个区域都有症状的患者，或者有严重双侧无症状性颈动脉疾病或对侧 ICA 闭塞患者。大多数外科医生支持有症状的颈动脉疾病患者在行其他择期手术前应先行 CEA。

3. 无症状对侧颈动脉狭窄 对颈动脉外科手术的另一个争议就是对无症状的对侧颈动脉狭窄患者行颈动脉内膜切除术后的治疗问题。对这些患者而言，TIA（短暂性缺血性发作）和卒中的风险可能会有所增加。病变复发的结果取决于无症状病变在血流动力学方面的症状是否显著。在症状继续发展或检测到病变大于 80％之前，应适当进行颈动脉内膜切除术。我们将修复血流动力学显著的对侧颈动脉作为阶段性手术。颈动脉内膜切除术至少需要间隔 5～7 天，尽管大部分患者需在几次手术之间有更长的恢复期。就血流动力学而言，如果对侧狭窄不显著，且患者又不能冒任何手术风险，或在第一次做颈动脉内膜切除术时损伤了脑神经，那么我们应随访患者直至症状出现或对狭窄的无创评估取得进展。

CEA 后的双相研究给我们几项提示。颈动脉狭窄进展不常见，为识别病情进展者，应进行监测。而且，对侧颈动脉严重狭窄或闭塞的血流速度特征可能由于人为血流量增加要求"开放更多"区域。实际上，狭窄程度可能会受血流条件影响，CEA 后对侧严重程度可能会有所减轻。

4. 急性颈内动脉闭塞　目前不确定对闭塞的颈内动脉进行动脉内膜血栓切除术是否明智。当然，在完全性卒中的情况下，对于已形成血栓的颈内动脉的外科修复可能与颅内出血和高致死风险相关。对未经治疗的颈动脉闭塞的病程仍处于研究阶段。约 25％患者患有 TIA（短暂性脑缺血发作），10％～20％患有闭塞性卒中。然而，仍有许多患者无任何症状。3～6 个月的抗凝治疗后进行抗血小板治疗仍是治疗的核心。

部分报告表明，在症状严重的患者中，对完全闭塞的颈内动脉进行动脉内膜血栓切除术可达到合理的发病率和死亡率，且能使整体通畅率达到 65％～70％。尽管在这种情况下，手术的发病率和死亡率高于无动脉闭塞的患者，但一部分人认为这些结果要好于不做外科手术的情况。当然，并非每个人都对此表示赞同。对同侧颅内颈内动脉海绵窦段或岩部实施逆行充盈具有可操作性。同时，此类外科手术的时间选择非常关键。如果方案可行，则建议在急性症状出现 4h 内进行手术。

对症状持续的颈内动脉闭塞患者进行治疗的一种特殊方法是对颈外动脉（ECA）实施动脉内膜切除术。ECA 血运重建可通过增加总体和局部脑血流量来减轻症状。颈外动脉内膜切除术在如下情况进行才能获得最好结果，即同侧颈内动脉闭塞、颈外动脉狭窄且双相频谱血流分析证实 ECA "内陷"，以及动脉造影显示 ECA 的颅内侧支形成。在这种情况下，通常实施该手术旨在减轻视网膜症状，例如视网膜 TIA、强光黑矇、虹膜红变或新生血管性青光眼。ECA-ICA 侧支形成可从眶周区域经颞部的软脑膜分支和硬脑膜血管发展至眼动脉。

最后，对于具备所有颈内动脉症状患者，可通过实施颞动脉到大脑中动脉的颅外-颅内（EC-IC）吻合术而缓解其病情。EC-IC 旁路术一般由具有丰富显微外科手术经验的神经外科医生执行。我们连续在所选择的少部分患者身上看到了令人满意的结果。然而，国际随机 EC-IC 旁路研究未能证实 EC-IC 吻合术在预防颈动脉和大脑中动脉的动脉粥样硬化疾病患者发生缺血性卒中方面有任何疗效。因此，现已几乎不再应用 EC-IC 旁路术。然而，在某些情况下其理论获益的再次兴起，使针对复杂脑血管病例的前瞻性随机试验得以继续进行。当颅外血运重建被禁止时，EC-IC 吻合术仍是症状进展性 ICA 夹层的少数外科治疗方法的核心。

E. CAS

尽管已经对颈动脉闭塞性疾病的药物治疗和手术治疗进行了大量研究，并开创了很多有效的治疗范例，但过去 10 年出现了血管内治疗，并成为脑血管疾病的替代治疗方法。对于应用 CEA 疗法的"高危"患者来说，CAS 已成为首选方案。针对何种结构使得高危人群接受低风险手术存在许多争议，且进一步关注何种临床因素可以使 CAS 有可能用于其他治疗形式。

为此，许多调查研究都关注在某些患者群体中的 CAS 与 CEA 对比非劣效性。此过程遇到了很多问题，核心问题主要是适应证和设备的差异。大部分设备都是企业赞助的，且主要是专门的支架置入和血栓保护装置，此外，还有终点事件和患者的临床表现。到目前为止，最激动人心的研究是对动脉内膜切除术高危患者进行保护性支架置入术和血管成形术（**SAPPHIRE**）试验。该研究由 Cordis Endovascular（Johnson&Johnson 的一个分公司）支持，并使用 Cordis 支架和血栓保护装置。研究对象是狭窄程度 $\geqslant 50\%$ 的有症状患者或狭窄程度 $\geqslant 80\%$ 的无症状患者，且其特点是有较高 CEA 风险。研究使用血栓保护装置，对 CEA 和 CAS 进行比较。主要统计结果表明，30 天和 1 年卒中和死亡情况没有统计学差异，因此，CAS 并不比 CEA 效果差。但是，当该终点进一步与包括 MI 在内的治疗结合时，围手术期 30 天内出现了 CAS 获益的趋势，且 CAS 在 1 年内卒中和死亡发生率的情况较好（12% 比 20%；$p=0.05$）。CAS 治疗出现脑神经麻痹的概率显著较小，且从统计结果来看，CEA 治疗在 1 年内需要进行颈动脉血运重建的比率显著高于 CAS 治疗（4.6% 比 0.7%；$p=0.04$）。

这似乎表明，在颈动脉狭窄的早期和中期治疗中，CAS 与 CEA 竞争激烈（图 13.3）。针对前文的冲突背景，美国食品与药品管理局使用该文章开创了批准使用 CAS 装置的新时代。关于 SAPPHIRE 试验终点和登记注册过程有批判性意见，但是，这是我们目前掌握的最好信息。我们实现了降低晚期卒中危险的目标，但支架置入后的再狭窄尚不清楚。这便是一小部分批评性信息，但是我们需要，因为其表明了 CEA 和 CAS 完全不同的生理学结果。CEA 切除了栓子的来源，以适当和"正常的"动脉内膜切除术进行治疗，而 CAS 可在病变动脉壁突出、暴露及抑制栓子的来源。

　　与 CEA 相比，接受 CAS 治疗似乎更容易使对侧大脑半球发生卒中，可能是由于主动脉弓操作所致。血栓保护装置确实对 CAS 期间栓子形成率产生了较大影响。目前，对**CAS 的适应证**有更好的定义（表 13.3）。颈动脉、主动脉弓、降主动脉及髂股系统的解剖因素密切相关，会改变或支持一个治疗方案。

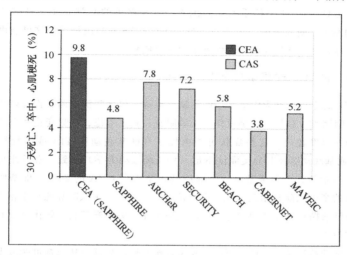

图 13.3　行业支持的颈动脉血管成形术和支架置入术试验的代表性结果

（Needs Permission：From Narins CR，Illig KA. Patient selection for carotid stenting versus endarterectomy：A systematic review. *J Vasc Surg*. 2006；44：661-672.）

表 13.3　目前对 CAS 和 CEA 的推荐比较和潜在优先选择

强烈推荐 CEA	首选 CEA	首选 CAS	强烈推荐 CAS
年龄＞80 岁	不能使用 EPD	颈动脉分叉高度	既往选择颈部放疗
	主动脉弓或颈动脉解剖困难	狭窄复发	既往选择颈部根治手术
	血管穿刺困难	颈部无法转动	气管造口术
		严重的心脏或肺疾病	
		对侧喉返神经功能障碍	

CEA，颈动脉内膜切除术；CAS，颈动脉血管成形术和支架置入术；EPD，血栓保护装置（From Narins CR，Illig KA. Patient selection for carotid stenting versus endarterectomy：A systematic review. *J Vasc Surg*. 2006；44：661-672.）

其他问题，如因既往颈部疾病而需要行放疗或气管切开术，采用 CAS 后，这些问题能够更容易得到解决。心肺功能储备较差的患者最好采用 CAS。如果该过程最小结构在解剖学上可行，某些适应证会更加清晰。再次狭窄、既往颈部根治手术、由于气管造口术和（或）放射治疗可引起的颈部不适、颈动脉分叉高度在 C_1～C_2 水平使手术暴露困难，以及严重的心肺并发症是继续进行 CAS 的原因。研究表明，80 岁以上患者进行 CAS 的情况更糟，这可能由于老年人更容易患动脉粥样硬化疾病且主动脉弓成角。

Ⅳ. 椎基底动脉供血不足（VBI）

VBI 的症状特点为中脑和小脑的缺血事件。包括共济失调、构音障碍、复视、吞咽困难、眩晕、跌倒发作、头晕眼花、直立不稳、视觉变化和双侧感觉异常合并偶发轻瘫。这些症状可能由栓子（椎基底动脉 TIA 或血栓栓塞性 VBI）或基底动脉及其分支灌注不足（VBI 血流动力学）所致。总的来说，其表明 VBI 血流动力学很常见。大脑后循环卒中占 CVA 的 25％，椎基底动脉 TIA 后的卒中风险和相关的死亡率与颈动脉区域的卒中风险和死亡率相当。但是，与脑前循环动脉和颈动脉闭塞性疾病相比，关于椎基底动脉狭窄及其治疗的研究很少。

左椎动脉近端的左锁骨下动脉狭窄或椎动脉起始部位狭窄都可能减少椎基底动脉血流量。此外，仅一半患者拥有"正常"Willis 环，且前部与后部血液供应间的颅内侧支循环能够起到协调作用。因此，当颈动脉闭塞性疾病伴椎基底动脉或锁骨下动脉出现狭窄，且通过 Willis 环的侧支流量不足时，VBI 血流动力学就极易发生。

在这种情况下，通常先修复颈动脉病变，希望通过增加侧支流量来缓解 VBI。但是，如果同时患有颈动脉以及椎动脉疾病，则可考虑同时修正两种疾病。如果无严重的颈动脉闭塞性疾病或者 Willis 环受损且似乎不能提供相当多的侧支流量，则可考虑直接进行颅外椎动脉血运重建。近端锁骨下动脉狭窄通常由颈动脉-锁骨下动脉旁路术、锁骨下动脉-锁骨下动脉旁路术或锁骨下动脉-颈动脉移植予以纠正。椎动脉起始部位狭窄可通过动脉内膜切除术或将椎动脉再植入一侧颈总动脉来治疗。脑前和脑后的旁路移植术可在椎动脉的较低水平或颅底进行。颈外动脉分支移植至颅底椎动脉的方法也有所描述。EC-IC 吻合术也能改善脑后循环。总之，对锁骨下动脉狭窄病灶和椎动脉病变实施经皮腔内气囊血管成形术和支架置入术都能取得成功。对这些方法的使用均有描述，但并未经深入研究。

Ⅴ. 大血管疾病和锁骨下动脉盗血综合征

基于弓动脉的头臂血管狭窄可导致卒中、脑前或脑后循环 TIA、血压相对较低时大脑"分界"缺血、锁骨下动脉窃血、血栓栓塞事件或手臂跛行。这些病变的治疗适应证主要根据症状，以预防再发 TIA、卒中和上肢组织缺损。与下肢跛行的治疗方法相同，基于弓动脉疾病的治疗可提高生活质量。

左锁骨下动脉狭窄或闭塞是常见的动脉粥样硬化病变。一般情况下是无症状的，且只有在左臂血压低于右臂血压时才能被发现。左臂跛行很少成为严重的问题，因为流向左臂的侧支循环形成情况通常较好。但是，对于一些患者来说，近端左锁骨下动脉闭塞可能引起锁骨下动脉盗血综合征。锁骨下动脉盗血综合征的临床特点与 VBI 的临床特点相同，如头晕、晕厥、视物模糊或共济失调，主要与有力的左臂锻炼相关。该综合征的机制为左脑后循环的血流逆流向下至左椎动脉，最后流入左锁骨下动脉和手臂末端。从大脑"盗"血至左臂引起间歇性脑后局部缺血。现今最常用的方案是按标准使用左胸廓内动脉用于冠状动脉旁路移植术。当严重的左锁骨下动脉狭窄发展到近端需要进行如 LIMA 移植时，用力使用左臂可导致心绞痛或"锁骨下动脉-冠状动脉"盗血。如果狭窄足够严重，那么无论是否使用手臂，均可发展为不稳定型或早期心绞痛。这显然是预防急性心肌梗死的紧迫问题。

以我们的经验来看，典型的锁骨下动脉盗血综合征并不常见。尽管有许多锁骨下动脉闭塞性疾病患者双功超声显示有左椎动脉的血流逆流，但很少患者有手臂跛行的脑部症状，这是因大脑和手臂中的侧支流量非常大。如果他们确实有大脑缺血症状，那么我们会对其进行标准的颈动脉双功超声检查和 MRA 或 CTA，以进一步明确除颈动脉和椎基底动脉系统以外，是否还有弓动脉和头臂血管病变。当疾病的解剖结构尚不清楚或接受血管内方法时，可应用动脉造影进行评估。有时可简单通过矫正严重的左颈动脉狭窄来减轻锁骨下动脉盗血综合征的症状，这可改善通过 Willis 环流向脑后的侧支流量。严重的手臂跛行可通过颈动脉-锁骨下动脉旁路术、锁骨下动脉-锁骨下动脉旁路术、锁骨下动脉-颈动脉移植、经皮腔内血管成形术和支架置入术或直接进行解剖学重建来减轻症状。

总的说来，基于弓动脉疾病的治疗方法像血管内治疗一样得以发展。基于弓动脉的症状性动脉粥样硬化病变的外科血运重建术要求从升主动脉至堵塞以外的每根血管进行正中胸骨切开术和旁路移植术。因此，有必要对升主动脉进行 CT 检查以确定适当使用侧壁横断钳钳夹吻合近端。如果病变为自然局部病灶（典型的为无名动脉），则可使用动脉内膜切除术。基于弓动脉的移植术可与标准颈动脉分叉处动脉内膜切除术一起进行。可应用聚酯纤维和膨体聚四氟乙烯（ePTFE）人工移植物。

解剖外的开放式血运重建术（如上述用于锁骨下动脉盗血综合征的手术）也可以采用，且属于低风险手术。此外，也可进行颈动脉-颈动脉旁路术。任何此类开放式血运重建术均要求使用自体血管，可选择股浅静脉或大隐静脉。对于接受手术性血运重建术的患者，特别是升主动脉手术患者，必须进行严重的心肺疾病和危险分层的相应评估（见第8章）。

血管内治疗方法，特别是球囊血管成形术和支架置入术，都被证明可取得很好的即时和中期效果。因此，有效的血运重建可用于严重的头臂动脉多支血管疾病。Creative技术（如CEA、逆行颈总动脉血管成形术和支架置入术）的使用更为普遍。基于颈部解剖结构以外的血运重建和血管内治疗方法对避免因重做正中胸骨切开术而导致的发病率和死亡率增加非常有用。

VI. 其他脑血管疾病

A. 搏动性肿块

颈动脉附近的搏动性肿块通常代表以下几种疾病之一：真性动脉瘤、颈动脉体瘤、局部淋巴结肿或永久性的颈动脉迂曲。如果是CEA后，则提示可能为假性动脉瘤。超声检查、CT扫描或MRI通常可以鉴别这些病因。颈动脉瘤非常罕见，但却十分危险，因其会导致破裂、脑栓塞、血栓形成，以及局部压迫症状。最佳的手术方法是直接行端端吻合术来切除和修复动脉，或通过自体静脉或ePTFE进行插入移植。

B. 颈动脉体瘤（CBT）

颈动脉体瘤（CBT） 是神经外胚层副神经节细胞不常见的肿瘤，神经外胚层副神经节细胞组成颈动脉体，所以颈动脉体瘤也被称为副神经节瘤。这些肿瘤多发于舌咽神经的传入神经节，随后缓慢进展恶化。CBT属于非常罕见的恶性肿瘤。颈动脉体瘤的发病率为5%～10%，且8%属于双侧肿瘤。颈动脉体瘤的形成多与内分泌腺瘤综合征Ⅰ型和Ⅱ型有关，因此属于家族性肿瘤。家族性肿瘤的双侧发病率较高。对所有CBT，推荐采用切除术或颈动脉置换术。这些血管瘤的血液供给均来自颈外动脉，如果肿瘤超过5cm，则实施术前栓塞术可能会有所帮助。放射治疗对其治疗似乎无多大用处，并且观察仅适用于手术风险很高的无症状老年患者。CBT患者卒中发生风险为5%，而一些人则认为脑神经损伤的风险可高达40%。

C. 颈动脉肌纤维发育不良（FMD）

颈动脉肌纤维发育不良（FMD） 相对呈良性，通常很少引起症状。尽管颈动脉FMD可能与TIA有关，但其所致卒中发生率却低于颈动脉粥样硬化闭塞性疾病患者的卒中发生概率。颈动脉 FMD 患者更容易发生颈内动脉夹层。如果神经或视觉症状的出现是由 FMD 引起的，那么这些症状通常不需要手术就都可以缓解，且一般不会复发。即使发现任何无症状的 FMD，我们也要对患者进行抗血小板治疗。有症状的颈动脉 FMD 高度狭窄可通过手术探查扩张或行颈内动脉球囊血管成形术。

D. 颈动脉夹层

颈动脉夹层可为自发，也可因颈部肌肉过度拉伤所致。当颈动脉夹层为自发性时，其可能与高血压以及结缔组织病有关，可引发干呕或咳嗽。但是造成这种现象的诱因仍不明确。颈动脉夹层的症状包括头痛、颈部疼痛以及 Horner 综合征，也可出现脑神经麻痹和耳鸣。神经系统事件是因血栓栓塞事件或灌注不足所致。因对其手术修复具有挑战性，所以初期采用抗凝治疗。建议连续进行双功超声监测。如果症状持续出现，则表明需要行开放式修复术、EC-IC 旁路术或颈动脉支架置入术。

E. 颈动脉扭结和盘绕

颈动脉盘绕是由胚胎发育期间心血管系统的发育顺序错乱所致。扭结通常是继发于动脉粥样硬化斑块和动脉壁退行性变。外科矫正指征为症状发展，重度狭窄或血栓形成属于 CEA 的适应证。前文已经介绍了几种修复技术，但只包括切除和重建。如果一定要进行动脉内膜切除术，外翻式动脉内膜切除术联合 ICA 切除术和矫正则不失为很好的选择。

Ⅶ. 颈动脉介入的技术因素

CEA 是治疗颅外脑血管疾病最为常见的开放式手术，因此，我们更强调颈动脉重建术的手术护理原则。这些类似的原则同样适用于其他类型的椎动脉和锁骨下动脉的血运重建。

1. 术前准备　对于某些可选择的病例，抗凝血药应在手术前 4～5 天停止服用。根据华法林的适应证，可使用肝素或依诺肝素。在整个手术期间，应连续服用阿司匹林。通常，至少应在手术前 5 天停止服用氯吡格雷，并在停药前开始服用阿司匹林。近期多发性 TIA 或严重颈动脉狭窄（<2mm）的患者则属特例，即使会有血肿发生率轻度上升，这些患者也应持续应用肝素或氯吡格雷以求减少神经系统事件的发生。大量事实表明，如果患者尚未服用他汀类药物和 β 受体阻滞药，则应在围手术期开始服用这类药物，以减少心脏事件的发生。

尽管颈部感染很少见，但仍应采取一些预防措施。行动脉内膜切除术一侧的颏部、颈部及前胸部应备皮。这些区域应在术前 6～12h 进行外科擦洗；进入手术室前，应注射抗生素。抗生素选择通常为针对皮肤菌群的头孢菌素或半合成青霉素。

手术之前从午夜开始，患者不得进食任何食物（禁食；NPO）。手术当天早晨，体征平稳或无症状患者才可进食。一些有症状的患者已经住院并接受肝素抗凝治疗，需要静脉输入平衡盐溶液（如以 100～125ml/h 的速度输入含 5% 葡萄糖的林格液中）以保持水分。避免使用一些可能导致低血压的术前麻醉用药。

手术当天，手术团队的负责人员应在患者进入手术室到转入康复病房期间留在手术室。手术完成后，外科手术的消毒区域仍需保持无菌状态，且手术人员继续手术室工作。动脉管路通常会放在手术室。有时候，严重心脏疾病患者（见第 7 章和 8 章）也可能需要接受 Swan-Ganz 导管。Foley 膀胱导管虽为备选项，但可以帮助控制血压，因为膀胱膨胀可使高血压患者病情恶化。

2. 手术治疗原则

a. 气管内全身麻醉为首选，因其可以提供最好的气道控制和最好的心肺功能管理。其他经验丰富的外科医生则会倾向于选择颈丛阻滞和局部麻醉。因为他们相信这可以提供一个更好的血流动力学过程和便于进行直接神经系统监测。

b. 颈动脉暴露：必须轻柔且精细，以避免静脉或神经损伤以及动脉粥样硬化物质从斑块中脱出。图 13.4 所示的是一些位于颈部包绕颈动脉的主要神经的相对位置。

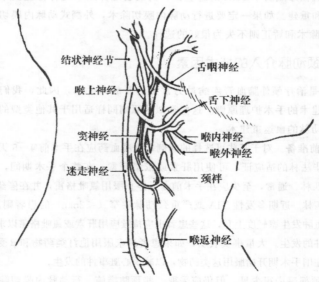

图 13.4 颈部主要神经的相对位置

在行颈动脉内膜切除术时可能会遇到或损伤的神经及其与动脉系统的典型关系

（1）**颈袢**（袢的意思就是环）的分支为带状肌提供神经支配，为了更好地暴露，可将其分离，而不会造成神经缺陷。

（2）**舌下神经**通常穿过颈动脉到达或接近颈动脉分叉。大多数舌下损伤是由神经的收缩所致。如果该分开静脉结构之前舌下神经不能从面总静脉中分离出来，则可出现钳式损伤。舌下损伤导致术侧舌无力，舌向损伤侧偏移。咀嚼时，这种缺陷可能会导致舌咬伤，且患者在吞咽或言语方面也会非常吃力。因舌可能出现下垂，当患者仰卧时就有可能阻塞气道，所以双侧舌下神经损伤可危及生命。

（3）**迷走神经**通常走行于颈动脉后的颈动脉鞘。3%～5%患者的迷走神经沿颈动脉（前迷走神经）的前外侧向前摆动。必须将该神经与颈动脉分离，尤其是颈动脉夹层近端至远端的范围，因为该处夹钳有可能损伤迷走神经。

（4）迷走神经损伤通常都伴声嘶的症状，因为**喉返神经**起自胸部迷走神经并折返至气管食管沟的声带。通常，脑神经损害被认为是 CEA 期间最为常见的。喉返神经围绕右侧锁骨下动脉及左侧动脉韧带。约有 1% 甚至更少的患者，其喉神经并不折返且起自颈部迷走神经并通过颈动脉后部。

（5）**喉上神经外支**经颈动脉分叉后部通向声带。保持声带音调的环甲肌受该神经支配。仔细剥离颈外动脉和甲状腺上动脉可以避免神经损伤。神经损伤可引起音调变化，尤其是在长时间说话或者唱歌之后，表现更为突出。

（6）**耳大神经**是乳突、外耳及耳垂皮肤的感觉神经。其位于胸锁乳突肌前面，当颈部切口向乳突靠近时容易被损伤。耳大神经损害可引起耳下部及耳垂周围的皮肤麻木。此类神经损害是 CEA 期间最常见的神经损害。

（7）面神经的**下颌支**由下颌角开始沿与下颌骨平行的方向分布。面神经损伤会引起损伤侧的口周肌肉组织无力。患者可表现为面部下垂和口角流涎。

（8）由于高位颈内动脉的暴露，使**舌咽神经**有损伤的危险。虽然该神经损伤非常罕见，但后果严重，可导致吞咽困难，可阻碍经口进食，须使用胃造口术给予营养。此外，舌咽神经还有分支通向颈动脉窦，称为窦神经，窦神经横穿颈动脉后部或深入至颈内动脉（图 13.4）。如果在延髓周围剥离引起心动过缓及低血压，则使用局部麻醉药暂时去除颈动脉的神经支配可有助于 CEA 过程中的血压和心率控制。

c. 很明显，如果要避免神经缺陷，有必要**预防血栓栓塞**。血栓栓塞是 CEA 术后卒中最为常见的病因。为了避免血栓堆积和栓塞，应采取以下措施。

（1）在轻柔剥离颈动脉时，为保持手术区域干燥，应使用**抽吸**的方法而不是用海绵擦去。颈动脉分叉处用力操作可以使溃烂斑块中松动的动脉粥样化物质脱落。因此，在颈动脉暴露时，我们更喜欢进行锐性分离以使操作范围最小化。

（2）在钳夹颈动脉之前，应静脉注射**肝素**至少循环 3min。通常，肝素的推注剂量为 5000 单位。其他剂量可按 100 单位/千克体重配制。

(3) 在插入分流器和重新打开颈内动脉之前，可用肝素化的盐溶液**灌洗**颈动脉内部，以冲洗松动的粥样斑块或凝块。

(4) 颈内或者颈外动脉出血（回流）及颈总动脉出血可冲掉积留在血管钳后的血栓或者粥样斑块。经过几个心动周期，颈动脉血流可恢复至颈外动脉水平，然后再打开颈内动脉。重新打开颈动脉分支的顺序应能够允许任一血栓栓塞通过颈外动脉流出，而不是直接流入脑部。

d. 可以通过两种方法钳夹缺血部位来有效地实施**脑保护**：谨慎控制血压及选择性或强制性血液分流结合。钳夹缺血部位以脑灌注限度为基础，并且是CEA引起卒中的一个次要原因。当流速减至每分钟每100g组织10ml且持续几分钟时，就会形成脑组织梗死。当流速为每分钟每100g组织15ml时，就会发生电活动静止。

(1) 脑灌注与**平均动脉血压**直接相关，这在第8章已有详细讨论。因此，在钳夹颈动脉之前，应提醒麻醉医生将正常血压保持在轻度高血压范围（收缩压为140～150mmHg；平均动脉血压至少为80mmHg）。如果持续使用EEG监测，可以通过单纯升高患者的平均动脉血压来消除扩散减慢模式。

(2) 在动脉内膜切除手术过程中实施**分流**仍然备受争议。经验丰富的外科医生已证明无论是否进行分流术，进行动脉内膜切除术后，永久性神经功能缺损的发病率均很低（1%～3%）。但是，主要问题在于如何识别个别不能长时间耐受颈动脉钳夹以待外科医生完成不进行分流术的动脉内膜切除术患者，所以，需要有选择地进行分流术。与分流术相关的风险包括血栓形成和潜在栓塞，以及夹层。在全身麻醉的情况下，用来评价颈动脉钳夹时充分脑灌注的两种最常用的方法是颈动脉残余压及脑电图（EEG）监测。我们的经验表明，颈动脉残余压可能不会像EEG监测显示的结果那样与充分的脑灌注相关。因此，若脑电图发生局部变化且未被麻醉药或者血压纠正，则可在钳夹颈动脉后插入分流器。如果不能进行EEG监测，平均颈动脉残余压低于50mmHg则表明钳夹颈动脉的过程中，脑侧支血流不足。

即使未出现EEG变化，考虑到进行动脉内膜切除术的顺利进行，我们也会插入分流器以提供腔内支架，以我们的经验来看，这可以更好地夹闭颈内动脉。为此，在教学情景中，我们很可能使用分流器。我们也相信，当对侧颈内动脉堵塞或患者近期发生过卒中时，进行常规分流是可取的。最后，对于颈内动脉粥样硬化斑块膨出至颈动脉的患者，管腔内分流器可能会使动脉内膜切除术变得异常困难。在该情况下，远端斑块的动脉内膜切除术可以不用分流器而实现。随后再插入分流器以完成手术。

其他CEA过程中的脑部监测技术包括光谱分析监测、诱发电位监测、颈部阻滞和清醒麻醉等。光谱分析可将双侧半球的EEG描记量化。缺血大脑半球受到的影响较小。诱发电位可能是触发（皮质的）或感觉的（末梢），并能在末梢神经传导中寻找潜在的或者减小的强度或振幅。监测及残余压都会导致分离率超出临床所需。在 CEA 过程中，减少过度分流以避免低灌注，并保持充分脑灌注的有效方法是对清醒的患者进行局部颈部麻醉。而问题在于患者的耐受力及完成安全且完整的手术所需的剥离数量。

e. **动脉内膜切除术：**应实现颈动脉重建的两个目的（图 13.5）。其一是充分地移除狭窄或溃疡斑块。随后钳夹颈动脉，从颈总动脉远端经狭窄病变到正常 ICA 纵向切开颈动脉。因为动脉粥样硬化病变涉及内膜和中膜，所以通常将斑块移至外弹性膜。根据我们的经验，深层的动脉内膜切除术可导致中膜纤维移除，导致肌内膜再狭窄，但其与之后的动脉瘤形成无关。该过程中，对于残留的粗糙的颈动脉壁，以 25～50ml/h 的速度注入**右旋糖酐-40**，可以起到抗血小板作用。该药将作为手术后唯一的液体持续静脉滴注 24h。出于一些原因，其使用必须是有选择性的。其导致的高度嗜睡、液体过剩及心力衰竭已被描述。在使用之前，应给出试验剂量，因为右旋糖酐可继发过敏反应。

第二个目的是缝合动脉切口以防止狭窄和血栓形成的发生。一期缝合通常适用于非常大（>6mm）的颈内动脉。当一期缝合可能导致狭窄或万一需要再

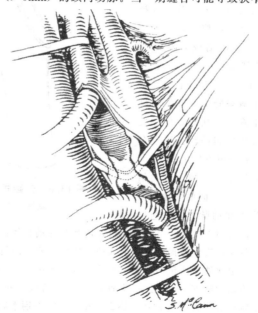

图 13.5　标准纵向 CEA 分流

CEA，颈动脉内膜切除术

次行动脉内膜切除术时，应使用补片。补片血管成形术可以防止早期血栓，并且近年来，外科医生已逐渐倾向于使用补片。最近的临床试验表明，在以下的各种情况下，补片大有裨益：

1. 颈内动脉小（<3.5mm）。

2. 颈内动脉内膜切口长（>3cm）。

3. 动脉可能较小的女性。

4. 再次行动脉内膜切除术。

更多的试验表明，使用补片进行血管成形术可减少再狭窄的发生。

可以选用**外翻式 CEA**（图 13.6）技术代替血管成形术。在进行外翻式 CEA 时，应倾斜地切除颈内动脉起始部的颈动脉窦。环状的动脉内膜切除术始于狭窄平面，并和提肌一起延伸到狭窄之外。ICA 随后在狭窄远端自行外翻，在该处可找到狭窄终点，并可将斑块轻轻地切除或者移除。该技术潜在的优点包括无需修复，并能切除 ICA 中的多余、扭结或者盘绕部分，从本质上使其变直。支持者认为，与传统的纵向 CEA 相比较，它会使术后再狭窄的发生概率降低，并可能使卒中的发生概率降低。其缺点包括使分流技术更具挑战性和颈动脉窦完全剥离，使血压和心率更不稳定。

我们认为，低倍放大镜（放大倍数为 2～4 倍）有助于我们更细致地实施动脉内膜切除术和动脉缝合。通过

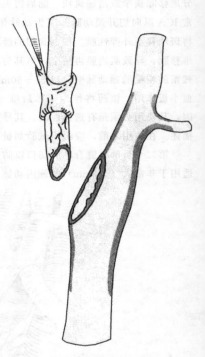

图 13.6　外翻式 CEA

CEA，颈动脉内膜切除术

无菌的连续波多普勒超声探头，可测量通过颈内和颈外动脉的血液流量。无血流或者闭塞时，单相血流信号提示血栓形成或者狭窄，应立即行血栓切除术和补片修复。其他书中评估方法包括动脉造影或者双功超声。完善的双功超声已经成为众多评估体系的标准，也是进一步研究 CEA 位置极好的无创检查方法。

f. 如果麻醉师能够早期唤醒患者，那么，在手术室**识别术后神经功能缺损**是最好的。这也是在患者出现神经受损之前，外科医生、操作台和手术室中的所有物品须保持严格无菌的原因。否则，患者将被送往康复区，只要允许，就

应当进行一般运动功能检查。根据我们的经验，神经功能缺损最早期的症状是重度高血压、不易从麻醉中被唤醒或者手部动作笨拙。很难评估最近发生卒中的患者，因为很少患者在卒中症状恶化后仍能清醒。这是由于梗死灶周围神经元的缺血半影区，尽管有活力，但其代谢功能已受到血流量减少的影响。这种现象在手术后几小时到几天之内可明显消退。

对**术后即刻出现的神经功能缺损**的适当管理必须个体化。然而，当发生这种情况时，通常的做法是将患者直接送回手术室。

（1）首先，应迅速稳定患者的一般**心肺状况**，包括：心率、血压、肺泡通气量和血氧饱和度。

（2）其次，治疗方法取决于出现神经功能缺损的**部位**。

（a）如果缺陷是**对侧偏瘫**，那么在实施动脉内膜切除术的部位就可能存在技术方面的问题。通常将这些患者立即送往手术室，检查实施动脉内膜切除术的部位。两个检测方法可能有助于确定是否需要重新打开动脉切除术的手术切口。第一个灵敏的方法是双功超声检查，它可用来确定颈动脉血栓形成或者由血栓或技术问题所致的充盈缺损（例如残留斑块）。如果无法使用双功超声或者检查不能明确原因，那么可采用第二个方法，即术中行颈动脉血管造影术。如果上述两个方法都不能查明原因，那么再探查动脉就成为排除技术失误的唯一方法了。

（b）如果神经功能缺损是弥散的，那么患者可能会发生**内囊卒中**，这往往是由低血压所致，应用双功超声评估颈动脉的开放性。如果超声检查显示该侧动脉是闭塞的，那么需要再次进行手术。如果双侧颈动脉通畅性良好，那么患者应接受支持治疗。一旦患者病情稳定，就应行脑 CT/CTA，以寻找出血点和颅内动脉远端是否开放，12～24h 内再次检查，以定位脑梗死区域，并评估脑水肿或者出血量。

CEA 后**迟发障碍**通常是指在术后 12～24h 内发生，应进行双功超声检查。如果情况非常好，那么就应进行 CTA，以评估实施 CEA 的部位和脑部出血与 CVA。CEA 的部位出现任何异常都应做动脉造影。如果评估并未显示出什么，或者 CT 检查时可见 CVA 而未注意 CEA 的部位，那么，应行经胸廓和经食管超声心动描记术，以评估是否有心源性脑死亡。如果不是心源性脑梗死，则可开始抗血小板治疗或者抗凝治疗。实施 CEA 的部位错误可导致需要进行外科矫正或抗凝治疗心内血栓。

3. 术后管理

a. **手术当天**：所有脑血管手术后的患者均应在重症监护室观察 12～24h。在重症监护室，医务人员可对患者的生命体征和神经状态进行持续监测。重症监护室病床的床头应升高至 30°～45°，以减轻患者水肿及促进患者深呼吸。继续不间断进行抗血小板治疗，尽量使患者收缩压保持在 100～

150mmHg。可在 CEA 后 24h 内注射血管活性药物。患者保持 NPO 至术后第一天早晨。患者禁食期间，应以 $1ml/(kg \cdot h)$ 的速度持续静脉滴注 5％葡萄糖溶液和 50％生理盐水混合溶液。术后 24h 内应继续注射抗生素。接受双侧颈动脉内膜切除术的患者可因颈动脉压力感受器受创伤而对缺氧敏感。因此，在此期间，应对心动过缓、低血压以及呼吸困难等症状进行监护。

b. **术后第 1 天**：如果手术期间对创口进行引流，那么，术后第 1 天应将其拔出。手术成功的患者可恢复其正常饮食和所有的术前用药。如果术后未出现颈部血肿，则可以安全地在 ECA 后 24h 使用氯吡格雷（抗血小板药物）。如果患者在术后恢复正常活动并未出现并发症和血流动力不稳定的情况，则术后第 1 天即可允许其出院。血压不稳定或有其他并存疾病的老年患者需要多留院观察 1 天。

c. **出院指导**：大多数患者在术后 24～48h 出院。由于恢复体力需要 2～4 周，因此建议患者在该时间段内进行疗养，指导其逐渐康复直至能进行正常工作为止。这对需要颈部运动的患者尤为重要，例如开车。所有患者应该在术后 3～6 周到门诊复查。如果出现任何并发症，可由有关医师对其进行长期术后管理。

4. 并发症

a. **早期术后问题**：通常在手术当天很明显，需要立刻对该问题进行处理及治疗。

（1）**速发型和迟发型术后神经功能缺损**在手术管理部分有详细讲解。

（2）**高血压**是颈动脉内膜切除术患者常见的术后问题，近 20％患者会出现该症状。术前就已患高血压者（特别是未经良好控制的）更有可能出现严重的术后高血压症状。该类患者术后神经功能缺损和死亡的发生概率显著大于其他患者。因此，我们尽量将术后收缩压保持在以上提到的从最小正常收缩压到最大值为 150mmHg 的范围之内。第 9 章将会对硝普钠和其他抗高血压药进行详细介绍。颈动脉窦剥离导致血压变化时，需要使用抗高血压药。

（3）**颈部血肿**会影响呼吸和吞咽。颈部血肿大的患者应进行手术，清除血肿。如果患者呼吸和血肿稳定，则在外科手术团队准备手术前，不要对患者进行插管治疗。如果颈部血肿严重威胁到患者呼吸且出血量较大，则应在恢复室对其进行经鼻气管内插管以控制出血，以挽救患者生命。对于颈部血肿较小的患者不必立即进行治疗，通常在第 7～14 天进行处理。治疗颈部小血肿很少会出现感染并发症。如果在大部分颈部血肿清除后还存在搏动性肿块，则应怀疑为假性动脉瘤，应予以超声检查进行评估。

（4）颈动脉手术后出现**局部神经损伤**比普遍认为或者报道的更加常见。5％～20％患者会出现一定程度的脑神经功能障碍。损伤的机制通常是神经回缩或者钳夹而不是横断。大部分脑神经损伤表现为喉返神经和舌下神经功能缺损。脑神经损伤常常是轻微的或者无症状，除非对其进行特殊的检查，否则很难发现。例如，如果未经直接喉镜检查，则有 1/3 喉返神经损伤无法被发现。**因此，所有接受阶段性双侧颈动脉内膜切除术的患者进行第二次手术前，均应行直接喉镜检查**。如果怀疑为吞咽功能障碍，则应进行正规吞咽评估。幸而大多数由回缩创伤造成的脑神经损伤可以在 2～6 个月之内治愈。大多数患者需要时间和治疗保障。

（5）**过度灌注综合征**是 CEA 后罕见的并发症。1%～2% 的患者通常在 CEA 后 3～7 天出现这一并发症。该综合征的症状为典型的三联征，即头疼、癫痫及颅内出血。该综合征常伴发高血压，这是由于相当一段时间的颅外血流量减少继发颅内动脉自身调节功能减弱所致。严重颈动脉狭窄、严重双侧颈动脉疾病及控制情况不佳的高血压患者有很大生命危险。然而，可以对该类患者实施支持治疗，包括：对血压和癫痫的控制，以及应用 CT 评估颅内出血和明显脑水肿。

b. 颈动脉重建的**晚期并发症**：并不常见或很少出现症状。

（1）有症状的**复发性颈动脉狭窄**较罕见，在接受颈动脉内膜切除术的患者中仅占 1%～3%，CEA 后需要接受手术或介入治疗的患者占 4%～5%。通过非侵入性颈动脉检查发现 10%～20% 的患者出现无症状性再狭窄，并且在女性和主动吸烟者中更为常见。严重（≥80%）再狭窄较为罕见。此类无症状人群发生卒中的风险较低。继发病变易发生在靠近颈内动脉的起始部和最初实施动脉内膜切除术的部位。早期继发病变（<36 个月）主要为内膜增生和表面血栓。动脉粥样硬化的继发特征（胶原丰富、钙沉积和泡沫细胞）在后期更为显著。

区分原发性动脉粥样硬化颈动脉病变与继发性动脉粥样硬化颈动脉病变的一个重要特征是 90% 的继发性狭窄存在表面血栓和斑块内血栓。颈动脉内膜切除术后的继发症状通常需要再次进行评估和动脉造影。再狭窄可以通过再次行动脉内膜切除术和补片血管成形术有效地修复，或在不能实施动脉内膜切除术的情况下单纯实施补片血管成形术，还可以实施部分颈动脉内膜切除术和静脉介入或 ePTFE 移植。再次手术后卒中和脑神经损伤的发生率略高。如其不然，可以选择 CAS。

对于颈动脉内膜切除术实施部位是否需要长期超声监测尚有争议。由于早期再狭窄通常是相对良性的过程，所以无症状的再狭窄不需要再次手术。然而，在对侧动脉粥样硬化无症状狭窄患者中，50%～79% 有显著的出现症状的风险，尤其是当狭窄进展时。因此，对于 CEA 患者，在 2 年内每 6 个月复查一次颈动脉双功超声扫描，随后每年复查一次，并嘱患者汇报任何身体同侧或对侧的神经系统或眼部症状。由于颈动脉支架血管成形术的远期结果尚不明确，所以应对这些患者进行定期随访（例如，每 6 个月随访一次）。

（2）**颈部假性动脉瘤**可能发生在一期动脉缝合或补片血管成形术后。一般而言，应对此类假性动脉瘤进行修复，因为附壁血栓可能会积聚并导致脑血栓栓塞。较大的假性动脉肿瘤还可能导致局部压迫症状，需要进行介入移植。

c. 颈动脉血管成形术和支架置入术（CAS）

（1）使用少量镇静药让患者保持完全清醒是必需的。通常只在动脉通路部位进行腹股沟局部麻醉。但是，这些操作应由擅长心血管麻醉的麻醉师来完成。应迅速注射抗高血压药、升压药、肝素和阿托品。特别需要明确的是，必须使用阿托品来对抗颈动脉窦血管成形术伴发的反射性心动过缓。过去，在实施 CAS 前需要先经静脉植入起搏器，但是目前对于大部分患者已不再提倡这种做法了。

（2）适度主动脉弓和颈动脉选择以及颅内动脉造影可保证手术安全。本文对 CAS 存在的几个方面的技术难题进行了分类（表 13.4）。每一方面都对 CAS 的成功实施起到一定作用，其中的一个或几个还可能阻碍 CAS 的实施。现在正考虑对栓塞保护装置（如过滤器和以闭塞为基础的技术）的使用制订规范，应对非使用栓塞保护装置引起的狭窄进行研究（图 13.7）。对于某些重度狭窄患者，使用小型气囊进行无保护的预扩张有助于支架的适当置入。主动脉弓解剖结构特别具有挑战性，本文以主动脉弓解剖的角度为基础对此进行了分类（图 13.8）。需要特别说明的是，主动脉弓最上面与无名动脉起始部和左侧颈总动脉间的距离能可靠地预测在颈动脉狭窄近端安置必需的鞘管的难度。距离越大，主动脉弓的角度越尖锐，其操作难度也就越大。在这方面，C 型的操作难度最大。另外，MRI/MRA 数据显示，颈动脉支架置入过程中发生血栓栓塞事件而导致卒中的概率在两侧大脑半球中几乎相等，这表明主动脉弓钙化和粥样斑块都是应该考虑的重要原因。尽管新方法尝试在实施颈动脉支架置入时采用手臂和颈部通路，但是该手术的最佳方法仍是选择标准腹股沟通路。与此通路相反的解剖结构应考虑行开放式手术。CAS 通常会使长串联狭窄变得更糟。ICA 迂曲可能导致支架置入时很难良好地贴壁。贴壁不良区域可能成为血栓生长和血栓形成并发症的病灶。环状钙化是一种能限制支架膨胀的解剖情况，并且使实施气囊血管成形术时发生破裂的风险更高，不应考虑 CAS。

表 13.4　CAS 的技术难题

技术难题	分类
高度狭窄妨碍初期 EPD 的放置	1
复杂的主动脉弓解剖结构	2
受损的股动脉通路	3
串联狭窄	4
环状钙化	5
颈内动脉迂曲	6

CAS，颈动脉血管成形术和支架置入术；EPD，栓塞保护装置（Adapted from Choi HM，Hobson RW，Goldstein J，et al. Technical challenges in a program of carotid artery stenting. *J Vasc Surg*. 2004；40：746-751.）

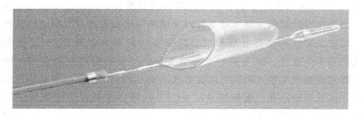

图 13.7　过滤器防栓塞装置示例
（美国马萨诸塞州波士顿科技公司血栓保护系统）

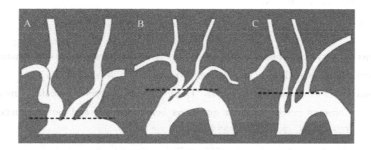

图 13.8　主动脉弓的解剖结构分类

（A）起自主动脉弓解剖结构上部水平的头臂血管；（B）主动脉弓的角度更尖锐，以及起自主动脉弓解剖结构上部水平以下的无名动脉和左侧颈动脉；（C）主动脉弓的角度极度锐利，以及起自主动脉弓上部水平以下的所有头臂血管

CAS平台是以 6F 引导鞘管和单轨系统为基础的（见第 11 章）。头臂或颈总动脉通路、追踪和抓紧需要 7～8F 的鞘管。选择性头臂血管导管插入之前，应静脉注射肝素，可监测活化凝血时间并使其保持在 250s 以上，并且可能需要更大剂量。有些人使用 GⅡb/Ⅲa 抑制剂，但这些与出血并发症增加有关。整个手术过程应持续使用氯吡格雷。如果患者不能接受，则应在实施 CAS 的前一天口服 300mg。自膨式支架可用于颈动脉支架的置入，可以为开放或封闭式结构。开放式结构更为灵活；但封闭式结构提供的径向强度更大，并且能更好地将动脉粥样硬化斑块与血管壁"隔离"，可能会减少栓子。过滤器远端血栓保护装置允许手术实施过程中血液前向流动，但以闭合为基础的远端栓塞保护装置就像一个夹子，中断手术中 ICA 内的前向性血流。通常，狭窄需要置入支架，横跨颈外动脉起始部位。为达到这一目的而设计的锥形支架已经可以用于临床。如果 ICA 足够直并且 ICA 病变部位更高，如再狭窄，我们就避免了这个问题。

（3）与 CEA 相比，与 CAS 有关的**罕见并发症**包括前面提及的大动脉弓导管插入和操作所致双侧大脑半球事件以及通路部位相关的并发症，包括出血和血肿、假性动脉瘤和动静脉瘘形成。这些事件的发生率低于 4%。如果有可能，应使用单个支架，因为多个支架可能会增加血栓栓塞并发症的风险。但是，动脉剥离和支架置入错误可能需要置入更多的支架。软球囊血管成形术至关重要，因其可致心动过缓和低血压。CAS 的独特优势在于能够在术前和术后进行颅内动脉造影。我们认为，必须记录脑血管的状态并预防远端栓塞。如果发生远端血栓栓塞，需要进行"神经复苏"，有效的方法包括导管引导的溶栓治疗、远程导管血栓切除术以及颅内血管成形术和支架置入术。再次强调，适当抗血小板治疗和抗凝对 CAS 非常重要。

Adams HP Jr, del Zoppo G, Alberts MJ, et al. Guidelines for the early management of adults with ischemic stroke. *Stroke*. 2007；38；1655-1711.

Blacker DJ, Flemming KD, Link MJ. The preoperative cerebrovascular consultation：Common cerebrovascular questions before general and cardiac surgery. *Mayo Clin Proc*. 2004；79：223-229.

Executive Committee for the Asymptomatic Carotid Atherosclerosis Study. Endarterectomy for asymptomatic carotid artery stenosis. *JAMA*. 1995；273：1421-1428.

Hans SS, Jareunpoon O. Prospective evaluation of electroencephalography, carotid artery stump pressure, and neurologic changes during 314 consecutive carotid endarterectomy performed in awake patients. *J Vasc Surg*. 2007; 45: 511-515.

Karkos CD, McMahon G, McCarthy MJ, et al. The value of urgent carotid endarterectomy for crescendo transient ischemic attacks. *J Vasc Surg*. 2007; 45: 1148-1154.

Luebke T, Aleksic M, Brunkwall J. Meta-analysis of randomized trials comparing carotid endarterectomy and endovascular treatment. *Eur J Vasc Endovasc Surg*. 2007; 34: 470-479.

MRC Asymptomatic Carotid Surgery Trial (ACST) Collaborative Group. Prevention of disabling and fatal strokes by successful carotid endarterectomy in patients without recent neurological symptoms: randomised controlled trial. *Lancet*. 2004; 363: 1491-1502.

Narins CR, Illig KA. Patient selection for carotid stenting versus end-arterectomy: A systematic review. *J Vasc Surg*. 2006; 44: 661-672.

North American Symptomatic Carotid Endarterectomy Trial Collaborators. Beneficial effect of carotid endarterectomy in symptomatic patients with high-grade carotid stenosis. *N Engl J Med*. 1991; 325: 445-453.

North American Symptomatic Carotid Endarterectomy Trial Collaborators. Benefit of carotid endarterectomy in patients with symptomatic moderate or severe stenosis. *N Engl J Med*. 1998; 339: 1415-1425.

Rothwell PM, Eliasiw M, Gutnikov SA, et al. Analysis of pooled data from the randomized trials of endarterectomy for symptomatic carotid stenosis. *Lancet*. 2003; 361: 107-116.

Rothwell PM, Eliasiw M, Gutnikov SA, et al. Endarterectomy for symptomatic carotid stenosis in relation to clinical subgroups and the timing of surgery. *Lancet*. 2004; 363: 915-924.

Veterans Affairs Cooperative Studies Program 309 Trialist Group. Carotid endarterectomy and prevention of cerebral ischemia in symptomatic carotid stenosis. *JAMA*. 1991; 266: 3289-3294.

Yadav JS, Wholey MH, Kuntz RE, et al. Protected carotid-artery stenting versus endarterectomy in high-risk patients. *N Engl J Med*. 2004; 351: 1493-1501.

第14章 下肢缺血

下肢动脉疾病涉及从间歇性跛行至下肢缺血损伤，多达20%年龄在55岁以上的人都有一定程度外周动脉闭塞性疾病（PAOD）。**间歇性跛行**或下肢功能性缺血是PAOD下肢最常见的表现。"跛行"一词源自拉丁文 *claudicatio*。组织缺失（如溃疡或坏疽）或缺血性静止痛会导致**下肢缺血损伤**。另一个术语是临界性肢体缺血。原因包括动脉粥样硬化慢性进展或急性进展，如血栓斑块破裂或栓塞。正如下肢缺血损伤描述的那样，如果不继续治疗，导致截肢可能性极高。

患者跛行有几个可能的原因。患者小腿肌肉可在行走时出现抽筋疼痛。髋部和大腿肌肉也可抽筋或疲乏。步行可以受限，由于下肢感觉疲乏无力、麻木和沉重感所致。跛行通常伴随血管疾病、退行性髋关节病变或脊柱病变，如椎管狭窄或"假跛行"可引起类似症状。因此，评价下肢跛行首要问题为寻找潜在的病因。跛行是由动脉闭塞性疾病或其他问题所致的吗？病史和物理诊断可回答这个问题（见第4章）。非侵入性测试包括静息节段血压（如踝臂指数；ABI）、运动"负荷"节段压力联合脉搏容积记录（PVR）和腹主动脉与髂动脉、股-动脉髂动脉及胫骨段双功超声，提供客观数据支持或不支持临床印象（见第6章）。

如果最初的评估表明间歇性跛行的原因为动脉闭塞性疾病，接着关注的就是如何进行治疗。涉及动脉系统何种水平？应予内科治疗或经皮球囊血管成形术、支架置入术或动脉粥样硬化斑块切除术，还是其他手术呢？如果选择手术，应如何进行？如为急性或威胁下肢的缺血，可能的病因是什么？需要如何进行快速评价和治疗？

本章将回答上述问题，并给出整体评估、诊断、评价下肢血管疾病治疗。

Ⅰ. 疾病类型

下肢血管性跛行通常由两个区域动脉狭窄或闭塞所致（图14.1）。位于收肌管的股浅动脉局部狭窄或闭塞较常见。糖尿病患者病变常累及胫动脉。其他大的原发闭塞性病变主要累及远端腹主动脉疾病及髂动脉远端，称为主动脉-髂动脉疾病。随着时间的推移，膝部闭塞性血管将形成完整的侧支循环（图14.1）。

患者的病史、物理诊断、下肢血压非侵入性方法及脉搏容积记录通常可发

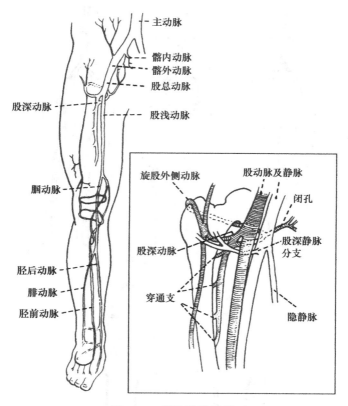

图 14.1　下肢动脉解剖

导致跛行最常见的动脉粥样硬化闭塞性疾病部位为主动脉-髂动脉区域及股浅动脉。扩大图描述股深动脉区域主要脉络。扩大图显示腘窝区域，展示膝部周围分支网络连接的远端股浅动脉（SFA）至膝下动脉

现主要病变部位及严重程度。以受影响闭塞病变部位的治疗策略来看，我们将外周动脉疾病患者分为五个类型（图 14.2）。

A. 腹主动脉与髂动脉疾病（1 型或 2 型）

1 型为少见类型（10%～15%），局限于远端腹主动脉及髂总动脉。35～55 岁患者主要为主动脉-髂动脉疾病，其高血压及糖尿病发病率较低，吸烟及高脂血症发生率较高。令人担忧的是，青少年时期就开始吸烟的女性，成年后主动脉、髂动脉发生早期动脉粥样硬化（35～50 岁）的比例显著升高。患者通常主诉下肢近端跛行范围从髋部及大腿逐步进展至小腿肌肉。但此类患者约

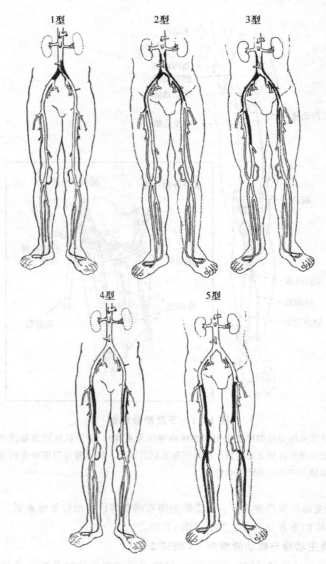

图 14.2　下肢动脉闭塞性疾病的类型

1型局限于远端腹主动脉和髂总动脉。2型为主动脉-髂动脉疾病，涉及主动脉、髂总动脉及髂外动脉。3型涉及上述区域及股动脉-腘动脉区域。4型为单一性股动脉-腘动脉疾病，从主动脉-髂动脉流入并从腘动脉-胫动脉流出。5型为股动脉-腘动脉及远端胫动脉联合疾病

15％的跛行只发生在小腿。股动脉脉搏及股动脉杂音减弱是其体格检查发现的特征性表现。由于股动脉-胭动脉系统开放，所以可在足部触及脉搏减弱。一些患者常有双侧髋部及臀部跛行、无力、腿部肌肉萎缩以及无股动脉脉搏的四联征，称为Leriche综合征。2型疾病患者（20％）存在主动脉-髂动脉粥样硬化病变，也是从髂外动脉延伸至腹股沟。患者是1型还是2型主动脉-髂动脉疾病，最后须通过影像学评估确定。外周动脉疾病的典型表现为上述两种类型近端主动脉-髂动脉闭塞性疾病及以下将讨论的三种类型中的一种。这些表现包括皮肤萎缩、干燥、呈片状易脱落（由于皮肤附属物功能减退所致），以及由角质层缺血导致的趾甲肥厚。皮肤发红较晚出现，但它是特征性改变。

B. 主动脉-髂动脉与股动脉-胭动脉疾病联合型（3 型）

大多数下肢跛行患者（66％）合并有主动脉-髂动脉及股动脉-胭动脉疾病（2型），通常，患者存在多重心血管危险因素：吸烟、高血压、高脂血症和成年后发生的糖尿病。这些患者常伴发功能障碍，严重跛行常见于主动脉-髂动脉或股动脉-胭动脉疾病，最终常发展为更严重的缺血问题，如静止痛、足部溃疡或坏疽（即严重缺血）。

C. 单一性股动脉-胭动脉疾病（4 型）

单一性股动脉-胭动脉疾病患者通常在行走一段时间后发生小腿跛行，休息几分钟可缓解。患者通常年为老年人（50～70 岁），且其患高血压、成年型糖尿病及与冠状动脉和颈动脉相关的血管疾病的发病率比主动脉-髂动脉患者高。与主动脉-髂动脉疾病患者一样，患者多数吸烟。患者常有良好的股动脉脉搏，但不能触及胭动脉搏动或足背动脉脉搏。此类患者如果不存在严重的近端主动脉-髂动脉疾病，则通过监督其坚持步行方案，跛行通常可改善，病情可长时间保持稳定。事实上，下述情况支持在开始时对患者进行非手术管理：患者年龄超过60岁，有股浅动脉闭塞性疾病（a）如果严格执行保守治疗，则肢体缺失的可能性低（10 年随访结果为 2％～12％）；（b）如果初期 ABI＞0.6，则症状可改善（80％）；（c）如果 ABI＜0.5，应评估经皮介入治疗或外科血运重建手术。5 年存活率为 70％～80％，仅 10％需要行血运重建术。

D. 股动脉-胭动脉及胫动脉疾病（5 型）

随着时间的推移，这些患者截肢的风险最高。这是由于胫动脉疾病行血运重建治疗的长期效果不佳所致。此外，此型疾病患者通常为老年人（65 岁以上），且普遍存在糖尿病、吸烟及血脂异常，所有这些均是疾病进展的重要因素。糖尿病是疾病进展和引起胭动脉远端疾病的主要因素。这些患者中的一部分通常表现为无主动脉-髂动脉和股动脉-胭动脉病变，但存在弥漫、明显的胫动脉病变。通常原因为糖尿病控制不佳，在西班牙裔美国人和印第安人群中常见。

Ⅱ. 临床常见情况

了解下肢动脉缺血范围及如何分型至关重要。分型有助于了解及定义如何治疗动脉缺血。慢性肢体缺血（表 14.1）和急性肢体缺血（表 14.2）分型可揭示慢性血管疾病的范围，并有助于定义肢体生存能力。下肢动脉缺血大多由动脉粥样硬化性疾病引起，但是大部分血管疾病可引起这些症状（表 14.3）。

表 14.1 慢性肢体缺血分型

分级	类型	临床描述	客观标准
0 级	0 型	无症状-无显著闭塞性疾病	活动踏板/负荷试验[a] 正常
Ⅰ级	1 型	轻度跛行	能完成活动踏板试验[a]；试验后 AP＞50mmHg
	2 型	中度跛行	介于 1 型和 3 型之间
	3 型	重度跛行	不能完成活动踏板试验[a]；试验后 AP＜50mmHg
	亚严重肢体缺血	无静息症状或组织缺失	静息 AP＜50mmHg，踝动脉或跖动脉 PVR 平坦或几乎无脉搏；TP＜40mmHg
	严重肢体缺血		
Ⅱ级	4 型	缺血性静止痛	静息 AP＜40mmHg，踝动脉或跖动脉 PVR 平坦或几乎无脉搏；TP＜30mmHg
	5 型	少量组织缺失——溃疡未愈合，局部坏疽及足部缺血	静息 AP＜60mmHg，踝动脉或跖动脉 PVR 平坦或几乎无脉搏；TP＜40mmHg
Ⅲ级	6 型	严重组织缺失——扩展至 TM 水平以上，足部功能不能恢复	与 5 型相同

AP，踝部压力；PVR，脉搏容积记录；TP，足趾压力；TM，经跖的。
[a] 在斜度为 12% 的活动踏板上以 2 英里/小时的速度运动 5 分钟（Adapted from：Inter-society Consensus for the Management of Peripheral Arterial Disease（TASC Ⅱ）. *J Vasc Surg*. 2007；45（suppl S）：S29A.）

表 14.3　导致跛行的动脉疾病

动脉粥样硬化 (PAD)

动脉炎

先天性和获得性主动脉缩窄

髂外动脉内膜纤维化 (骑脚踏车者髂动脉综合征)

纤维肌性发育不良

外周动脉栓塞

腘动脉瘤 (并存继发性血栓栓塞)

腘动脉外膜囊肿

腘动脉挤压

原发血管肿瘤

弹性假黄色瘤

较久的创伤及辐射损伤

大动脉炎 (Takayasu 病)

血栓闭塞性脉管炎 (Buerger 病)

持久的坐骨神经伴行动脉血栓形成

A. 跛行

　　跛行(Ⅰ级；1~3 型；表 14.1) 是运动诱发的缺血导致肌群反复发生的疼痛、疲乏、沉重、麻木和 (或) 乏力。停止运动或休息时症状可减轻或消失。通常，症状累及的肌群距离病变处较远。因此，单纯小腿跛行通常提示股浅动脉疾病。大腿和臀部肌肉跛行意味着主动脉-髂动脉疾病。症状累及部位与神经支配范围无关。由于动脉功能障碍引起间歇性跛行的病程通常为良性，所以仅 4%~5% 血管性跛行患者进展为威胁肢体的阶段。大部分死亡与心血管疾病的发病率相关，而非下肢缺血。同样，如果得到仔细的管理，则很多无症状但存在下肢动脉粥样硬化的患者就不会进展至出现症状。这就是说，有一些特定因素与 PAOD 发展至严重阶段相关 (图 14.3)。

B. 严重缺血

　　下肢**缺血性静止痛**可以是重度缺血 (Ⅱ级；4 型；表 14.1) 的首发症状。当患者足部动脉灌注正常时，有许多原因可引起其腿部及足部疼痛，包括糖尿病神经病变、关节炎、静脉功能不全及灼痛型复合性局部疼痛综合征。缺血部位疼痛有其特点。缺血性静止痛是锐痛，主要位于踝关节以下的足前部，皮肤发红及苍白隆起。患者常夜间痛醒并摇动足部以减轻疼痛，脉搏触不到。

　　缺血性静止痛被认为可使肢体受累的原因很明确。一旦灌注不良，静止痛

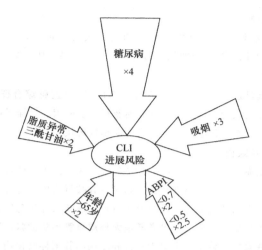

图 14.3　危险因素对外周动脉闭塞性疾病（PAOD）患者
进展至严重肢体缺血（CLI）的影响

ABPI，踝臂血压指数（From Intersociety Consensus for the Management of Peripheral Arterial Disease〔TASC II〕. *J Vasc Surg.* 2007；45（suppl S）：S10A with permission.）

就会继续进展，除非进行血运重建，否则会有 95% 的患者 1 年内需要截肢。近来，"亚严重"缺血患者令人关注。由于不活动，所以这些患者疾病严重但无明显症状，其静息踝部压力＜50mmHg 且足趾压力＜40mmHg。一些患者腿部用力时无特殊症状，可能与缺血程度有关，但并不明确。未来进展至需要截肢的风险也很大，几乎 1/3 一年内没有行血运重建手术的患者仅采用合理的内科治疗，但并未截肢。

　　缺血性静止痛很少发生，除非患者至少存在两处具有显著血流动力学意义的动脉闭塞性疾病（如至少两个水平病变）。大部分静止痛患者有一个或两个不同解剖类型的闭塞性疾病，选择恰当治疗前必须明确其病变状况：

　　1）主动脉-髂动脉及股浅动脉闭塞性疾病联合型（3 型；图 14.2）。

　　2）股动脉-腘动脉闭塞合并远端胫动脉闭塞性疾病（5 型；图 14.2）。

　　C. 严重缺血

　　远端足部**溃疡未愈**也是由动脉缺血所致（Ⅲ级，5 型和 6 型；表 14.1）。尽管存在动脉灌注，但若发生骨或软组织感染、鞋不合适而受压、足畸形或治疗不当等情况都可影响溃疡愈合。详细的病史及体格检查可为愈合不良的病因分类提供信息。感觉神经病变与长期糖尿病导致糖尿病患者易患**神经病变性足溃疡**有关。此类患者初期无疼痛感觉，直到溃疡很深且存在感染才会感觉到。

D. 严重缺血

坏疽是皮肤及皮下组织严重缺血的典型表现（Ⅲ级，5 型和 6 型；表 14.1）。干性坏疽以未被感染的焦痂为特征，反之，湿性坏疽组织浸软、化脓。

E. 微栓子

微栓子引起足趾呈淡蓝色，表面有分散的斑点（**蓝趾综合征**），可出现疼痛。患者也可被误认为局部外伤性青肿而忽视真实原因。微栓子可源于动脉系统近端任意一点，常来自心脏、动脉瘤或溃疡性斑块。

F. 急性动脉缺血

急性动脉缺血（表 14.2）以突发四肢疼痛、苍白、感觉异常、无脉及温度改变、无力为特征，有时可出现麻痹。如患者有跛行病史或曾行下肢动脉移植术，则其症状可由动脉狭窄部位血栓形成所致，通常来源于急性粥样硬化斑块破裂或动脉移植物血栓形成。**如患者既往无外周血管疾病症状，则栓塞所致急性缺血的可能性更大。** 栓子常来源于心脏和近端动脉粥样硬化病变。

Ⅲ. 管理

A. 跛行/功能性缺血

以下几项原则对确定间歇性跛行患者的最佳治疗方案至关重要。对于大部分患者，初期应行非手术治疗。如前所述，5 年内仅 5%～10% 重度跛行患者因疾病进展而需要截肢，他们当中的大部分继续吸烟或存在糖尿病。**下肢血管成像可由 CTA、MRA 或双功超声完成。作为一种侵入性方法，动脉造影仅用于准备接受介入治疗的患者，大多数近期发生血管跛行的患者通常不需要此项检查。**

1. **确立初期治疗方法**基于跛行的持续时间、活动能力和进展状况。初期管理也受患者医疗状况的影响。

   a. **持续时间**：如果下肢跛行为近期发生且不影响活动，则无需影像评价即可开始非手术治疗。这种方法尤其适用于怀疑近期有股浅动脉闭塞的患者。尽管动脉闭塞时患者可突发剧烈的小腿跛行，但如果股深动脉侧支循环建立良好，则 6～8 周后，跛行通常可以改善。总之，我们对应该近期发生跛行的患者随访至少 3～6 个月，以便确定跛行是否稳定、改善或恶化。

   b. **活动能力降低**：患者通常有两个关于下肢跛行所致活动能力降低的重要问题需要我们回答：下肢跛行阻碍正常活动吗，特别是基本的日常活动或工作？跛行会限制休闲活动吗？以我们的经验来看，这两个问题的答案对确定跛行患者的管理比回答在跛行导致停止行走之前患者能走多长距离更有用，但后者有助于深入了解疾病的严重程度。

   c. **进展**：确定跛行是稳定还是进展是极为重要的。6 个月～1 年内跛行明显快速进展的患者比跛行稳定的患者更需要进行动脉血运重建。跛行进展的患者更愿意接受血运重建治疗。

d. **患者一般医疗情况的评估**对于确定跛行患者的早期管理策略非常重要。死亡率（2%～3%）及发病率风险低的间歇性跛行患者可行择期手术。这种评价已在第 8 章进行了详细的描述。若患者存在多种临床并发症和稳定的下肢跛行，则应长期随访，直至出现运动受限或威胁肢体的静止痛、不能愈合的溃疡或坏疽（如严重肢体缺血）。

2. **非手术管理**包括有监督的结构化步行方案、控制或消除心血管危险因素。非手术管理包括定期安排无创监测的随访评估。通常测定 ABI 或节段压力和 PVR。还包括持续评估外周血管系统，因为许多 PAOD 患者可伴发脑血管疾病、冠心病以及动脉瘤。

a. **下肢规律运动**可增强对步行所致缺血的代谢适应并增加侧支血流。其结果是使跛行稳定和得以改善。许多运动方案可减轻跛行。相对简单的计划可帮助 80% 患者强调下述概念：

（1）要求患者除日常活动以外，留出一定的运动时间及频率（如每次 30min，每周 3～5 天）。每天运动对年长患者来说可能过多，因此，隔天一次的运动方案比较理想。

（2）指导患者以舒适的速度（不可太快）步行，每当跛行严重时，应停止并短暂休息。

（3）这种步行-休息规律应持续 30min。当腿部肌肉适应无氧代谢时，停下休息的频率及时间应逐渐减少。6～8 周之后，跛行患者舒适步行的距离可增至开始时的 2 倍或 3 倍。天气不好的时候，患者可使用室内跑步机、在购物中心行走或使用固定不动的训练自行车。

b. **危险因素控制**：第 7 章描述了与 PAOD 相关的关键心血管危险因素。如果非手术管理可实现最大效应，那么戒烟和控制高脂血症、糖尿病、高血压及减轻体重就势在必行。对跛行患者的非手术管理失败通常由于未能戒烟及控制其他危险因素所致。

c. **己酮可可碱**（己酮可可碱，Hoechst Marion Roussel 公司，堪萨斯，密苏里州，美国）是美国食品与药品管理局批准的第一个用于治疗间歇性跛行的药物。这是一种以甲基黄嘌呤为核心的制剂，可通过改善红细胞膜的弹性和抑制血小板聚集来降低血液黏度。尽管对己酮可可碱的疗效仍存在争议，但近期的 meta 分析显示，与安慰剂相比，该药物所致开始出现跛行的距离平均增加了 29m，开始出现跛行的绝对距离增加了 48m。

d. **西洛他唑**（西洛他唑，大冢制药公司，洛克维尔，马里兰州，美国）是近期较常用于治疗间歇性跛行的药物。它是磷酸二酯酶Ⅲ抑制药，可扩张血管及抗血小板活性。三个随机比对临床试验显示，与安慰剂组相比，治疗组开始出现跛行的距离及绝对跛行距离均改善。

我们的实践是，对于轻度至中度跛行患者，结合步行方案及减少吸烟量，给予己酮可可碱 400mg，每天 2 次或 3 次，餐时服用，或给予西洛他唑 100mg，每天 2 次。如果 6～8 周步行改善，则通常可停药，以确定运动及节制吸烟是否可以维持其改善的效果。如果跛行恶化，则应重新开始服用药物。己酮可可碱常见的副作用为胃肠不适及头晕。一些患者仅可接受 400mg，每天 2 次。西洛他唑最常见的副作用为头痛及腹泻。西洛他唑禁用于Ⅲ级或Ⅳ级充血性心力衰竭及有严重心律失常病史的患者。如果确实需要使用，则对于服用钙通道阻滞药、酮康唑或红霉素衍生物的患者，应将剂量减至 50mg，每天 2 次，因为这些药物可通过 P-450 系统抑制肝对西洛他唑的代谢。增高药物浓度可增加房性心律失常的风险。

我们强调，用己酮可可碱或西洛他唑进行药物治疗并不能改变严重进展性跛行或严重缺血患者施行血运重建术的必要性。

3. 跛行患者侵入性治疗的适应证 必须仔细选择经皮介入治疗或手术治疗下肢跛行的患者。日常工作和生活明显受限也是一些低危患者的适应证。在这种情况下，良好的解剖情况对于经皮介入或外科手术血运重建是非常重要的。当闭塞性疾病局限于主动脉及髂动脉且其远端血管通畅时，可获得最好的结果。径流情况良好（两个或两个以上胫部血管延续至足）的单一性股浅动脉疾病，也是适于治疗的解剖病变。

我们通常不主张对跛行稳定的患者选择动脉血运重建治疗，除非主要病变为：(a) 严重的弥漫性主动脉-髂动脉和重度股动脉-腘动脉疾病或 (b) 重度膝下腘动脉及胫动脉疾病。在开放并建立了良好股深动脉侧支循环的情况下，主动脉-髂动脉血管成形术/支架置入术或主动脉-股动脉旁路术可以改善许多患者的症状。但是，如果血流较差，且存在多级血管闭塞性疾病（3 型），则应即刻或分步进行股动脉-腘动脉旁路术。因此，对于有主动脉-髂动脉和股动脉-腘动脉复合疾病的跛行患者，只有当跛行进展较快、主动脉-髂动脉疾病进展至严重狭窄或闭塞、适当调整流入道与流出道能改善活动水平时，才推荐行主动脉-股动脉重建。**同样，由于与膝上血运重建相比耐力降低，所以膝下股动脉-腘动脉或股动脉-胫动脉旁路可作为挽救肢体的治疗，而不应仅用于治疗跛行。**

当前，血管内治疗快速发展，因此需要重新定义跛行介入治疗的适应证。一般来讲，血管腔内治疗跛行可降低患者的相关风险并最终改善运动水平。大多数接受血管腔内治疗的患者目前仍可再行腔内治疗或开放式血运重建术。目前，随着大量证据的获得，我们相信血管腔内治疗并不是跛行患者唯一的选择（如我们能够为患者进行手术并不意味着患者应该接受手术）。

4. 术前评估

a. **手术风险**的评估原则和长期药物治疗的稳定问题在第 8 章已讨论过。经皮血管内治疗的死亡率可忽略不计。选择行主动脉-髂动脉重建或股动脉-腘动脉旁路术患者的死亡率为 2%～3%。实施血管重建术期间的主要风险为冠状动脉疾病。至少 40% 外周血管疾病患者存在严重的冠状动脉疾病。通常，我们建议对严重冠状动脉疾病患者进行必要的外科手术治疗后，再尝试选择进行血管内介入治疗。

b. 选择外科手术前，要求患者**戒烟**，且痊愈后也不要复吸。应告知患者，使其了解经常吸烟的患者有 30% 会发生移植手术失败。积极戒烟可避免跛行后血运重建，但是，大部分患者住院治疗后将完全戒烟。

c. **仅在决定动脉重建介入治疗或经皮介入治疗后进行下肢动脉造影。**我们的经验是，通常先使用双功超声检查动脉疾病，然后再行动脉造影，这有助于确立血运重建的方案。这完全取决于实验室水平。静脉注射造影剂后可以在施行介入治疗前评估血管流入和流出节段的状况。其他方式的使用，如 CTA 和 MRA，也是类似的，有时可直接进行动脉造影并在手术台上制订治疗方案。外科开放式血运重建术最好在检查 1 天后进行，以确保后不会因动脉造影的造影剂负荷造成肾功能恶化。血管内治疗也应该与诊断性动脉造影一样，需要观察数天至数周。

5. 主动脉-髂动脉疾病的正确处理策略选择 选择手术或血管内介入治疗跛行取决于患者的一般情况、动脉粥样硬化的程度及外科医生/介入手术者的经验。术前动脉造影片结合静息及"负荷"股动脉压力测量，评价狭窄后远端动脉扩张，是为患者选择最佳治疗策略的决定因素（表 14.4）。一名训练有素的血管外科医生应该了解下述操作的适应证和禁忌证：主动脉-髂动脉内膜切除术、主动脉-髂动脉或主动脉-股动脉旁路移植术、股动脉-腘动脉旁路移植术、腰交感神经切除术、经皮腔内血管成形术、血管成形术和支架置入术，以及解剖区域外重建术，如腋动脉-股动脉及股动脉-股动脉旁路术。

表 14.4 多级动脉闭塞性疾病的主动脉-股动脉移植：
手术成功及需要远端搭桥的指征

评估重点	仅结果好的 AF 指征	需要行远端旁路术的指征
近端疾病	股动脉脉搏消失或明显减弱	股动脉脉搏"正常"
	严重狭窄/闭塞（动脉脉搏图）（股动脉压力研究呈阳性）[a]	轻度至中度流入道疾病（动脉脉搏图）（股动脉压力研究呈阴性）
远端疾病	流出道良好（动脉脉搏图）	流出道差（动脉脉搏图）

续表

评估重点	仅结果好的 AF 指征	需要行远端旁路术的指征
	径流阻力指数＜0.2	径流阻力指数≥0.2[b]
术中	脉搏容积描记振幅改善	股深动脉病变脉搏容积描记振幅无改善和（或）恶化（起点≤4mm 及 Fogarty® 3♯取栓导管插入＜20cm）
临床	缺血症状无进展（如跛行、静止痛）	缺血症状进展（坏死、败血症）

AF，主动脉-股动脉

[a] 股动脉压力研究。当横跨髂动脉节段的静息压力梯度大于 5mmHg，或在反应性充血或直接注射罂粟碱、硝酸甘油后下降 15％时，髂动脉狭窄严重

[b] 径流阻力指数＝大腿-踝压力差/肱动脉压力

（Adapted from：Brewster DC，Perler BA，Robinson JG，Darling RO. Aortofemoral graft for multilevel occlusive disease：predictors of success and need for distal bypass. *Arch Surg* 1982；117：1593-1600.）

a. **主动脉-髂动脉内膜切除术**：对于局限于远端主动脉及髂总动脉的闭塞性疾病患者，若消除或控制好他（她）的血管危险因素，则主动脉-髂动脉内膜切除术可取得良好的长期效果。动脉内膜切除术禁忌证为：（a）主动脉或髂动脉瘤病；（b）主动脉闭塞至肾血管水平；或（c）任何髂外动脉或股动脉闭塞性疾病。5 年和 10 年开通率分别为 95％和 85％。因此，目前对大多数患者采用经皮球囊血管成形术及支架置入术治疗此类局限性主动脉-髂动脉疾病的效果良好，手术操作风险较低。这降低了动脉内膜切除术的传统地位。

b. **经皮腔内血管成形术/支架置入术**是目前用于引起跛行的局限性动脉病变的首选治疗（见第 11 章）。针对这一范畴，大西洋国际社会 PAOD 管理共识［TASC Ⅰ（2000）及 TASC Ⅱ（2007）］提供了用于血管内血运重建的解剖学建议（图 14.4）。这种讨论在复习了众多的文献后改变了目前的实践。可以肯定地说，动脉粥样硬化病变越长、越迂曲或完全闭塞，血管腔内治疗就越难进行。因此，局部髂总动脉狭窄长度少于 3cm 者适合血管内治疗（TASC A）。长期髂总动脉闭塞、肾下髂动脉疾病和更持久的重度髂动脉疾病行血管内血运重建（TASC C 和 D）也是常用的一线治疗方法，但外科手术为首选的治疗方法。然而，血管内治疗的应用将会越来越广泛，这主要与操作技术及支架设计的改进有关。由于耐久性差，重建后需要应用双功超声持续密切监测，必要时采取重复介入治疗。

TASC 2007 年主动脉-髂动脉病变分型

A型病变
- 单侧或双侧CIA狭窄
- 单侧或双侧简单短病变，EIA（≤3cm）狭窄

B型病变
- 短的（≤3cm）肾下腹主动脉狭窄
- 单侧CIA闭塞
- 单一或多发狭窄共计3～10cm，涉及EIA未延伸至CFA
- 单侧EIA闭塞未涉及髂内动脉起源或CFA

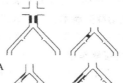

C型病变
- 双侧CIA闭塞
- 双侧EIA狭窄长度为3～10cm，未延伸至CFA
- 单侧EIA狭窄延伸至CFA
- 单侧EIA闭塞涉及髂内动脉起源和（或）CFA
- 单侧EIA严重钙化闭塞伴或不伴随涉及髂内动脉起源和（或）CFA

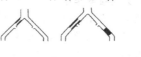

D型病变
- 肾下主动脉-髂动脉闭塞
- 弥漫病变涉及主动脉和双侧髂动脉并需要治疗
- 弥散多支狭窄涉及CIA、EIA和CFA单侧病变
- CIA及EIA单侧闭塞
- EIA双侧闭塞
- AAA患者存在髂动脉狭窄需要治疗且需覆膜支架置入或其他病变需要开放式主动脉或髂动脉外科手术

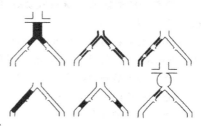

图 14.4　TASC 2007 主动脉-髂动脉疾病的病变解剖分型

目前推荐治疗包括：A 型可接受血管内结果；D 型适合行外科手术；B 型首选血管内治疗；如果外科手术条件好，那么 C 型可首选外科手术。患者的并存疾病、术前接受的治疗和手术者经验都必须考虑，以作出合理的治疗决策（From Inter-society Consensus for the Management of Peripheral Arterial Disease［TASC Ⅱ］. *J Vasc Surg*. 2007；45（suppl S）：S49A with permission.）

髂动脉系统血管成形术的效果改善与支架的广泛应用有关。球囊扩张支架通常用于髂总动脉斑块负荷过大且明显钙化的部位。支架的径向力对此很有帮助（第 11 章）。对于髂外动脉，自扩张支架由于柔韧性更好，通常用于那些血

管迂曲的复杂病变部位。此种治疗的 4 年开通率为 70%～80%。因此，**主动脉-髂动脉血管内治疗的主要局限是再狭窄**，后者在 3～5 年内可影响 20%～30%的患者。这些最新的结果表明，需要反复进行血管内介入治疗才能达到满意疗效并长期缓解症状。更新技术的应用，如切割球囊、冷冻血管成形术、再介入设备、双向及激光动脉粥样硬化切除术装置，对这些技术的疗效还有待阐明。

c. **主动脉-股动脉旁路术**：大多数患者跛行是因弥漫性的严重血管闭塞性疾病（包括主动脉-髂动脉节段）所致，最终需行**主动脉-髂动脉节段旁路移植术，以达到持久的缓解作用**（>5 年）。主动脉-股动脉旁路移植术比主动脉-髂动脉旁路移植术更常用。因为随着动脉硬化的进展，虽然病变累及主动脉远端和髂总动脉，但髂外动脉闭塞也很常见。10%～15%最初接受主动脉-股动脉旁路术的患者和 25%～30%最初接受主动脉-髂动脉旁路术治疗的患者随后必须进行下游修复。对于单侧髂动脉闭塞性疾病患者，选择单侧主动脉-髂动脉或主动脉-股动脉旁路移植术或动脉内膜切除术可以通过腹膜后入路进行。提倡实施 5 年开通率为 70%～80%的手术。髂动脉来源的旁路移植物对于想要避免经腹或腹膜后主动脉-股动脉移植术或解剖外旁路手术的患者很有用。主动脉-双侧股动脉旁路移植术的 5 年基本开通率为 85%～95%。它仍然是血管外科领域效果最持久的重建手术之一。

d. **解剖外腋动脉-股动脉或股动脉-股动脉旁路术**在实践中仅用于部分严重跛行患者。最合适的人群为：

1) 有下肢症状的髂动脉闭塞且对侧髂动脉正常，计划行股动脉-股动脉旁路术，或腋动脉闭塞计划行腋动脉-股动脉旁路术。

2) 既往照射后肠梗阻或存在阻碍腹内主动脉-股动脉重建的瘘。

3) 已知的广泛术后腹腔粘连。

4) 严重的心肺并存病和 3 级跛行或亚严重局部缺血。

直接行主动脉-髂动脉重建术治疗跛行比解剖外旁路术更好。像这样，如果患者适合做直接重建术，但是有上述障碍，那么腹膜后主动脉-股动脉移植术或胸主动脉-股动脉旁路术也是不错的选择。由经验丰富的医生行主动脉-髂动脉重建是比较安全的，如上所述，5 年内可为 85%～90%患者提供非常持久的效果。事实上，股动脉-股动脉旁路术及腋动脉-股动脉旁路术治疗跛行的 5 年开通率为 50%～75%。

e. 血管闭塞性疾病患者选择**主动脉-髂动脉重建**通常**不结合**其他非血管腹内手术。例如，我们赞成舍弃无症状胆囊结石手术的建议，尽管其他人建议在没有风险的情况下做胆囊切除术。虽然增加胆囊切除术导致的发病率可能很低，但附加的手术确实会增加并发症的风险。因此，胆石症继发术后胆囊炎在我们的经历中是罕见的。多数术后胆囊炎无结石且常见于既往出现休克及所谓的内脏休克综合征患者。但有时在手术探查期间，我们可发现胆石症及慢性隐袭性胆囊炎。如果主动脉重建术情况进展良好，可以在腹膜后腔及股动脉创面接近覆盖修复移植物并关闭以后行胆囊切除术。

f. 住院之前，应详细询问病史，进行体格检查及常规诊断性分析。基线分析包括完整的血细胞计数、胸部 X 线照片、12 导联心电图（ECG）、血清电解质、肌酐、血糖、肝功能试验（胆红素、血清、谷草转氨酶、碱性磷酸酶、总蛋白、白蛋白）、血小板计数、凝血酶原时间（PT）、部分凝血活酶时间（PTT）、空腹血清胆固醇、三酰甘油、钙、磷和慢性肺疾病患者的肺功能检查。任何术前转诊和会诊应在住院前进行。

（1）行主动脉手术的患者应取 2～4 单位红细胞做血型及交叉配血试验，股动脉-髂动脉及解剖外重建应做血型、过滤的准备。如果有自体输血计划，则应根据其有效性进行安排。

（2）通常，主动脉外科手术不用做肠道准备。术前准备在肝、肠缺血时是需要的，细菌易位可能和凝血异常有关。肠道准备应术前 24h 使用清洁液及轻泻药（如枸橼酸镁，120～250ml，口服）结合常规新霉素或红霉素口服准备。

（3）选择行动脉手术的患者可能因应用利尿药而出现慢性血管内容量耗竭或者因肠道术前准备和造影剂负荷而急性脱水。进行外科手术前，以 100～125ml/h 的速度静脉输注乳酸林格液。根据患者的个体需要，这种水化可在术前进行 6～12h。因此，患者需要在主动脉外科手术前一晚住院。

（4）皮肤准备包括手术区域剃毛备皮，越接近手术时间，越可能将备皮区域细菌繁殖减到最低。尽可能在临近手术时备皮，通常在静脉注射即将开始前，用六氯酚、葡萄糖酸氯己定、聚维酮碘肥皂淋浴。

（5）指导患者深呼吸、咳嗽及使用肺活量计。我们也指导患者做腿部运动，以预防深静脉血栓形成、刺激肢体末端血流，并保持下床活动前的腿部肌张力。

（6）患者进入手术室时，应静脉注射术前预防性抗生素。使用半合成青霉素或头孢菌素。对于有青霉素过敏史的患者，应避免使用头孢菌素类，患者应接受另一种具有良好的覆盖医院获得性生物体的抗生素（如万古霉素 500～1000mg，或克林霉素 600～900mg）。

g. 主动脉-股动脉旁路术的手术原则：手术技巧的完整细节在本手册的范围之外。其他图集以更详细的方法描述动脉重建术的特殊技巧。术中护理的某些原则，在此需要重点提出。

（1）患者体位。患者取仰卧位，手臂内收至身体两侧。抬高缺血足跟或用软辅料包裹以防止褥疮。

（2）备皮。在备皮期间，为减少患者热损失，手术室应该保持温暖（70～75 °F）。主动脉-股动脉重建术的备皮范围由乳头延伸到膝部，需要联合股动脉-胫动脉旁路术时，范围应延伸到足趾。应尽量避免消毒液流到患者背面皮肤，特别是避免其与患者下方的手术台接触。因为上述的接触可导致皮肤的化学烧伤。在皮肤消毒后，覆盖 Steri-Drape 贴膜（3M Health Care 公司，美国）。虽然 Steri-Drape 不能减少伤口感染发病率，但我们推荐用其防止皮肤接触移植材料，以防止移植物被污染。

（3）术中监测。 对所有下肢动脉重建患者，要进行脉搏容积描记（PVR）或连续波多普勒监测，以获得适当的远端血流的证据。通常，将 PVR 袖带置于预期重建部位远端的肢体节段（如主动脉-股动脉旁路术时置于小腿，股动脉-胫动脉旁路术时置于踝部），然后做基线记录。在行动脉重建术时及患者离开手术室前，应当及时做附加记录。手术区域应使用无菌袖带。也可选择性使用 CWD 信号特征性变化。

（4）全身抗凝。 主动脉及末梢动脉钳夹时，可使用华法林全身抗凝。我们的经验表明，在钳夹主动脉前，静脉注射 5min 足量华法林 3 000～5 000 单位，然后每隔 45min 增加 1 000 单位，除非临床判断不能这样做。虽然监测华法林的效果不是必需的，但我们提出应当在肝素化前后监测活化凝血时间（ACT）。对于大多数患者，ACT 应为 200～300s。髂动脉及股动脉主要分支局部灌注期间，给予增加小剂量肝素（500～1 000 单位）。手术结束时，可选择肝素化逆转。通常，肝素化在使用上述剂量时不需要逆转，因为肝素效应约 90min 即可减退。然而，如果选择逆转肝素化，那么 ACT 是用于监测硫酸鱼精蛋白逆转的主要方法（华法林残余 0.5～1.0mg/100U）。

（5）术中使用利尿药。 在主动脉钳夹前，利尿药的使用必须使尿量保持在 0.5～1.0ml/（kg·h）。肾下主动脉钳夹可使肾皮质血流量减少，这可通过血管内容积扩张及应用甘露醇进行渗透性利尿加以预防。在钳夹主动脉之前，给予 12.5～25.0g 甘露醇静脉注射。需要时，可增加小剂量（10～20mg）呋塞米。此外，多巴胺（2～3μg/min，静脉注射）可导致肾血管扩张。对于肾功能不全患者，建议以 0.01～0.05μg*/（kg·min）的速度注射 δ-1 选择性受体激动剂，以便在主动脉钳夹期间增加肾皮质血流量及管腔滤过。

（6）近端主动脉吻合术。 关于近端主动脉移植吻合术是应当选择端端吻合还是端侧吻合的争论仍在继续（图 14.5）。我们的经验强烈支持实施主动脉端端吻合术，其主要优势如下：

1）移植物来源于部位更高和疾病更少的肾下腹部主动脉部分。

2）血流动力学状态更好，因为主动脉血流直接通过移植物，无来自远端

---

* 原书有误，此处单位应为 μg。—译者注

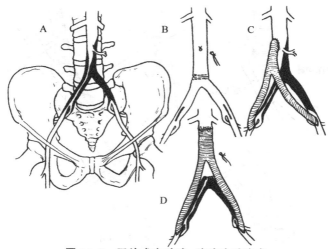

图 14.5 开放式主动脉-髂动脉重建术

主动脉-髂动脉内膜切除术（B）是局限于远端腹主动脉及髂总动脉闭塞性疾病的选择。它已几乎被针对这种局部类型（A）的血管内治疗所取代。主动脉-股动脉移植术，其近端可实施端侧吻合（C）或端端吻合（D）（Adapted from Darling RC，et al. Aorto-iliac recon- struction. *Surg Clin North Am*. 1979；59：565-579.）

主动脉的血流竞争。

3）解剖部位及腹膜后覆盖更好，因为在放置移植物之前，已切除肾下主动脉节段。端侧吻合易发生肠粘连，并导致腹主动脉消化道瘘。

4）排除肾下及髂动脉节段疾病可减少后期动脉粥样硬化栓塞。

适用于实施端侧吻合的部位与肾和肠灌注的以下情况有关：

● 当肾附属动脉的血供主要来源于腹主动脉时。

● 肠系膜下动脉较大，且 IMA 内的顺行血流可给予足够的结肠灌注。

● 当严重疾病主要位于髂外动脉时。在这种情况下，应首选盆腔的顺行血流，因为当逆行血流不存在时，端端吻合可大大减少盆腔血流量。

（7）远端吻合在主动脉-股动脉旁路术中对移植物的通畅有显著影响。导致晚期主动脉-股动脉移植失败的原因是血液流出量减少，如果选择正确的远端结构，即可使这种现象减到最少。远端吻合有五种方法（图 14.6）。

第一种，与股总动脉吻合，优先考虑股深动脉及股浅动脉广泛开放的患者。

第二种，股浅动脉口狭窄但远端动脉及股深动脉正常时，推荐**携带移植物在近端股浅动脉上吻合**。

第三种，对于股浅动脉疾病广泛或闭塞患者，推荐**携带移植物在股深动脉**

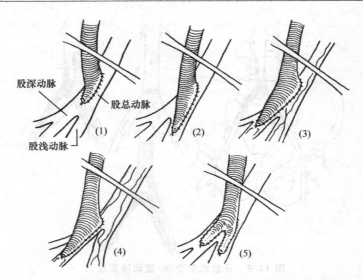

图 14.6 适合于主动脉-股动脉旁路移植物的股动脉吻合术类型
(1) 第一种是与股总动脉吻合；(2) 第二种吻合，携带移植物在近端股浅动脉上；(3) 第三种吻合，携带移植物在股深动脉上；(4) 第四种吻合，仅涉及股深动脉；(5) 第五种吻合涉及股浅和股深动脉口补片血管成形术（Adapted from Darling RC, et al. Aortoiliac reconstruction. *Surg Clin North Am*. 1979；59：565-579.）

上吻合（被称为股深动脉成形术）。对于大部分患者，股深动脉足够的直径（3～4mm）和长度（15～20cm）可维持主动脉-股动脉移植物血流及通过侧支的下肢灌注。

第四种，仅与股深动脉吻合。当股总动脉及股浅动脉广泛阻塞时，这是必需的。

第五种，吻合移植物裂口，修补股浅动脉及股深动脉近端狭窄。

17%～20%患者需要联合主动脉-股动脉旁路术和远端旁路术，但这是在肢体受累缺血的情况下才需要进行的，将随后讨论。

(8) 肠系膜下动脉（IMA）血运重建术，当肠系膜上动脉闭塞及存在较大的（>3.5～4mm）肠系膜下动脉时，可选择进行旁路术或再植。并且，如果IMA通畅，但是在主动脉重建时显示黑血池或 IMA 压力≤40mmHg，则强烈考虑给予 IMA 再植。

6. 目前，采用**股动脉-腘动脉旁路术**治疗稳定跛行比过去少。对单一性股浅动脉闭塞的下肢跛行患者的长期随访表明，非手术治疗通常可使问题稳定。此外，近端主动脉-髂动脉疾病进展可能会在 5 年内导致股动脉-腘动脉旁路术流入匮乏及最终的血流动力学移植失败。因此，因单纯跛行而接受股动脉-腘动脉旁路术的患者应当有良好的解剖情况，包括正常主动脉-髂动脉流入、膝部以上的腘动脉开放且有 2 个或 3 个径流，以及大隐静脉使用的可能性大。所有证据仍然表明，为保持股动脉-腘动脉的持久效果，使用自体大隐静脉优于所有其他旁路移植物材料。但是，使用涤纶或 ePTFE 修复材料行膝部以上股动脉-腘动脉旁路术治疗跛行仍然是可以接受的。如今，血管内治疗同样可以减少股动脉-腘动脉旁路术的数量。混合方法治疗可用于治疗主动脉-髂动脉流入，即血管内技术（如髂动脉成形术）及支架置入术加股动脉-腘动脉旁路移植术。另外，也可选择通过血管内方法治疗双侧髂动脉疾病，即股动脉-腘动脉阶段性血管内介入治疗或外科旁路术。

7. 股动脉-腘动脉经皮血管内介入治疗功能性下肢缺血是目前常用的治疗方法。血管内 SFA 介入治疗的优点包括降低发病率和死亡率、无切口、不需要保存自体血管、缩短住院时间、节省资源的利用，以及最终减轻家庭和社会的压力。此外，早期证据表明血管内治疗的下降趋势是有限的，因为可能需要再次实施血管内介入治疗，且不受外科手术及远期目标的影响。

与主动脉-髂动脉疾病类似，2000 年的 TASC 和 2006 年的 TASC 描述了目前股动脉-腘动脉疾病解剖分类的治疗方法选择（图 14.7）。血管内治疗似乎适用于更局限、单纯的（TASC A）病变。狭窄或闭塞（TASC D）越长、钙化程度越严重、复发率越高，血管内治疗的适用性就越低。

一些争议集中在 SFA 中主要支架的优势。随着镍合金支架设计的出现，现在使用这些自膨式支架，1 年内的再狭窄、客观踝部压力改善及临床成功情况优于单纯行血管成形术。此外，目前正在研究定向动脉粥样硬化斑块切除术、激光斑块切除术、ePTFE 覆膜支架、药物洗脱支架、冷冻血管成形术、切割式球囊血管成形术、新型再介入装置及 SFA 栓子保护装置的影响和适应证。目前，使用镍合金支架，SFA 介入治疗的 3 年基本开通大致为 50％～60％。与此相比，辅助开通率有所改善，而且绝大多数必要的再次手术也是血管内治疗。因此，有人认为此类治疗可与股动脉-腘动脉修复旁路术相比。

8. 单纯腰交感神经切除术并不是下肢跛行的适当治疗。然而，交感神经切除术偶尔对缺血性静止痛、微栓子现象、缺乏径流时的足部溃疡、旁路术的静脉不充分及 ABI ＞ 0.35 有益。

B. 严重/肢体受累的缺血

1. 如果需要挽救肢体，那么**快速识别**严重肢体缺血的体征和及时开始治疗是必要的（表 14.2）。因此，初期患者评估必须决定患者是否需要进行紧急治疗或一个不太紧急的诊断检查。决定主要根据病史及物理检查，辅以无创血

TASC 2007 年股动脉-腘动脉疾病的病变类型

A型病变
- 单支狭窄长度≤10cm
- 单支闭塞长度≤5cm

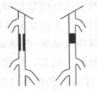

B型病变
- 多处病变（狭窄或闭塞）每个≤5cm
- 单支狭窄或闭塞≤15cm，不涉及膝下腘动脉
- 单支或多支病变没有连续的胫动脉血管血流以改善末端旁路血流
- 严重钙化闭塞长度≤5cm
- 单支腘动脉狭窄

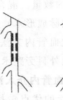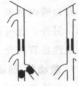

C型病变
- 多支狭窄或闭塞总计>15cm，有或无严重钙化
- 2次血管内介入后复发狭窄或闭塞需要治疗

D型病变
- CFA或SFA慢性完全闭塞（>20cm不涉及腘动脉）
- 腘动脉及近端3支血管慢性完全闭塞

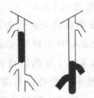

图 14.7 TASC 2007 股动脉-腘动脉病变的解剖类型

当前推荐的治疗方法包括：A 型可接受血管内治疗；D 型优选外科手术治疗；如果外科手术条件好，则 B 型更适于外科手术治疗，C 型优选外科手术治疗。需要考虑操作人员的经验，签署知情同意后合理决定优选治疗方案（From Inter-society Consensus for the Management of Peripheral Arterial Disease [TASC II]. *J Vasc Surg*. 2007；45（suppl S）：S51A with permission.）

管检查及影像学资料结果。通常，侧支形成引起的栓子急性缺血事件比动脉粥样硬化所致的长期缺血失代偿要紧急。

许多诊断性检查能很快确定针对受累肢体的最好治疗方案。检测应选择能提供最大量信息、使患者不适感最小且不耽搁时间，此类患者通常承受相当大的痛苦。

a. 无创血管检查：连续脉冲多普勒及脉搏容积描记（PVR）是描述缺血性静止痛和愈合可能性简单但精确的方法（见第 6 章）。非糖尿病患者缺血性静止痛通常多普勒检查显示踝部压力低于 35mmHg（ABI 为 0.3～0.4），糖尿病患者常低于 55mmHg。糖尿病患者踝部压力超过 55mmHg，非糖尿病患者超过 80mmHg 时，通常不太可能发生缺血性静止痛。足部溃疡不是感染性的，且与骨髓炎无关，如果非糖尿病患者踝部压力超过 65mmHg，糖尿病患者超过 90mmHg，则可愈合良好。踝部及前足 PVR 低于 5mm 或平坦，预示缺血性静止痛及组织愈合不良。足趾压力低于 20～30mmHg 也与缺血进展有关。最小 TP 建议适宜治疗为 40mmHg。静息仰卧位经皮血氧（TCO_2）测定不超过 20～30Torr 提示重度缺血，特别是当腿部抬高而前足 TCO_2 水平下降低于 10Torr 时。

b. X 线平片发现骨潜在溃疡提示骨髓炎体征，包括骨质疏松、骨膜隆起及新骨形成。骨骼扫描或 MRI 显示疑似骨髓炎时，X 线平片可能呈阴性。骨的改变可能不明显，直至骨髓炎已活动 2～3 周。

c. 培养及革兰染色应用于所有溃疡，能够识别出任何寄居生物，组织学染色也可显示真菌。

d. 疑似动脉栓塞时，**ECG** 是必不可少的，因为心房颤动是常见的潜在条件。对于疑似间歇性心律失常的患者，可使用 24h 动态心电图监测（Holter）。

e. 超声心动图应该作为源于心脏的动脉栓塞诊断性检查的一部分。超声心动图可显示瓣膜疾病或附壁血栓。如果高度怀疑心脏栓塞，则应做经食管超声心动图（TEE）检查。

f. 也应做主动脉-髂动脉节段的**双功超声检查**，以评估血栓栓子，因为可能来源于腹主动脉瘤或严重闭塞性疾病的血栓脱落。如物理检查结果怀疑为股动脉或腘动脉瘤，那么超声是确认外周动脉瘤的精确方法，也可确认栓子来源或急性血栓形成。如果超声检查结果不显著，则胸主动脉 CT 扫描是必需的，此节段可患病并导致栓塞。

g. 动脉造影仍是描述动脉闭塞的确切水平及明确介入治疗（如溶栓、其他经皮治疗或外科血运重建术）前血管解剖位置的确定方法。如果股动脉脉搏微弱或缺乏，则需要进行主动脉径流造影。如果股动脉脉搏正常，且动脉闭塞性疾病仅限于腿部，则对受累腿部进行经股动脉造影就足够了。股动脉压力测定可充分评估近端主动脉-髂动脉流入情况（见第 6 章）。数字减影血管造影技术一般可使远端颈动脉或足底动脉弓血管显影。在手术室，无菌多普勒探头可用于手术切开前定位胫动脉或足部动脉。尽管血管造影显示足弓血管开放被认为是预示股动脉远端旁路术成功的标志，但近期发现它的存在并非血管再通率及肢体供血改善的决定因素。

h. 对于有非典型动脉血栓形成患者，应分析**凝血功能及血小板功能**（见第

3章)。此类患者包括有动脉闭塞性疾病的年轻人 (20~40 岁) 及其他复发动脉血栓栓塞的患者。

2. 管理应在确定患者是急性还是慢性失代偿性下肢缺血后再开始进行。根据我们的经验,下述原则是挽救肢体的最佳时机。通常,Ⅱb 型缺血治疗需要立即去手术室同时进行评估及治疗。Ⅲ型缺血通常行早期切断术治疗。对于较低程度的缺血,推荐将诊断及治疗个体化。

a. 急性肢体缺血:通常由血栓栓子、腘动脉瘤血栓形成,或突发动脉或移植物闭塞引起。慢性动脉狭窄血栓形成可导致短暂疼痛、皮肤苍白及感觉异常,但是通常不会发展至瘫痪。由于已建立侧支循环,急性症状通常可消退。

(1) 立即治疗应包括全身肝素化 (5 000~10 000 单位,静脉注射,然后以 1 000 单位/小时调整到使 APTT 维持在基线的 2 倍。通常为 60~90s) 以防止进一步血栓。如果腿部疼痛严重,在安排进一步检查时可用麻醉药。

(2) 初步诊断性检查应该包括常规血细胞计数、电解质、血糖及基线凝血功能试验 (凝血酶原时间、部分凝血活酶时间及血小板计数)。应做 ECG 以检查有无心房颤动及任何急性心肌梗死的迹象。

连续波多普勒可用于定位梗阻水平及记录踝部压力。无踝部动脉信号通常意味着需要进行紧急手术干预 (Ⅱ型或Ⅲ型缺血;表 14.2)。如果踝部有单相多普勒信号及足部有感觉和运动功能 (Ⅰ型或Ⅱa 型),则可允许进行 2~3h 的检查、初始治疗和观察。如果在此期间腿部情况没有改善,则通常需行急诊外科介入治疗。

(3) 紧急动脉造影通常用于确定动脉闭塞的部位以及两侧动脉流入和流出。这可在放射科或手术室进行。如今,更新的血管手术室已经可以进行这种临床操作。然而,如果急性闭塞明显由栓子导致,则可以在手术室立即进行动脉探查。如果有必要,术中可进行动脉造影。急性动脉闭塞时间很重要,因为 6h 内可发生不可逆的神经和肌肉损伤。

(4) 急性动脉闭塞**手术的选择**取决于潜在的病因。使用 Fogarty® 球囊导管 (Edward Lifesciences 公司,Irvine,CA) 行**血栓栓子切除术**是血栓栓塞的手术选择。股动脉或髂动脉血栓切除术可通过股动脉切开术完成。腘动脉栓子一般通过腘动脉切开术取出,因此,可能需要检查双侧胫动脉有无血凝块。从腹股沟经导管不能清理所有胫动脉。取出的血栓栓子应送病理检查,因为有时心房黏液瘤或其他血管肿瘤的首发表现就是动脉肿瘤栓塞。栓子切除术后,患者应继续使用肝素,然后用华法林钠 (可密定) 长期治疗。

髂动脉或股浅动脉的动脉粥样硬化闭塞可能需要行**旁路移植术**挽救急性缺血的下肢。另一例子是一些严重心脏病患者,依靠经股主动脉球囊辅助装置进行肢体缺血治疗。如果球囊必须留在原位以提供心脏支持,则急诊股动脉-股动脉旁路术可能是必需的。另外一个难以处理的情况是急性腘动脉瘤闭塞。通常，外科旁路手术会导致这些患者有 40%～50% 需要截肢。术前增加溶血栓药治疗既可开放远端流出，又可进行更好的远期目标评价，可使上述概率降为 10%～20%（第 11 章）。

如果急性动脉缺血由移植物闭塞所致，则可采用**局部溶栓治疗（尿激酶或 tPA）**，可在手术期间给药（2～5mg tPA；250 000IU 尿激酶），或喷雾后静脉滴注 [tPA 为 0.05～0.1mg/(kg·h)；尿激酶为 1 000～4 000IU/h] 12～24h。当初始动脉造影可重新开通移植物并揭示闭塞原因（如远端吻合口狭窄、近端流入疾病、移植物病理类型或扭结）时，即可通过横跨闭塞处的经皮溶血栓药导管给药。通过静脉内或动脉鞘管进行全身肝素化在某种程度上应与上述过程同时进行。一旦原因明确，更多关于后期的阶段性手术或血管内操作（如血管成形术±支架置入术、斑块切除术、移植物狭窄的球囊血管成形术等）即可开始进行。同时，新的血栓切除术设备可抽吸和（或）浸软血栓处或对其进行特殊处理，可能有助于彻底清除来自闭塞处的移植物及动脉节段内的血栓。其实际应用目前已确定。

同样的方法也可以用于治疗急性原发动脉闭塞，如以上提及的腘动脉瘤血栓形成。数据评价对动脉闭塞进行溶栓目前尚有争议，但是对于较低程度的急性缺血和严重血栓负担，溶栓则可能是有益的。可能的获益包括打开和改善流出、识别局灶性损害、接受低创血管内操作，或影响远端吻合术的水平与外科旁路术，从而影响重建的持久性。这种治疗有很高的出血并发症风险。溶栓治疗会使斑块变得不稳定，出现肢体小栓子栓塞。通常有所改进，但是需要密切观察。

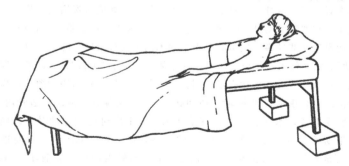

图 14.8　下肢缺血性静止痛患者床的位置

床头升高 6 英寸，通过重力作用改善足部循环的动脉灌注。抬高足部以免受压，可用柔软的纱布包裹纱布卷制作血管"靴"保护足底

b. 慢性严重肢体缺血 通常与主动脉-髂动脉区域、股动脉-腘动脉节段或远端胫动脉的动脉硬化闭塞性疾病有关。

(1) 保护足部以免进一步损伤是护理的第一步。可用纱布卷而不是带子固定柔软的纱布，防止足跟形成压疮。足跟可抬高离开床面或垫箱子或厂商制作的血管"靴"（如 Rooke 靴）。应将羊毛或纱布放在足趾之间，以防止足趾及趾甲相互摩擦而导致形成"接触性"溃疡。足部每天用羊毛脂乳液保持皮肤柔软及防止开裂，特别是足跟。如果足部受压，则可将床板搭在踏脚板上（图14.8）。将床头抬高 6 英寸，可通过重力作用对动脉灌注产生的效应而减轻缺血性疼痛。不建议所谓的金属床架或帷罩，因为患者可能无意中碰到金属架而擦伤下肢或足部，造成皮肤溃疡。

（2）置入合成旁路移植物前应控制**局部感染**。对感染的足和（或）足趾进行局部清创及引流，移植开始前几天使用肠外抗生素。否则，淋巴管充满细菌，腹股沟区可能会发生移植物感染。糖尿病患者深部组织感染是一个特殊问题。如果患者存在败血症，则可能要行截肢术。如果患者没有脓毒症，则可尝试进行引流和（或）清创。广泛足跟部溃疡或重要部位的组织缺损最终会导致截肢。

（3）动脉造影及其他影像学检查已在之前讨论过。

（4）手术或经皮介入术的选择取决于闭塞性疾病的部位及患者的一般情况。

i. 合并重度主动脉–髂动脉及股动脉–腘动脉闭塞性疾病应行主动脉–髂动脉疾病流入修正治疗，如前所述。对于伴有静止痛者，均需要进行主动脉–髂动脉流入修正。通过主动脉–股动脉旁路术或单纯行主动脉–髂动脉介入治疗，大多数患者多级闭塞性疾病将实现长期下肢挽救（如流入疾病的治疗）。

当还存在严重股动脉–腘动脉疾病时，决定哪些患者需要同时行股动脉–腘动脉血运重建并非易事。提示联合手术的术前因素包括广泛膝关节以下的股动脉–腘动脉–胫动脉闭塞伴组织缺损，且踝部压力小于 30mmHg。此外，股深动脉形成不良及中度流入疾病提示只纠正流入并不足以促进组织的愈合。应采用经腹股沟的联合手术，如主动脉–股动脉旁路术联合流入与流出的血管内治疗，或髂动脉支架置入术联合远端血管重建术，术中应讨论股深动脉，以确保安全。如果动脉入口接受直径为 4mm 的探头，则 3 # Fogarty® 气囊前进至少20cm，形成足够的深入长度。对于高危患者，血管内治疗及解剖外腋动脉–股动脉或股动脉–股动脉旁路术可以用来治疗重度近端闭塞性疾病。

ii. 股总动脉、股深动脉、股浅动脉闭塞性疾病可以行动脉内膜切除术、股深动脉成形术、髂动脉–股动脉旁路分叉重建。股深动脉成形术成功见于：（a）主动脉–髂动脉流入正常。（b）远端股深动脉正常，且已形成与腘动脉相通的侧支循环。（c）腘动脉通常，有 2～3 个径流。股深动脉–腘动脉侧支循环指数、大腿下段至踝部梯度压力指数有助于治疗的选择，然而，这种解剖情况非常少见，因此我们很少使用股深动脉成形术作为唯一的保肢手术。实际上，对于此类疾病患者，常常需要远端旁路移植术以及股总动脉或股深动脉血运重建术。目前，与其他部位的血管相比，股总动脉和股动脉分叉处的血管内治疗在有效性和持久性方面较其他解剖部位差。

iii. 股动脉-腘动脉闭塞可以通过旁路移植术、动脉内膜切除术或经皮介入术治疗。当行股动脉-腘动脉旁路术进行保肢治疗时，我们习惯采用大隐静脉作为导管，这优于动脉内膜切除术及人工旁路。在膝关节以上利用大隐静脉行股动脉-腘动脉旁路术的早期开通率为 80%，膝关节以下约为 70%。当无法取得足够的大隐静脉时，我们采用其他血管（如上肢静脉、移植的静脉段等）用以股动脉-腘动脉旁路术，每一种均有其优点及不足之处。

目前，股动脉-腘动脉旁路术合成物选择涤纶、人脐静脉（HUV）及聚四氟乙烯（PTFE）。在膝关节以上位置，聚四氟乙烯人工血管早期 5 年内的首次和再次开通率分别为 55%～65% 和 60%～70%。这些移植物为膝关节以上的远端吻合术提供了非常好的远期开通效果，但在膝关节以下的旁路手术中，开通情况则较差。在一项关于自体大隐静脉与扩张的 PTFE 移植物的前瞻性随机对比研究中发现，实施腘动脉以下旁路术使用静脉的早期开通效果要明显优于 PTFE（4 年，49% vs 12%）。然而，在改善下肢的临床效果方面，两者并没有显著性差异（静脉与 PTFE 为 57% vs 61%）。虽然使用两种移植物的腘动脉 2 年开通率并没有差异（64% vs 70%），但静脉的 5 年开通率优于 PTFE（静脉为 68%，PTFE 为 38%）。使用 HUV 移植物的开通率与 PTFE 相似，但长期随访显示可导致动脉瘤样变性。另一种选择是冷藏保存的同种异体静脉移植物，但因其效果不佳及价格昂贵，目前已较少应用。

如上所述，经皮 SFA 介入治疗（如经腔血管成形术和支架置入术）已经成为常规治疗方案并取得了较好的早期和中期效果。小范围的研究表明，对于 1～2 年的严重缺血，其效果与外科旁路术等同。这些为严重的下肢缺血疾病需要保肢治疗的患者提供了手术治疗选择。

iv. 股动脉-腘动脉和胫动脉水平严重 V 型病变，需要进行手术治疗以保肢的患者具有有挑战性。以大隐静脉（GSV）为移植物进行股动脉-胫动脉、股动脉-腓动脉及足部动脉旁路移植术可获得合适的长期开通率（5 年为 50%～60%）及下肢存活率（5 年为 50%～73%）。多节段股动脉远端闭塞性疾病也可以通过采用静脉移植物连续多次与一些通畅血管吻合而实现成功治疗。当扩张且无硬化段或狭窄时，GSV 的直径应至少为 3.5mm，**股-腘下静脉旁路术的开放类似于胫动脉，并且糖尿病和非糖尿病患者也是相似的**。然而，关于大隐静脉移植是原位还是逆转术式更优越仍有争议。

在 1962 年首次提出原位**大隐静脉旁路移植术**后（图 14.9），许多影响因素也逐渐修正。支持者主张使用较小的静脉，减少内皮损害、提高解剖管径吻合度，可改善血流动力学、优化早期和晚期血管开通率。然而，一些关于腘动脉以下旁路移植术的研究发现，原位和逆向移植具有相似的早期和晚期开通率（1年为87%～90%；3年为82%～85%；5年为77%～85%）。在原位大隐静脉旁路移植术中，使用静脉剥脱器破坏静脉瓣膜、防止静脉损伤、结扎重要分支以防止动静脉瘘是非常重要的。

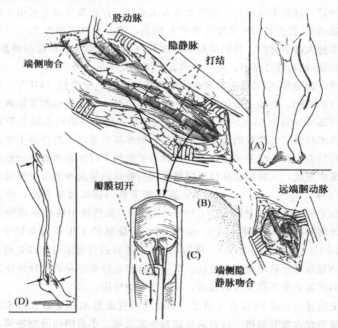

图14.9 原位隐静脉股动脉-腘动脉及胫动脉旁路移植术

（A）沿走行于大腿及小腿内侧的一个或两个长切口暴露大隐静脉。（B）隐静脉留于原位置。其瓣膜通过特殊装置"瓣膜刀"去除。（C）结扎大隐静脉分支，以防止动静脉瘘的发生。大隐静脉与股总动脉或股浅动脉行近端吻合，与腘动脉或胫前动脉或腓动脉分支进行远端吻合。（D）通过这项技术，旁路可以到达踝部水平。切口也可以局限于腹股沟区，通过血管镜检查、动脉造影、双功超声及连续波多普勒可明确与旁分支血管的远端吻合水平及静脉血管损伤。然后通过小切口将分支予以结扎或通过远端分支栓塞

　　另一个用于三根分叉部位或以下的远端静脉旁路的选择是非逆向、易位的大隐静脉。获取大隐静脉后，静脉扩张及瓣膜切除方法与原位旁路术类似。然而，对于非逆向、易位的大隐静脉，扩张可以采用静脉分离或在形成近端吻合后，但在移植物放入管道之前。我们常采用后者，因为后者有良好的搏动性血

流且移植物能很好地暴露。此外，搏动性血流有助于发现静脉的问题，需要进行旁分支结扎、修复或切除及剪接。通常使用两次瓣膜刀就已足够。非逆向、易位隐静脉的益处是与动脉在近端及远端都能有好的管径吻合，尤其是在皮下移植物不理想或优先采用解剖或外侧皮下管道时。无论所使用静脉的结构如何，相对于静脉移植物的位置而言，静脉的精心准备、精细的吻合技术都显得更重要。

因为静脉仍然是获得早期和晚期开通最理想的导管，所以，努力获取合适的静脉也显得重要起来。可选择的静脉包括对侧下肢静脉、手臂静脉、小隐静脉、连接静脉段移植物、复合材料合成的静脉，以及较短的旁路术所选的较短静脉（如，SFA-胫动脉、腘动脉-胫动脉或胫动脉-胫动脉旁路术）。

使用人工血管进行膝关节以下远端静脉吻合技术的静脉辅助技术包括**Taylor 补片**、**Linton 补片**、**Miller 袖口**及 **St. Mary 靴**技术（图 14.10）。这些需要一个动脉长切口，然后采用其中一个技术将其置于修复静脉与靶动脉切口之间。这些技术显著地改善了人工血管远端旁路术的效果。尽管这些技术都被列为首选，但只有当 GSV 不可用时，才是合理的选择。不过需要记住，胫动脉水平的血运重建术中，自体血管的移植物与人工血管相比，可提供更好的长期效果。两者的 4 年开通率分别为 $50\% \sim 60\%$ 和 $30\% \sim 40\%$。

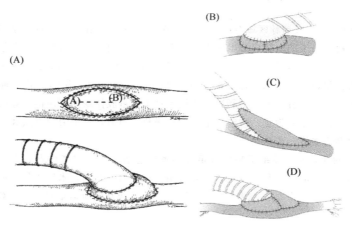

图 14.10　采用人工血管旁路移植物进行膝关节以下远端静脉吻合术的静脉辅助材料类型

（A）Linton 补片；（B）Miller 袖口；（C）Taylor 补片；（D）ST. Mary 靴。这些技术可改变远端吻合术的剪切应力，并提高血管开通率

此外，根据我们以往的经验，对于某些患者，孤立的腘静脉移植物也是行股动脉-远端旁路的一个选择。这些移植物提供的 5 年开通率与股动脉-胫动脉

旁路术的移植物类似（分别为 65％和 66％）。假如组织坏死不严重，那么这些移植物就足以减轻缺血，尤其是当获取静脉的长度有限、胫前动脉处于吻合的边缘时。

管道的选择很少具体化，医院的水平、血运重建的目的、患者的一般状况都必须考虑在内。同样，选择合适的远端吻合位置可以使开通率和保肢治疗效果实现最大化，移植物的存活也很重要，这取决于多种因素。导管的有效性、流出情况、肢体受累的严重程度（静止痛、溃疡、坏疽）和侧支循环均起到重要的作用。通常，对于严重缺血，当所有其他条件相当时，最好行胫动脉（胫前、胫后）血运重建，因为它直接供应足部动脉弓。以下情况可以选择腓动脉：（a）胫动脉弥漫性病变；（b）静止痛或组织缺损；（c）导管的选择不适用于更远端的旁路术；（d）从远端腓动脉分支到足底动脉弓已建立良好的侧支循环。

膝关节以下腘动脉、胫动脉水平的血管内治疗可以通过经皮介入 SFA 实现。与其他下肢范围类似，也有用于胫动脉区域病变的 TASC 分类。**TASC A** 为单一狭窄＜1cm；**TASC B** 为多处局限性狭窄＜1cm；**TASC C** 是指狭窄长度为 1～4cm 或闭塞长度＜2cm；**TASC D** 则是狭窄长度＞4cm 或闭塞长度＞2cm。

在腘动脉-胫动脉区域对严重肢体缺血进行血管内治疗仍然面临相当大的挑战。超过一半的血管成形术和支架置入术在 1 年内随访手术失败。有报道其他技术，如切割球囊血管成形术、冷冻血管成形术、定向和激光斑块切除术等，可获得较好的效果，保肢率在 90％以上、6 个月到 1 年的血管开通率为 60％～70％。也有报道表明利用这些技术对于严重肢体缺损可获得很好的早期效果。然而，迄今为止，这些技术并没有普及。当前，关于治疗方法和技术的改进仍然需要进一步的研究。

　　v. 对于伴有**严重组织缺损或足部坏疽**的患者，为尽可能保肢，需要延长住院时间、精心护理足部创口，住院费用会相当高。然而，术后 1 年保肢率可能为 70％，3 年为 60％左右，5 年就仅有 30％。成功的血运重建术要比截肢成本低。

对于年龄超过 80 岁的患者，其保肢治疗效果与年轻患者基本相当，3 年存活率约为 50％，保肢率约为 70％。因此，目前的数据支持对大多数有严重肢体缺血的老年患者尝试行年龄动脉血运重建术。然而，患者的个体差异也应考虑在内。伴有严重并存病、痴呆、神经退行性疾病且几乎不能活动的患者，应考虑早期行截肢治疗，这也许优于对干性坏疽患者进行非手术治疗。

当坏疽范围广泛累及前足部和足跟时，首选截肢治疗。膝关节以下股动脉-腘动脉旁路术的失败是否会改变截肢水平取决于多种因素，但一般情况下，血运重建术失败不会改变最后的截肢水平。

vi. 单纯行**腰交感神经切除术**对于高危患者并不足以挽救肢体。然而当术前踝臂指数相对较高（如＞0.35）时，它可缓解静止痛。但是当存在组织坏死时，效果就不那么理想了。目前它并不作为常规治疗选择，但在特殊情况下除外。

vii. **远端动静脉瘘**的建立作为维持动脉和人工血管旁路移植术开通率的辅助手段仍然存在争议。这项技术的生理学功能仍然存在问题，我们并不提倡使用。

viii. **术中血管镜检查**的使用也是原位静脉移植术、栓子切除术、股动脉-腘动脉旁路术、激光再通术的辅助手段。哈佛大学的 Miller 及其同事通过临床试验证实了其有效性，然而技术上的限制使其并没有在大多数机构中开展。

ix. **术中双功超声技术**也被提倡作为即刻评价下肢血运重建术成功与否的重要手段，在大多数血管中易于操作，有助于发现技术失误、移植物的缺陷以及钳夹部位血管损伤等。

6. 术前准备 为保肢患者进行的实验室检查与之前描述的跛行患者相同。腹部备皮应包括腹部及双腿，偶尔也可达对侧小腿静脉部位。切开前给予能够很好覆盖革兰阳性菌的预防性抗生素。对于有组织缺失、坏疽或糖尿病足感染的患者，可使用广谱抗生素，如万古霉素及广谱青霉素衍生物。

7. 患者的体位 大多数下肢血运重建术患者应取仰卧位。必须将小腿抬高置于软毛巾上用或软垫垫于足跟，以保护足跟，防止压疮形成。如果 PVR 用于术中监测下肢血管灌注，应将 PVR 袖带放于踝部，并记录基线描记。

8. 手术暴露 某些特征性的手术暴露可便于旁路移植吻合术和防止术后创面并发症。

a. GSV 暴露必须在静脉上直接做切口。有一种斜切口，这种切口从切开到静脉暴露的过程过长可致皮瓣坏死。沿隐静脉切开部位分离皮桥可减轻皮瓣坏死。一些专家提倡经皮血管镜静脉切开。

b. 膝上腘动脉可以通过越过缝匠肌上缘及大收肌肌腱下缘的大腿内侧远端切口暴露。**大收肌肌腱的三个显著的解剖特点是：股浅动脉移行为腘动脉，最高的膝降动脉（重要的侧支）起源于近端腘动脉，隐神经变得表浅。**神经损伤可以导致慢性腿部神经痛。

c. 膝下动脉可通过下肢内侧近端切口暴露。腓肠肌内侧头向下收缩。腘静脉及胫神经在动脉的内侧和后方。腘动脉的广泛暴露可能需要剥离半膜肌及半腱肌。在胫骨内侧表面插入半腱肌、股薄肌及缝匠肌可形成**鹅足**。

d. 有时，整个腘动脉需要暴露以进行修补，如腘动脉瘤（图 14.11）。暴露

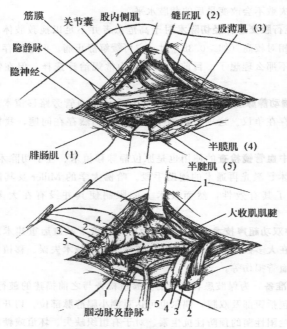

图 14.11 腘动脉内侧入路

应轻柔地回缩隐神经,以减轻术后隐神经痛。分离膝内侧肌腱及腓肠肌内侧头,可提供清晰的腘动脉暴露,使发病率减至最低。尽管可以有如图所示的副隐静脉,但大多数患者仅有单一的大隐静脉。肌腱的发病率可降至最低,暴露可局限于膝上或膝下方

也要考虑到结扎滋养动脉瘤囊的侧支。手术结束时,可将分离的肌腱解剖复位。这样广泛的暴露可加重术后下肢水肿的程度,但不会造成大多数患者膝部不稳。

关注中期腘动脉瘤或腘动脉嵌压,膝部后路纵向切口可提供良好的暴露且不用割断正常肌腱。

e. 胫动脉-腓动脉干及近端胫后动脉:在胫骨后分离比目鱼肌后暴露术野,直角仪器有助于组织的初始分离。暴露近端**胫前动脉**通常需要分离腿前外侧切口沟槽动脉位置,在胫前及趾长伸肌间接近腿长度。**腓动脉**从胫骨内侧延伸超出胫后血管或从外侧腓骨处分离。

f. 旁路也可以引至**足动脉**(图 14.12):远端吻合术常用的动脉是足背动脉,其次是足底总动脉和足底外侧动脉,切口直接越过足动脉。这可减少足部缺血组织的局部创伤。

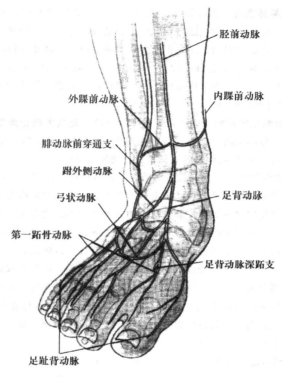

胫前动脉

外踝前动脉

内踝前动脉

腓动脉前穿通支

跗外侧动脉

足背动脉

弓状动脉

第一跖骨动脉

足背动脉深跖支

足趾背动脉

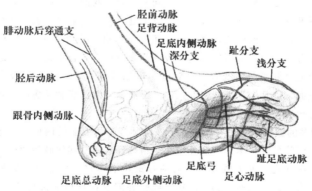

胫前动脉
足背动脉

腓动脉后穿通支

足底内侧动脉
深分支

趾分支

浅分支

胫后动脉

跟骨内侧动脉

趾足底动脉

足底弓

足心动脉

足底总动脉   足底外侧动脉

趾足底动脉

图 14.12 足动脉解剖

（A）足背；（B）足底面（Adapted from Gloviczki P，Bower TC，Toomey，et al. Micro-scope-aided pedal bypasses is an effective and low-risk operation to salvage the ischemic foot. *Am J Surg*. 1994；168：76-84.）

9. 隐静脉准备 隐静脉准备期间内皮损伤是移植失败的重要因素。最佳准备包括轻轻剥离静脉、远离静脉壁小心结扎旁分支，若静脉与下肢分离，则应尽量缩短热缺血时间，限制扩张。在溶液中浸泡的静脉可轻度扩张，直至旁路准备完成，且未发生内皮损伤。使用 500ml 乳酸林格液加 10 000U 肝素及 120mg 罂粟碱。去除不足区域之后片段拼接是必需的。斜面两端使用缝线（7-0）进行广泛开放吻合。

10. 远端动脉控制 可通过在近侧吻合后使用**充气大腿止血带**以实现动脉最低损伤。当腿部抬高时，用弹性止血绷带紧紧包裹下肢后，使止血带充气至 300mmHg，对高度钙化动脉系统及膝下特别有帮助。

11. 吻合技术 应该强调长的平缓的吻合口角度，以减少湍流。在低倍放大镜下，可使远端腘动脉及胫动脉吻合术操作更精确。如果将人工血管旁路用于胫血管，则使用之前提到的**静脉附属物**就可减少远端吻合术内膜增生，并改善血管开通率。使用聚丙烯缝线永久性缝合。缝合的大小和强度应适于疾病区域的大小及数量。一般来说，使用连续缝合。有时，目标血管小或在封闭区内显现困难，可在足趾吻合处进行数个间断横褥式缝合，确保在放置和使用外侧缝合后剩余部分的运行。这可提高精度和展开移植物远端瓣，防止足趾移植物集拢而可能成为内膜增生病灶。另一个很有用的技术在目标血管脆弱时特别适用，即在吻合缝合线起点留置两足跟及一个足趾的缝线。这可保证沿动脉切开部位的固有长度和张力分布。

12. 伤口闭合 是下肢血运重建术的一个关键组成部分。对于某些层次，我们倾向于选择聚乙醇酸可溶解缝线进行间断缝合。我们发现连续缝合可造成集拢和闭合不准确。伤口处于闭合时，表皮下缝合是很重要的，表皮边缘拉得太紧而过多缝合，会导致皮肤裂纹缺血、坏死及坏疽。这可能是一个感染途径，或者这些患者至少首先会因皮肤缝合较差而导致伤口愈合不良。再次缝合皮肤时，应使用尼龙缝线间断缝合。这对避免淋巴管结扎，防止渗漏及占用很重要。电凝止血与缝合结扎可减轻潜在的淋巴渗漏、淋巴囊肿及血肿。可使用纱布辅料轻轻包裹，避免使用胶带。

13. 相关的截肢术 一些患者在下肢动脉旁路术或血管内血运重建术后需要截肢，以清除外科手术前的坏死组织。当选择血运重建保肢治疗时，通常应根据足部情况而定。关于截肢术是与动脉重建同时进行还是在其后分期进行，目前仍有争议。当然，感染的病变或胀肿需要在移植前进行清创和引流。浅表干性坏疽可在足部循环改善后自动截肢。因此，应在动脉重建后等待几天再完成必要的趾部或足部截肢术。这个时间允许更好地划分适当的截肢水平，对供应组织应用抗生素并使肉芽开始形成。虽然这是我们常用的方法，但对于部分患者，需要联合足趾或足前部血运重建。

C. 术后护理

尽管有时会发生多个医疗问题及需要大范围操作，但大多数接受主动脉或下肢动脉闭塞性疾病基础重建的患者，如果按下列原则进行某些护理，则可预期简单合理恢复。

1. 初期稳定　主动脉重建后，应在重症监护条件下对生命体征、尿量、ECG 和呼吸状况连续监测 12～24h。到达重症监护室后，应测量患者血压、心率及心律，并进行动脉血气分析。如果患者插管，应在复查动脉血气后调整呼吸机设置。应建立拔管计划。

这些重要功能稳定后，可增加基础检测值的获取，包括便携式 X 线检查气管导管位置，以及确保足够的肺扩张。此外，应将常规 12 导联 ECG 与术前 ECG 进行对比，以发现有无心肌缺血和节律改变证据。如果术中发现心肌缺血或心律不齐，可行心脏同工酶检测，但是，常规进行心肌酶检测并不是必需的。血液标本应送检，检测血细胞比容、血清电解质、血糖、PT/PTT 及血小板计数。

下肢重建后，应对患者严密观察至少 6～12h。应完成同类实验室评估。大部分早期移植物闭塞发生在此类术后早期。应每小时检测足部脉搏、PVR、多普勒信号及踝部压力。对应用药物提高早期围手术期开通，有几种选择。股动脉-腘动脉移植物行单纯抗血小板治疗对于好的流出是适宜的。另外，术后最初的 24h 应输注右旋糖酐-40。我们的方案是在监护室用 100ml 静脉注射，用容量为 500ml 注射瓶以 20ml/h 的速度静脉输入。随后，患者服用阿司匹林，80～325mg/d，小剂量肝素 5 000 单位，皮下注射，直至出院。对于胫动脉重建或需要术中修正的患者，除阿司匹林外，还应低剂量静脉注射肝素（每小时 300～500 单位）。长期应用华法林抗凝及儿童剂量的阿司匹林（80mg）通常用于膝下合成移植或边缘静脉移植、胫动脉修正移植或径流较差者（一支或较少血管延续至踝部）。对于抗凝及抗血小板治疗用于术后移植物维持的临床优势仍存在争议，且没有明确结果。

2. 液体管理必须细致，因为众多血管疾病患者存在严重的心脏病，不能承受过重液体负荷。一些关于液体管理的指南可使液体管理变得容易。

a. 患者离开手术室前应给予大量液体。大部分液体存在于细胞间隙 48～72h，直至缓慢流动、排出。抗利尿激素分泌不当可导致钠及水潴留。因此，术后液体输注速度应控制在 80ml/h［1ml/(h·kg)］。需要时，可加快输液速度或推注。

b. 患者回到恢复区时可能感到寒冷和出现血管收缩。为恢复温暖及使血管舒张，增加液体可能是有必要的，尿量减少、低灌装压及心动过速是指征。如果血红蛋白不足 8g/dl 或血细胞比容小于 25%，应输入浓缩红细胞。此外，容量补充可用推注（5～10ml/kg 的平衡盐溶液，如乳酸林格液）。

c. 术后第 2 天或第 3 天，当患者体内多余液体开始流动时，维持静脉注射的速度可能需要减慢或停止。如果患者有水肿和尿量没有增加，小剂量应用（10～20mg）呋塞米能够起到较好的利尿作用。

3. 拔管后的**术后肺部护理**至关重要，第 9 章已经讨论过。

4. 疼痛管理是为早期下床活动、肺部护理以及胃肠道功能恢复的一个关键组成部分。术后 2～4 天给予硬膜外麻醉镇痛是很好的方法。也可使用标准麻醉基础治疗，详见第 9 章。

5. 抗生素应持续应用到术后 24h，除非有其他指征。

6. 主动脉基础血运重建 24～72h 后，使用胃管进行**胃肠减压**通常是有必要的。

a. 主动脉重建后，胃肠梗阻可持续很久，尤其是在十二指肠广泛切除或粘连的情况下。我们的经验是，大部分患者术后 2～3 天肠蠕动减慢。虽然整个时期胃肠减压使用 1 次，但绝大多数（90%）患者能忍受术后第 1 天晨就拔除胃管。拔除胃管后，通常等待 24～48h，以保证开始进流食前适当的肠蠕动，接下来的 24～48h 流食会成为固体。

b. 主动脉重建后，患者通常食欲缺乏，并且在几周内都不能恢复正常的热卡摄入量。术后第 1 个月，体重通常可减轻 5～10 磅。患者术前营养状况处于临界水平或复杂手术后，均不能耐受体重的进一步降低，其热卡摄入量可通过肠内或胃肠外补充。

7. 伤口护理需要特别注意，因为局部感染可迅速扩散到人工移植物或引起移植物表面菌血症。最初的敷料应在术后第 1 天去除。如果伤口封闭，则没有进一步敷裹的必要，但简单的纱布覆盖可有助于保护腹股沟伤口及吸汗。如果血清从伤口渗漏，则可用无菌纱布敷料覆盖，直至渗出停止。腹股沟切口淋巴渗漏是很危险的，因为深部腹股沟淋巴管感染也可能感染邻近的移植物。持续的淋巴渗漏可增加移植物周围淋巴管细菌侵入的风险，并可能导致早期人工移植物感染。大多数小淋巴渗漏可在 3～5 天后消退。如果 3～5 天后腹股沟淋巴渗漏仍然很多，且没有减少或闭合，则应探查伤口，找到原发淋巴管或淋巴结，重新结扎、闭合。

8. 患者主动脉或其他外周动脉重建后**下床活动**的恰当时机是另一争议点。适当的时机是个体化的，应考虑以下几个方面：

a. 在主动脉重建后 24～48h，许多患者的血流动力学状态不稳定，且不能很好地耐受血压波动和心动过速。切口疼痛也可导致心动过速和高血压。此外，在 48～72h 内扩充血管内容量会给心脏带来额外压力。如果血流动力学不稳定的患者在心动过速和液体控制前试图走动，则可发生心肌缺血。术后第 3 天最容易发生心肌梗死，腹股沟切口患者应保持仰卧位至少 24h。

　　b. 如果患者有腹股沟淋巴渗漏，则通过卧床休息限制下肢活动也许可使其停止。由于下床活动可能会推迟 24～72h，所以应坚持让患者每小时至少进行 5min 腿部运动（小腿及大腿肌肉屈曲、拉伸）。这些运动可改善小腿肌肉的静脉排血情况，预防深静脉血栓形成。腿部运动也可增加下肢血流，然后通过任何移植物。最终，这些运动可帮助在行走前保持腿部肌肉。我们的经验是，如果进行常规的咳嗽、深呼吸、适当的机械及药物预防 DVT、踏板运动，一些患者延迟下床活动不会增加任何肺部并发症或静脉血栓栓塞的概率。膝以下旁路术后或血管内治疗后，充气加压装置不应放在腿部。

　　c. **水肿**血管重建后的问题，多因淋巴创伤、再灌注、血管调节功能紊乱所致。但是，通常在 2～4 天后就能得到很好的控制。未开始步行时，患者应仰卧、抬高腿部。如果重建位于膝以上，则弹力袜可能会对其有所帮助。膝以下及足部旁路术后需要长时间卧床休息，因为严重水肿可累及缺损组织及切口。应对这些个体积极管理。要避免久坐，下肢重建后水肿持续几周至几个月并不罕见，合适的弹力袜、抬高患肢是有益的。

　　9. 血管内治疗后应进行下肢闭塞性疾病干预，标准护理通常涉及最大化的抗血小板治疗，包括应用阿司匹林及氯吡格雷。与开放式重建类似，膝下干预也可保证抗凝，但是不好定义。鞘管拔除后使用手法压迫止血的患者应保持仰卧位 6h。如果使用封堵器，则应保持仰卧位 4h，除非有其他问题。血运重建的监测类似于上述的开放式手术。为了评估立即开通及生理改善情况，在出院前应进行下肢血管内干预后评价，获取多普勒超声及压力检查信息。患者通常 12～24h 即可出院。

Ⅳ. 术后并发症

　　下肢闭塞性疾病术后早期移植物相关并发症可影响 3%～5% 的患者。晚期并发症（如吻合性动脉瘤、移植物血栓形成或移植物感染）比较常见，可累及近 10% 的患者。我们主要关注这些并发症的识别及管理原则。

A. 早期移植物相关并发症

　　1. 动脉移植吻合口**出血**可表现为股动脉或腘动脉吻合术后腹股沟或腿部血肿，以及主动脉或髂动脉吻合术后休克。治疗方法为早期再次手术、清除血肿及出血部位的缝合控制。如果未按照此方法，则可导致血肿感染、假性动脉瘤形成或死亡。

　　术后出血的发生通常有两种形式。第一种比较常见，24h 内静脉移植物或吻合口可发生频繁出血。早期修复及清除血肿通常不会导致移植失败及感染。

第二种术后出血较为罕见，大多发生在术后 3～28 天，主要由于早期及侵入性移植物感染所致。出血常发生于近端或远端吻合口，患者可有局部感染体征及全身败血症的可能。这些患者最终肢体缺失的风险更大。

2. 早期血栓形成的常见原因为血管吻合操作失误、有栓子或径流不足以维持移植物血流所致。此外，流入不足可由于钳夹创伤或术前影像学检查未能检测出的疾病所致。其他早期血栓形成的原因包括移植物扭结、外附肌或肌腱受挤压或血管内膜损伤。其次，早期血栓形成可能是由于术前未明确诊断高凝状态。对血运重建进行围手术期常规血管监测（见第 9 章），可识别血栓形成及重度缺血事件发生前受累的流入或流出。合理管理包括抗凝、再次手术探查、血栓栓子切除术、移植物修正，往往还包括动脉造影。我们的经验是，早期移植失败的长期预后不佳，即使再次移植成功。

3. Emerick Szilagyi 博士将旁路移植物**感染分为三个等级：Ⅰ级，累及表皮和真皮；Ⅱ级，累及皮下及脂肪组织，但未累及移植物；Ⅲ级，累及移植物**（表 14.5）。这种分级系统对于动脉血运重建术早期感染的管理至关重要。早期感染通常由病原微生物及合并严重并发症所致。Ⅰ级感染可通过严密的病情观察、局部伤口护理和应用抗生素得到管理。Ⅱ级感染则需在手术室进行开放冲洗。Ⅲ级感染常导致吻合口出血、移植物坏死，因而通过解剖外旁路去除移植物是管理的首选方法。

表 14.5 与动脉重建相关的感染临床分类

等级	感染的临床描述	管理
Ⅰ	只累及表皮和真皮	局部伤口护理及应用抗生素
Ⅱ	扩展到皮下及脂肪组织，但不累及移植物	手术室伤口探查及清创
Ⅲ	感染累及移植物	暴露伤口并冲洗

(From Szilagyi DE, Smith RF, Elliott JP, Vrandecic MP. Infection in arterial reconstruction with synthetic grafts. *Ann Surg*. 1972；176：321-333, with permission.)

4. 结肠缺血 可影响 1%～5% 接受主动脉重建的闭塞性疾病患者，比动脉瘤修补术相关的缺血更常见。常累及左侧或乙状结肠。结肠缺血的常见原因为肠系膜下动脉结扎、低心排血量状态和（或）肠系膜上动脉或髂内动脉侧支供血不足。很少有报道称在下肢旁路后结肠缺血由于股总动脉分支结扎所致，后者可供应肠系膜及髂内动脉弥漫闭塞患者骨盆。浅表黏膜或肌层缺血常导致暂时腹泻且能自愈，一般无死亡发生。晚期可发生结肠狭窄。至少 70% 的透壁性结肠缺血可进展为肠穿孔、败血症及死亡。

临床表现因缺血严重不同而有所不同。血性腹泻、下腹痛以及原因不明的液体丢失或败血症提示结肠缺血。结肠内镜检查常可发现片状出血、水肿、充血或苍白，更严重的症状包括溃疡及黏膜坏死。轻者需要禁食、禁饮，应用抗生素和补液治疗直至腹泻症状消失。任何临床衰退均有需要补液及败血症表现，如果症状和体征持续存在，则需要切除坏死结肠并行结肠造口术。主动脉重建术后48h内，任何肠运动均提示需要行乙状结肠镜检查。对于主动脉重建期间是否进行常规IMA再植入，仍然存在争议。IMA血运重建对于结肠缺血潜在的缓解效应仍不明确。许多主动脉-髂动脉闭塞性疾病患者IMA闭塞，并不需要重建。如果IMA是通畅的，那么应当详细检查之前提到的因素，如IMA增长或与髂内动脉及SMA相关的疾病，并考虑再植。

5. 筋膜间隔综合征　常由于血运重建前长时间缺血（＞6h）所致。灌注恢复后，腓肠肌群形成水肿。由于肌肉被封闭在筋膜间隔内，所以肿胀导致筋膜间隔内压力增高，进而引起肌坏死及永久性神经损伤。前筋膜室最易受这一缺血综合征的影响。最早的临床症状是下肢痛伴有足背部感觉障碍及足趾背屈无力。治疗方法是行筋膜切开术。所有血运重建延迟时间超过4～6h的急性动脉缺血，均应考虑预防性筋膜切开术。

6. 股神经损伤　常发生于腹股沟手术后，尤其是重复操作或股深动脉广泛剥离时。损伤可不明显，直至患者试图行走时发现由于股四头肌无力导致膝关节不能伸展。治疗需要采用弹性膝关节支架。许多股神经失用症可在3～6个月后消退。与运动功能损伤相比，感觉功能损伤（如麻木、感觉异常）更常见，常由于炎症、水肿及股神经分支皮肤周围血肿所致。

7. 血管内重建术后的早期并发症　主要涉及穿刺部位问题、早期血栓形成，穿孔较少见。急性假性动脉瘤、腹股沟局部血肿、腹膜后出血、急性血栓形成伴肢体缺血或血栓栓塞、动静脉瘘和封堵器感染均在穿刺部位并发症有所描述。一般情况下，手术越复杂，越需要抗凝，相应部位并发症的发生率也越高。入路技术是至关重要的，操作不当可导致夹层、内膜皮瓣撕裂伤，其发生率为1%～10%。血管内介入部位急性衰竭可由主动脉夹层、残余狭窄血管治疗不完善、复杂（高位TASC）病变（如血管闭塞、较长的狭窄，以及较小的流入和流出血管）的治疗导致。支架、球囊大小选择不合适是造成病因的技术因素。

B. 晚期移植物相关并发症

晚期移植物相关并发症并不少见，可见于约20%接受主动脉重建的闭塞性疾病患者及30%腹股沟韧带以下重建患者。

1. 胃肠道出血　尤其是呕血，接受主动脉假体移植患者高度怀疑主动脉肠瘘。虽然最初的出血（"先兆出血"）可能会停止，几天之内并不复发，但未经治疗的主动脉肠瘘最终会导致出血和死亡。因此，应对这类患者进行复苏、急诊内镜检查和CT检查。对主动脉肠瘘患者进行主动脉造影是正常的，但对于诊断并不是最有益的。如果明确出血部位是胃或十二指肠球部，则应给予恰当的治疗。然而，如果胃及十二指肠病变不明显，大出血伴有持续血流动力学异常，则应对此类患者行急诊腹部探查，以诊断并修复主动脉肠瘘。如无发现，则应继续手术探查小肠的出血来源。经典的主动脉肠瘘修补术需要封闭肠道、切除邻近移植物和建立解剖外旁路。然而，如果肠移植物糜烂并非由局部脓肿和严重感染引起，则约有85%患者可获得原位移植物替代、肠修补术和新移植物网膜覆盖的成功。

如果胃肠道出血较少，患者病情平稳，则可完成更多选择性的评估。铟白细胞扫描和CT扫描是确定瘘管位置异常较敏感的检查方法。CT扫描通常无需进入脂肪层就能够显示邻近肠的移植物黏附情况。尽管动脉造影术很少显示瘘管，但动脉造影能够显示局部假性动脉瘤，并为血运重建提供有用的解剖信息。此外，它还可以显示出其他的出血原因，如先天性肠道血管发育不良。

2. 慢性主动脉或下肢移植物感染 常表现为主动脉肠瘘、股动脉假性动脉瘤、腹股沟脓肿、症状明显的败血症或慢性引流窦道（表14.5）。主动脉移植物感染源于腹股沟，常由葡萄球菌所致。尽管感染可能源自吻合口，但很少局限于某处，而是沿着周围移植物扩展，最终累及整个移植物。CT扫描或高分辨率超声检查可显示移植物结构不清或周围移植物液体聚积。

有时，感染较难诊断。感染可以是无痛的、无明显液体聚集、血培养呈阴性、无发热及白细胞增多。动脉造影片可以提供解剖学的证据，铟白细胞扫描可以显示感染的部位。尽管去除移植物局部感染节段可以成功消除感染，但移植物多发感染需要取出整个移植物及解剖外旁路。延迟或限制手术常可导致局部感染的扩散，并最终引起移植物出血或败血症的发生而危及生命。保留移植物常见于：（a）感染不涉及体腔；（b）移植物通畅；（c）吻合术不涉及严重感染；（d）患者未携带败血症病原菌。这些情况通常仍然需要手术清创、冲洗、肌瓣覆盖，且常需要负压伤口治疗装置，如VAC®（KCI，San Antonio，TX）。

腹主动脉移植物感染患者30天及1年存活率分别为70%～80%和40%～50%。去除感染的移植物24～48h之后行阶段性血运重建术（如腋动脉-股动脉旁路术）是经典的主动脉移植物感染的治疗手段。序贯疗法用于在解剖外血运重建之前同时进行移植物切除和主动脉残端缝合。血运重建之前去除感染的腹主动脉移植或治疗主动脉肠糜烂或瘘管可降低死亡率。在血运重建前去除感染的移植物，截肢风险为40%，如果解剖外旁路先期完成，则该风险可降至5%～10%。在去除感染的移植物前进行解剖外血运重建，新的旁路继发感染已不多见。

近年来，股浅静脉移植物的主动脉原位重建（主动脉-髂动脉系统）、利福平浸渍或银浸渍的假体移植物，或主动脉同种异体移植物增加了治疗选择。一般来说，原位重建适用于病情稳定的无痛性感染患者。更具威胁性的致病微生物和败血症感染时，则需要解剖外重建和去除移植物。

3. 移植物血栓形成　发生在手术几周至几个月内，主要由于移植物放置及吻合术的技术问题所致。此时移植物狭窄或闭塞，但 2 年内通常由于肌内膜增生所致。18～24 个月后，移植失败是由于动脉粥样硬化进展所致。

主动脉-股动脉移植失败通常为流出缺失及肢体血栓形成所致。治疗包括四肢血栓栓子切除术或溶栓。保持移植物通畅失败或形成血栓的主动脉-股动脉移植物患者再次手术成功率约为 80%，长期保肢率为 60%～70%。股动脉吻合问题修正的手术死亡率为 1%～2%。

对下肢移植失败需要进行特别讨论。越来越多的证据显示，静脉移植物自身改变可导致移植物血栓形成。Mills 及其同事强调，平均随访 2 年显示 10%～15% 逆转隐静脉移植可使流入显著增加、体内移植物或流出狭窄。移植物植入 12 个月内发生早期血流动力学移植失败的发病率最高。大部分失败（60%）由体内移植物狭窄所致。这些病变通常为局灶性内膜增生，平均地分布在吻合近端及远端。其他原因为流入失败（13%）、流出失败（9%）、肌肉挤压（4%）及高凝状态（4%）。

如果这些静脉移植改变能够在移植物血栓形成前发现，则可实现成功修复及长期开通。血栓形成发生后，结果会差很多。**对于修正的移植物，晚期累计静脉移植物开通率为 75%～80%，而对于形成血栓的移植物，5 年开通率为 5%～15%。因此，目前强调在移植物闭塞之前检测移植失败。**定期重新评估（每 3～6 个月一次，持续 2 年；而后如果正常，则每年一次）应关注任何复发症状，如跛行恢复或进展、移植失败的客观体征。这些体征包括部分压力下降、踝臂压力指数下降 0.15。预测移植失败的重要的多普勒超声标准已经确定，双功超声也应在此时完成（第 6 章）。其特征改变包括通过狭窄区域的收缩期峰值血流速度加快（为正常移植物速度的 2 或 3 倍），以及超出狭窄区域的移植物收缩期流速降低低于 45cm/s。这些双功超声检查结果及临床体征可能为血栓形成前采用动脉造影明确移植物病变的指征（表 14.6）。

目前，监测发现静脉移植物病变时，治疗可包括球囊血管成形术或开放式修复。尽管对于移植物监测能否改善结果还没有定论，但监测仍然需要持续进行。这样做的原因之一是当移植物闭塞与流出缺失有关时，静脉移植反而减少。因此，如果原发病变很显著，那么治疗就很重要。

表 14.6 移植物监测标准

分类	高流速标准	低流速标准		ΔABI
Ⅰ类. 极高风险	PSV＞300cm/s 或 Vr＞3.5 或 EDV＞100cm/s	和	PSV＜45cm/s 或	＞0.15
Ⅱ类. 高风险	PSV＞300cm/s 或 Vr＞3.5	和	PSV＞45cm/s 和	＜0.15
Ⅲ类. 中等风险	300cm/s＞PSV＞200cm/s 或 Vr＞2.0	和	PSV＞45cm/s 和	＜0.15
Ⅳ类. 低风险	PSV＜200cm/s 或 Vr＞2.0	和	PSV＞45cm/s 和	＜0.15

下肢静脉旁路移植物的双功超声监测标准。

Ⅰ类应当确认并通过肝素化立即修正。Ⅱ类应选择性行动脉造影±修正。Ⅲ类加强监测（每3个月一次）。Ⅳ类应考虑适当的连续标准监测。

PSV，收缩期峰值流速；EDV，舒张末期血流速度；cm/s，厘米/秒；Vr，速度比＝狭窄部位 PSV/近端正常区域 PSV

当腹股沟以下旁路术失败时，患者再次外科手术的保肢率约为50%。一旦静脉移植闭塞几周，就应植入新的旁路移植物，并与原移植物血栓切除术及血管成形修补术进行对比。一些患者可获益于血管腔内治疗。如前所述，对移植物血栓形成进行直接溶栓治疗有助于某些急性情况。有人认为，如果移植物血栓形成少于14天，则溶血栓药治疗可改善肢体结局，并限制外科修正范围的大小。这是由于卒中、栓塞及出血风险明显增加。一旦移植物闭塞超过14天，重行外科旁路术就可显现出优势。

4. 吻合口假性动脉瘤 常见于股总动脉。其病因复杂，包括动脉粥样硬化恶化及缝合不足所致的吻合口破裂、感染、移植物扩张及缝合恶化。临床上，无症状吻合口动脉瘤小于2.5cm可能是安全的，随后应注意观察。然而，大的假性动脉瘤或症状性动脉瘤应在复杂的血栓形成、远端栓子或破裂前择期修复。大多数晚期腹股沟假性动脉瘤可发生退行性变，但是必须排除感染。当进行假性动脉瘤再次手术时，必须准备会治疗移植物感染。

5. 性功能障碍 主动脉-髂动脉手术后男性性功能障碍可表现为阴茎勃起障碍或不能，以及正常交媾后逆行射精，可见于约25%男性。原来正常的性功能可因主动脉前交感神经纤维、盆腔内脏副交感神经或髂内动脉血流中断而改变。很明显，外科医生必须知道外科手术前患者是否存在性功能障碍。如果阳痿是患者术后的重要问题，则可以考虑泌尿科评估或治疗。

6. 腹主动脉手术后**脊髓缺血**是非常罕见的，发生率低于0.5%。它被认为是不可预知的。然而，一篇近期的综述强调，问题主要见于髂内动脉灌注受损的患者，动脉粥样硬化栓塞明显、早期术后低血压或低心排血量可进一步危及临界脊髓灌注。

7. 血管内重建晚期并发症 以下肢再狭窄介入部位为中心，包括血栓形成、再狭窄及失败，以及穿刺部位狭窄进展。其主要缺点为髂动脉支架再狭窄。证据显示，SFA介入的主要限制因素是再狭窄，允许随后经皮再介入而没有远端流出及失去手术选择的不良后果。不过也存在一些反驳证据，目前没有足够的临床证据。胫动脉介入的阻碍来自再狭窄及血栓形成。目前，有人建议应用栓塞保护装置进行四肢血管内介入治疗，以降低粥样硬化栓塞风险。

监测目前已成为下肢血管内介入术后流程方案的一部分。如前所述，SFA血管成形术、支架置入术及髂动脉干预研究建议，对这些程序辅助基本开通率可通过重复介入治疗而明显提高。这使得关于密切监测的争论非常令人关注。标准表明显著狭窄与静脉移植相比不易理解时，这些活跃领域的更多研究结果将很快揭晓。

Bates MC, AbuRhama AF. An update on endovascular therapy of the lower extremities. *J Endovasc Ther*. 2004; 11 (supp II): II 107-II 127.

Black JH, La Muraglia GM, Kwolek CJ, et al. Contemporary results of angioplasty-based infrainguinal percutaneous interventions. *J Vasc Surg*. 2005; 42: 932-939.

Brewster DC. Current controversies in the management of aortoiliac occlusive disease. *J Vasc Surg*. 1997; 25: 365-379.

Ferris BL, Mills JL, Hughes JD, et al. Is early postoperative duplex scan surveillance of leg bypass grafts clinically important? *J Vasc Surg*. 2003; 37: 495-500.

Fujitani RM. Revision of the failing vein graft: outcome of secondary operations. *Semin Vasc Surg*. 1993; 6: 118-129.

Gardner AW, Poelhman ET. Exercise rehabilitation programs for the treatment of claudication pain: a meta-analysis. *JAMA*. 1995; 274: 975-980.

Green RM, Abbott WM, Matsumoto T, et al. Prosthetic above-knee femoropopliteal bypass grafting: five-year results of a randomized trial. *J Vasc Surg*. 2000; 31: 417-425.

Hagino RT, Sheehan MK, Jung I, et al. Target lesion charateristics in failing vein grafts predict the success of endovascular and open revision. *J Vasc Surg*. 2007; 46: 1167-1172.

Hirsch AT, Haskal ZJ, Hertzer NR, et al. ACC/AHA Guidelines for the management of patients with peripheral arterial disease (lower extremity, renal, mesenteric, and abdominal aortic): A collaborative report from the American societies on practice guidelines (writing committee to develop guidelines for the management of peripheral arterial disease). *J Am Coll Cardiol*. 2006; 47: 1-192.

How TV, Rowe CS, Gilling-Smith GL, et al. Interposition vein cuff anastamosis alters wall sheer stress distribution in the recipient artery. *J Vasc Surg*. 2000; 31: 1008-1017.

Ihnat DM, Mills JL, Dawson DL, et al. The correlation of early flow disturbances with the development of infrainguinal graft stenosis: a 10-year study of 341 autogenous vein grafts. *J Vasc Surg*. 1999; 30: 8-15.

Kreienberg PB, Darling RC III, Chang BB, et al. Adjunctive techniques to improve patency of distal prosthetic bypass grafts: polytetrafluoroethylene with remote artertiovenous fistulae versus vein cuffs. *J Vasc Surg*. 2000; 31: 696-701.

Mills JL, Fujitani RM, Taylor SM. The characteristics and anatomic distribution of lesions that cause reversed vein graft failure: A five-year prospective study. *J Vasc Surg*. 1993; 17: 195-206.

Ouriel K, Shortell CK, DeWeese JA, et al. A comparison of thrombolytic therapy with operative revascularization in the initial treatment of acute peripheral arterial ischemia. *J Vasc Surg*. 1994; 19: 1021-1030.

Perera GB, Lyden SP. Current Trends in Lower Extremity Revascularization. *Surg Clin N Am*. 2007; 87: 1135-47.

Pereira CB, Albers M, Romiti M, et al. Meta-analysis of femoropopliteal bypass grafts for lower extremity arterial insufficiency. *J Vasc Surg*. 2006; 44: 510-517.

Schillinger M, Sabeti S, Loewe C, et al. Balloon angioplasty versus implantation of nitinol stents in the superficial femoral artery. *NEJM*. 2006; 354: 1879-1888.

Singh N, Sidaway AN, DeZee KJ, et al. Factors associated with early failure of infrainguinal lower extremity arterial bypass. *J Vasc Surg*. 2008; 447: 556-61.

TransAtlantic Inter-Society Consensus Working Group. Management of Peripheral Arterial Disease: TransAtlantic Inter-society Consensus. *J Vasc Surg*. 2000; 31 (Part 2): S54-75.

TransAtlantic Inter-Society Consensus Working Group II. Intersociety Consensus for the Management of Peripheral Arterial Disease (TASC II). *J Vasc Surg*. 2007; 45 (Supplement S): S5-S67.

Valintine RJ, Hagino RT, Jackson MR, et al. Gastrointestinal complications after aortic surgery. *J Vasc Surg*. 1998; 28: 404-412.

Veterans Administration Cooperative Study Group. Johnson WC. Comparative evaluation of PTFE, HUV, and saphenous vein in fempop AK vascular reconstruction. *J Vasc Surg*. 2000; 32: 267-277.

White JV, Rutherford RB, Ryjewski C. Chronic Subcritical Ischemia: A poorly recognized stage of critical limb ischemia. *Sem Vasc Surg*. 2007; 20: 62-67.

第 15 章 动脉瘤及主动脉夹层

对动脉瘤和主动脉夹层进行管理需要了解病程、诊断和治疗方案。近年来，这些方案因血管内介入技术的发展而发生了巨大变化。**尽管有这些变化，但在破裂、血栓形成或栓塞等并发症发生前选择精心计划的继续治疗是最好的结果**。选择性（2%～5%）和破裂的（50%～70%）腹主动脉瘤（AAA）修复之间死亡率的对比仍然是这些疾病的早期识别和适当治疗重要性最突出的例子之一。

主动脉夹层是常见的退行性主动脉病变，它与主动脉瘤有明显不同。本章的重点是动脉瘤和主动脉夹层的病程、诊断和治疗。动脉瘤的血流动力学在第1章已有阐述。第4章概述了初步的体格检查，第6章概述了一些有用的诊断性试验，可用于诊断这些疾病。

腹主动脉瘤

Ⅰ. 流行病学

过去 30～40 年，AAA 的发病率显著增加。这是由于超声波和计算机断层扫描（CT）检查的增加和人口老龄化。小 AAA（<5cm）的发病率已上升 10 倍，而较大的动脉瘤的发病率则增加了 2 倍。小动脉瘤占已知 AAA 的 50%，大量<5.5cm 的动脉瘤不确定的治疗问题值得关注。

Ⅱ. 病程循证方法的发展

主动脉瘤是六七十岁老年人易患的一种疾病。多达 20% 的 AAA 患者有主动脉瘤家族史。AAA 以每年 2～3mm 的速度扩张。20% 的动脉瘤以每年超过4mm 的速度扩大，而其余 80% 的增长速度则较慢。**重要的是，主动吸烟已被证实可增加动脉瘤的扩张速度，并已被确定为动脉瘤破裂的独立危险因素。**

AAA 的病程是扩张和破裂，其转归直接与动脉瘤的直径相关。不太常见的是扩大的动脉瘤可能侵蚀腔静脉而导致**主动脉腔静脉瘘**，或进入肠内而表现为胃肠道出血（即**主动脉肠瘘**）。对这些概念仍存在争议，不是因为与开放式手术的风险相关，而是因为专家们争论的应该修复的大小。最初认为动脉瘤<6cm 者适合进行选择性修复。20 世纪 70 年代和 80 年代的尸检研究表明，即使是小动脉瘤（直径为 4～5cm），也可能破裂，从而需要更进一步的修复。**20 世纪 90 年代的人群调查研究表明，直径在 5cm 以内的动脉瘤破裂危险并没有增**

加（图 15.1 和 15.2）。小 AAA（直径＜5cm）破裂风险每年约为 1％，中型 AAA（直径为 5～7cm）为每年 5％～10％，而大 AAA（直径＞7cm）则每年至少 10％～25％。**最近英国小动脉瘤及动脉瘤检测和管理（ADAM）试验**这一前瞻性随机研究发现，直径为 4～5.4cm 大小的动脉瘤早期开放修复对生存

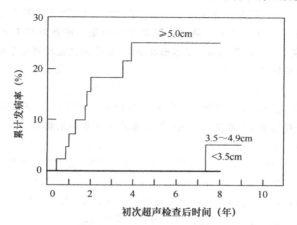

图 15.1 根据最初超声检查动脉瘤的直径统计的腹主动脉瘤破裂的累计发生率
（From Nevitt MP，Ballard DJ，Hallett JW，Jr. Prognosis of abdominal aortic aneurysms: a population-based study. *NEJM*. 1989；321：1009-1014，with permission.）

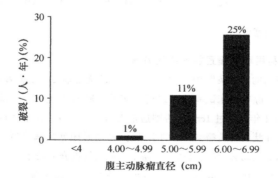

图 15.2 腹主动脉瘤（AAA）的直径大小与每年破裂的危险性
（From Reed WW，Hallett JW Jr，Damiano MA，et al. Learning from the last ultrasound: a population-based study of patients with abdominal aortic aneurysm. *Arch Int Med*. 1997；157：2064-2068，with permission.）

有益。而 20 世纪 90 年代的人群研究结果则证实，直径在 4~5.4cm 之间的动脉瘤的早期开放修复没有益处。从这些研究中得出的注意事项值得注意。首先，观察直径在 4~5.4cm 之间的动脉瘤的安全，包括超声检查每 3~6 个月一次，很多人认为这对某些患者是不现实的。其次，在研究期间，一旦他们的动脉瘤达到 5.5cm，就需要进行修复，两项研究的"观察"组中有超过三分之二的患者最终需要开放修复。**最后，需要注意的是，在血管内动脉瘤修复术（EVAR）这个时代，英国的小动脉瘤和 ADAM 临床试验均对比观察的是早期开放式动脉瘤修复术，而不是 EVAR。**与这两个试验相关的开放式修复术死亡率分别为 5.8% 和 2.7%，高于最近 EVAR 的报道。

1997 年，美国 FDA 批准第一台 EVAR 设备。十多年后，EVAR 手术的广泛使用似乎对与 AAA 修复术相关的死亡率产生了积极的影响。医疗护理数据库最近的信息透露，这十多年中前 3 年美国 AAA 修复术的数量并没有改变（每年约 60 000 例）。然而，用 EVAR 治疗 AAA 的百分比确实有所增加，并且随着手术死亡率低于 2%，这种创伤小的方法似乎可以降低与 AAA 修复相关的总死亡率；对于 AAA 治疗的转变如何影响与 AAA 大小有关修复术的策略，仍有待观察，这也是临床和流行病学研究的重要课题。

从这些几十年的临床研究中，人们可以确定几乎所有破裂的 AAA 直径均已扩大到超过了 5cm。不幸的是，破裂的发生率仍保持不变，即使到今天，AAA 破裂患者中仍有约 70% 直到破裂当天都没有意识到该诊断。此统计数据已被用来作为一个重要警示，提倡广泛使用超声对目标人群进行 AAA 的筛查。

Ⅲ. 手术指征

A. 一种利用动脉瘤直径的实用方法

目前在我们的临床实践中，对直径<5cm 的无症状 AAA 患者用超声检测。对于这类患者，除非临床试验或者最近证实其动脉瘤快速增大（即在 6 个月内超过 6mm，或 1 年内超过 1cm），否则通常无需 CT 扫描并且不建议进行动脉瘤修复。对于有症状、动脉瘤<5cm 的主动脉-髂动脉闭塞疾病患者，有时可能会行开放式（例如主动脉-双侧股动脉旁路术）或血管内介入技术治疗来修复。

直径为 5~5.4cm 的低风险动脉瘤患者应接受对比增强主动脉 CT 检查，以确定动脉瘤的大小、形状和程度。此类患者提供了我们将动脉瘤的临床观察与动脉瘤修复、开放式手术治疗和 EVAR 对比进行临床研究的总和。患者知道，虽然直径<5.5cm 的动脉瘤观察是安全的，但仍然需要密切监测，并且在 1~3 年后，动脉瘤可能会扩大并需要修复。对直径在 5~5.4cm 的无症状动脉瘤不要贸然进行修复，因为动脉瘤受患者个体因素的影响很大，如医疗合并症

（如麻醉的危险）、密切监测的能力、EVAR 的候选患者和患者对动脉瘤的焦虑水平。**如果在权衡这些个体因素后仍然支持修复，则可对直径在 5～5.4cm 之间的 AAA 低危患者进行开放式手术或 EVAR**。最后，对所有直径为 5.5cm 或更大的低风险动脉瘤患者进行主动脉对比增强 CT，并予以迅速地修复、开放式手术或 EVAR。

对于高风险患者或寿命有限和动脉瘤直径超过 5cm 者，如果动脉瘤形态允许，我们将延期进行创伤小的 EVAR 手术。如果这种高风险患者不适合接受血管内介入治疗，那么我们通常会延迟任何开放式手术，直到动脉瘤扩大至 6cm 或出现症状。

B. 下肢外周栓塞

一个不太常见但更为迫切的 AAA 修复指征是动脉瘤患者有**下肢外周栓塞**的证据。

C. 紧急动脉瘤修复

紧急动脉瘤修复也表示动脉瘤患者瘤体已变得脆弱或与腹部或背部疼痛有关。这些患者即使生命体征正常且腹部症状没有非特异性，也应该住院，并考虑为有症状的动脉瘤。

D. 动脉瘤破裂和休克

动脉瘤破裂和休克的患者应直接送至手术室进行复苏和手术。现在有越来越多关于血管内治疗破裂 AAA 方法（即 EVAR）的报道，积累经验、改进设备和更完善的"策略"使血管内治疗的可行性变得更高。

Ⅳ. 术前评估

选择性 AAA 的术前评估应明确动脉瘤的大小和范围、相关的医疗风险以及相关的血管疾病。

A. AAA 的大小和范围

腹部检查和测量出 AAA 的可靠性差。ADAM 试验的资料显示，腹围为 38 英寸或以上者体格检查检测出动脉瘤的准确性约为 50%。最简单和最便宜的诊断和测量 AAA 的检查是超声检查。前后径的测量比横径更准确，误差为 2～3mm。超声也是长期随访动脉瘤直径变化最有效的方法（即动脉瘤监测）。

虽然有些人喜欢对于疑似或确诊为小 AAA 的患者进行常规 CT 扫描，但这种成像方式的成本远高于超声检查，并且会增加与造影剂相关的并发症。我们的实践是，将对比增强主动脉 CT 用于＞5cm 或正积极计划修复的动脉瘤。除评估 AAA 的大小以外，CT 常用于 EVAR 的解剖评价（图 15.3）。**在这方面，CT 可评估近端主动脉的特点和远端髂动脉闭塞或移植物固定的静止区域，**

从而根据血流量和压力排除动脉瘤：

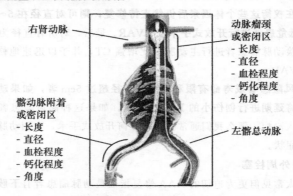

图 15.3 血管内动脉瘤修复术（EVAR）的评价

包括评价血管内移植物附着或密闭区，其中包括髂动脉以及肾动脉以下的主动脉颈部。对这些血管内移植物固定的区域，应评估其长度、直径、血栓程度、钙化程度，以及角度或迂曲程度。如果这四个因素中有任何一个发生改变，或一个或多个组合是不利的，那么有效闭塞的可能性就会减小，此时动脉瘤就不适合采用 EVAR 方案。根据该机构的经验，闭塞介于 50％和 75％的 AAA 患者可采用 EVAR

1）分支动脉的直径和长度（例如肾动脉及髂内动脉）。

2）环状钙化和（或）血栓的程度。

3）迂曲的程度或角度。

4）主动脉分叉和动脉分支部位动脉瘤的长度。

此外，当怀疑为肾上腺或胸腹动脉瘤时，应进行主动脉 CT 检查。必须记住，因为测量垂直于身体的纵轴，如果主动脉是曲折的则可出现一些误差，所以 CT 扫描有时可能会高估动脉瘤的直径。**此误差现在可以通过使用现代的 CT 软件纠正，这种测量方法被称为动脉瘤的长度和直径的中心线测量计算法。**

B. 主动脉造影

主动脉造影确定动脉瘤直径是不可靠的，因为管腔血栓可掩盖动脉瘤壁外的限制。主动脉造影先于动脉瘤修复、开放式手术或血管内治疗，应按以下标准选择性使用：

1）减轻外周脉搏或下肢跛行的症状。

2）控制不良的高血压或肾功能不全，提示肾动脉闭塞性疾病。

3）肾上腺或胸腹主动脉瘤需要画出内脏和肋间动脉示意图。

4）有肠缺血症状提示内脏动脉闭塞性疾病。

5）超声或 CT 检查怀疑为马蹄肾伴多个肾动脉。

虽然司空见惯，由于高品质的动态对比增强主动脉 CT 的运用，EVAR 前行主动脉造影现在已经很少使用。有以上一个或更多标准而使用术前主动脉造影的 AAA 患者目前不到 10%，使得这种术前微创检测应用较少。

C. 医疗风险

大多数医疗合并症可以根据完整的病史询问和体格检查发现，这两者在第 4 和第 7 章有更详细的描述。多达 50% 的 AAA 患者患有某种程度的冠状动脉疾病。第 8 章列出了由美国心脏协会（AHA）和美国心脏病学会（ACC）提供的关于 AAA 修复前评价的循证指南。这些指南包括术前心脏检查和选择性术前心脏血运重建的建议。**在这些指导方针的背景下，传统的开放式主动脉瘤修复被归为高风险手术（见表 8.5），因为需要切开腹壁或腹膜后并钳闭主动脉。**血管内动脉瘤修复术应被视为中等风险手术（见表 8.5），因为它可在局部麻醉下进行，不需要钳闭主动脉，且在许多情况下甚至可以经皮进行。根据我们的经验，依照 AHA/ACC 临床指南有助于降低 AAA 修复择期开放式手术（3%~4%）和血管内手术（<2%）的死亡率。

对于年龄较大或 AAA 修复风险高的患者，一直倡导一些更积极的做法。虽然他们仍然必须经过精心挑选，并由经验丰富的麻醉和血管内医师团队治疗，但目前可以确定 EVAR 能够为这些患者提供一个安全的选择。在这些条件下，高风险患者现在进行 EVAR 手术可以实现死亡率<5%。如果许多较大 AAA 高危患者无法进行动脉瘤修复，那么这些患者将会死于动脉瘤破裂。

D. 相关的血管疾病

约 10% 的 AAA 患者合并有颈动脉闭塞性疾病，表现为无症状性颈动脉杂音或有 TIA 或卒中等症状。在我们的实践中，这些患者可接受颈部双功超声来确定颈动脉疾病的严重性（第 6 章）。对于有症状的颈动脉狭窄患者，即使腹主动脉瘤很大，也应在 AAA 修复前迅速处理颈部问题。在这种情况下，AAA 修复的时间取决于动脉瘤的大小，除非相当大（>7cm）或有症状，否则动脉瘤的修复应在治疗颈动脉症状一两个星期后进行。无症状颈内动脉狭窄的患者可能会在颈动脉内膜切除术前进行 AAA 修复。其例外是，对于无症状的单侧闭塞前狭窄或双侧高度狭窄的患者，在 AAA 修复前治疗颈动脉疾病是合理的。然而，有症状或动脉瘤较大（>7cm）的患者，应及时接受 AAA 修复，而不能因颈动脉手术延迟治疗时间。总体而言，AAA 修复期间颈动脉闭塞性疾病围手术期卒中的风险低，而且缺乏临床证据支持术前颈动脉治疗。

V. 术前准备

选择性 AAA 修复的术前准备，由于 EVAR 的考虑，现在大多应用主动脉

CT 重建的研究。为适应 EVAR，移植物的类型和具体的血管内治疗方法都需要慎重的考虑和规划。为此，在作出关于 EVAR 的最终决定之前，我们在实践中应用多种方式评价主动脉 CT。我们的血管和血管内手术团队讨论的形式是有创造性的，但也可能是由有经验的放射科医师甚至是值得信赖的临床专家来完成。仔细评估这些主动脉 CT 的讨论有助于血管内专科医师在开始前预见EVAR 中的"麻烦点"。这种经过培训的 EVAR 术前准备可以使成功治疗的可能性最大化，并最大限度地减少误导血管内尝试的机会。

Ⅳ. 破裂动脉瘤的管理

虽然 EVAR 已被用来治疗破裂 AAA，但一些专门机构最常用的治疗方法（＞90%）仍然是紧急开放式修复。破裂 AAA 开放式修复或血管内介入治疗成功的关键是将患者迅速送到手术室。急诊科或放射科的延误经常导致恶化和出血所致的死亡。

虽然只是作为选择性 AAA 修复，有一些早期证据显示 EVAR 可能会降低动脉瘤破裂患者的死亡率，但与破裂 AAA 有关的手术死亡率在一段时间内仍没有改变。总体而言，只有约一半 AAA 破裂的住院患者能康复出院。在手术过程中，造成预后不良或死亡的一些因素包括深度休克、心搏骤停（需要心肺复苏术）、先前存在的心脏病或肾病，以及医源性并发症。然而，有几个因素也许能提高破裂 AAA 患者的生存率。

A. 快速转运

疑似 AAA 破裂患者应迅速被送至医院，那里有外科手术团队在等待进行评估和复苏。手术室应在患者到达前准备好。

B. 复苏

复苏应该包括两个大口径（14 号或 16 号）的静脉通路、鼻胃管和 Foley尿管。应查血型和为交叉配血准备浓缩红细胞。晶体溶液可以满足初始的容量管理，然而 O 型或交叉配血和新鲜冰冻血浆的紧急输注应按 1：1 的比例给予有休克证据的患者（即成分血疗法）。**轻度低血压使血压维持在仅能支持尿量和精神状态的水平。**如果患者处于清醒状态并维持一定的尿量，则收缩压在100mmHg 就已足够。正性肌力药、血管升压类药物和过度使用晶体类以实现正常血压为目标，可在手术室控制之前因导致出血而使病情恶化。

如果可行，则应在手术室设立快速自体输血装置（即细胞回收器）。应在手术室留置动脉和中心静脉导管和预防性使用抗生素。

C. 准确的诊断

如果患者以前没有诊断为 AAA 或对诊断有疑问，则在急诊科进行超声诊断是确定是否存在 AAA 最迅速的方法。如果患者没有血流动力学异常的证据，或准备行 EVAR，则应考虑腹部 CT 扫描。应做心电图检查来排除急性心肌梗死。

D. 急诊手术

已存在血流动力学异常症状（例如晕厥或休克），并有搏动性腹部包块或已知 AAA 的患者**应直接送到手术室**。在这种情况下做对比 CT 检查是有风险的，除非该操作是由经验丰富的血管内、外科医生指导，且其正考虑为破裂 AAA 行紧急 EVAR。

E. 温度控制

AAA 破裂和休克患者体温可迅速降低。那些体温低于 33℃ 的毛细血管渗漏综合征患者迫切需要补充血容量，其临床表现为弥漫性凝血功能障碍，突然发生的心律失常可迅速危及生命。防止低体温的三种有效方法是：**(1) 患者到达之前将手术室温度调至 70～80 ℉；(2) 使用上胸部和头部 Bair Hugger 加温帐篷；(3) 使用高容量逆流加温输液系统输注各种静脉液体。**

F. 主动脉控制

主动脉控制可通过开放式主动脉钳夹或从股动脉或肱动脉鞘管插入一个大的顺应性主动脉闭塞球囊来实现。由于麻醉诱导可引起血压急剧下降，所以在麻醉之前应做准备，并对患者放置必要的动脉鞘管和闭塞球囊。如果进行开放式修复术，则中线切口是最直接的入路。如果腹膜后血肿很大，则最初应在膈压缩或夹紧主动脉来进行主动脉控制（图 15.4）。然而，对于许多患者，主动脉可在肾动脉以下被夹住。在这个位置，必须注意避免损伤十二指肠和左肾静脉。极少数情况下，既往有多处腹部手术史的患者可能需要左侧开胸术来初始钳夹主动脉。在钳夹之前，甘露醇（25g）可作为利尿药和自由基清除剂。

G. 抗凝

破裂 AAA 修复期间注射肝素可能会产生问题。如果患者处于低体温和休克状态，那么凝血功能障碍可能已经存在。另一方面，在破裂 AAA 修复期间，下肢血栓形成的情况并不少见。因此，较小剂量肝素（2 500～3 000U）或局部注射肝素到髂外动脉，可减少下肢血栓形成。

H. 评估四肢和重要器官灌注

离开手术室前，必须对下肢灌注进行评估。可以通过触诊脉搏、观察多普勒信号或使用小腿体积描记器描记脉搏波形来实现。如果怀疑血栓或栓子可能到下肢，则应使用 Fogarty® 导管（Edwards Lifesciences 公司，Irvine，CA）行血栓栓子切除术。在这些情况下，最好通过受累腿部的股动脉暴露或开放来清除血栓或栓子，并重建四肢血流，而不是从腹部。

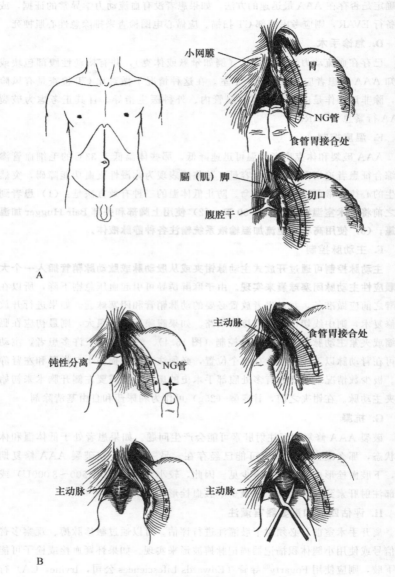

图 15.4 腹腔上主动脉钳夹

腹腔上主动脉钳夹对于巨大的破裂腹主动脉瘤和在肾水平掩盖近端动脉瘤颈部较大的腹膜后血肿很有效。NG，鼻胃的（The Mayo Foundation，with permission.）

同样，应该检查肠道活力。如果有疑问，可进行静脉造影和肠道影像学检查。当腹部有大规模扩张、一次性闭合过紧，则可能损害肾或内脏灌注。在这种情况下，不应封闭腹部筋膜，应临时关腹以覆盖腹腔内容物。当患者的生理情况和腹部水肿改善时，筋膜的延迟关闭可在 48～72h 内完成。

Ⅶ. AAA 修复的技术现状

以下部分简要地回顾了一些开放式和血管内动脉瘤修复术的技术现状（图 15.3）。

A. 暴露方法

开放瘤体可以通过中线或左侧腹膜后入路来暴露（图 15.5）。这两种暴露

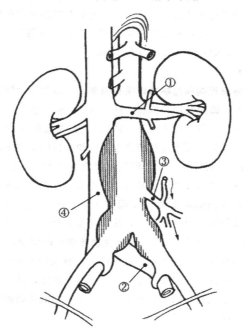

图 15.5 腹主动脉瘤暴露的解剖难点

①左肾静脉及其分支之一（左肾、腰、性腺或肾上腺静脉）可能会在暴露动脉瘤颈部时受损，特别破裂的动脉瘤。5％患者的左肾静脉位于主动脉后，可在包围控制近端主动脉时受损。②髂总静脉通常紧贴髂动脉，并可能在分离过程中受损。③肠系膜下动脉应在动脉瘤囊内或其上结扎，以避免 Drummond 边缘动脉重要的侧支血管被结扎。④从下腔静脉剥离动脉瘤囊通常没有必要

方法都有一定的优势，而特定的机构或医生则往往倾向于使用其中一种方式。他们喜欢正中切口和肠系膜下经腹膜下入路方法来暴露整个动脉瘤，包括双侧肾动脉和双侧髂动脉。经腹膜入路的缺点是开放暴露肠内容物和造成更大、更令患者痛苦的切口。一些人鼓吹腹膜后暴露痛苦少、产生较少的生理压力，因为它避免了肠内容物的暴露，使之仍留在腹腔中。腹膜后暴露的缺点是，它暴露右肾及髂总动脉的范围有限，而这可能在某些情况下显得尤为重要。对于扩展到肾动脉的动脉瘤，经腹膜暴露肾动脉和肾上腺主动脉可能有助于分离左肾静脉，留下肾上腺和性腺静脉作为左肾的流出。另一种替代方法是通过分离肾上腺、性腺和腰椎分支广泛分离出左肾静脉，使静脉收回或向下暴露肾上腺主动脉段。那些主张腹膜后入路者指出，这种暴露有利于肾上腺主动脉段的显现而不用对左肾静脉进行手法操作，因为左肾包括左肾静脉常在腹膜内容剥离主动脉时受牵拉。在隔离近端和远端钳夹部位后，静脉注射肝素（100U/kg）和偶尔使用甘露醇（25g），可使循环维持5min。

B. 血流阻断

血流通过动脉瘤近端和远端的钳夹被阻断。应该触诊动脉瘤确定搏动是否消失。一旦被证实，即应拨动动脉瘤，移除分层的附壁血栓，并缝合结扎后出血的腰动脉。还应注意肠系膜下动脉（IMA），其中最常见的是后出血进入开放的动脉瘤囊。根据肠系膜下动脉的出血程度和外科医生的倾向，可予以结扎或暂时闭塞IMA，直到移植物已经到位且缝合重建的四肢已恢复灌注。近端动脉瘤切断后，移植物被缝合到动脉瘤囊内正常的近端主动脉颈部，以便形成一个良好的缝合环（**Creech技术**）。步骤为夹紧动脉瘤，打开动脉瘤，阻断出血血管，并将移植物缝合至动脉瘤床，从而恢复顺行血流，简称为**动脉瘤内缝术**。对于十二指肠壁黏附于AAA（**如炎性动脉瘤**）的情况，我们不分离动脉瘤，而是试图在其周围解决。如果疑似感染，动脉瘤应送检培养并完全切除。移植物放置好后，移除夹子，重建血流，评估结肠灌注，且在大多数情况下可能需要结扎肠系膜下动脉。如果肠道血运不正常，如既往结肠切除术，则可能需要将肠系膜下动脉植入到移植物上。

C. 移植物的覆盖

移植物的**腹膜后覆盖**应使用动脉瘤囊将移植物与肠分开。如果不这样做，那么肠，尤其是十二指肠，可因黏附于移植物很多年而导致主动脉肠瘘。

D. EVAR

EVAR是由Parodi在20世纪90年代初引进的，现在已成为美国一半AAA患者手术治疗的方法。EVAR包括自膨胀部分，覆膜支架（即支架移植物）经股动脉进入主动脉。低于肾动脉和在髂动脉"着陆区"的支架移植物的精确定位可通过使用荧光透视法和动脉造影实现。支架固定在肾下主动脉（即颈部）和髂动脉近端的正常动脉段，而 AAA 血流和动脉血压被排除在外。如果取得适当的固定和密封，则血流和压力可通过移植物使 AAA 的管壁得到减压，并在许多情况下减小动脉瘤或围绕移植物"治愈"。

动脉瘤囊不完整的定位或密封可导致血管内移植物的内漏。 内漏根据产生原因可分为四个主要部分，并不主要取决于类别。**Ⅰ型内漏**由原发性主动脉颈部或髂动脉的移植物-动脉密封点失败所致，通常被认为是血管内移植物安置的技术失误。Ⅰ型内漏的例子是未能在肾动脉以下的近端主动脉颈部密封，导致支架周围的顺行血流入动脉瘤囊。Ⅰ型内漏使动脉瘤完全受压，应在手术室予以纠正。**Ⅱ型内漏**表现为从开放的腰动脉或肠系膜下动脉后出血至动脉瘤囊。Ⅱ型内漏在接受 EVAR 的患者中高达 25%，不需要立即处理，因为大多数动脉瘤囊不受压且可随着时间的延长而消退。如果内漏持续存在或动脉瘤囊直径在 1~2 年内仍不减小，则认为与Ⅱ型内漏有关。在这种情况下，Ⅱ型内漏应用血管内栓塞技术来治疗。**Ⅲ型内漏**表现为血液从模块化分叉的血管内移植物连接点流向动脉瘤囊。像Ⅰ型内漏一样，Ⅲ型内漏被视为血管内移植物的技术失误，由于动脉瘤囊仍然受压，所以当其被发现或此后不久，应予以纠正。**Ⅳ型内漏**表现为因移植材料本身的缺陷或多孔性而使血流进入动脉瘤囊。Ⅳ型内漏是罕见的，并应根据其影像学表现（例如 CTA 或主动脉造影）以及动脉瘤囊直径是否减小来进行个体化治疗。

虽然 EVAR 很成功，技术成功率达 98%，并且研究表明与开放式修复术相比，发病率和死亡率均较低，但它也确实有缺点。具体来说，接受 EVAR 的患者比接受开放式修复术的患者需要更多的移植物监测，甚至需要再次介入。随访血管内移植物是必需的，用以评估动脉瘤的大小和内漏的存在与否。随访方案包括对比增强 CT 扫描，但长期监测可能会对肾功能造成不利影响。近年来，对比 CT 扫描应用于血管内移植物的随访数量减少，而双功超声检查则逐渐增加。最近的研究表明，25% 接受 EVAR 的患者在 5 年内需要进行一些移植物相关的再次介入治疗，而接受开放式修复术的患者只有 2%。几乎所有这些介入措施都采用血管内技术完成，包括内漏治疗。

Ⅷ. 并发腹腔内疾病

作为一项原则，我们不愿将选择性 AAA 手术与其他腹腔内手术相结合，这可以导致安全问题。因此，如果共存的疾病不那么迫切需要处理（例如，无症状胆结石），那么我们将计划进行开放式动脉瘤修复术或 EVAR。

如果共存的疾病很紧迫，如胃肠道或泌尿生殖系统恶性肿瘤，那么我们需要再考虑 AAA 的大小以及是否可以用 EVAR 治疗。如果 AAA 为 5.5cm 或更大，则可选择 EVAR，我们会快速进行血管内修复，以便在几周后对急性恶性肿瘤或其他疾病进行集中治疗。如果动脉瘤为 5～5.4cm 或不能进行血管内修复，并且共存的疾病很紧急，那么我们会推迟 AAA 的治疗，直到处理好其他疾患。特别是在其他疾病有症状的情况下，如胆石症、胆囊炎或梗阻性结肠癌。在这些情况下，我们用超声甚至 CT 检查在围手术期密切观察动脉瘤，观察腹部手术后的动脉瘤扩张是否有其他原因。

在开放式 AAA 修复过程中，当遇到腹腔内疾病时，几乎对所有患者均按计划进行动脉瘤修复。特别是当动脉瘤＞5.5cm 时。即使偶然发现疾病或触诊到肠或固体器官，也应完成开放式动脉瘤修复，并记录术中的发现。对于这种情况，术后早期应进行适当的讨论、影像学和内镜检查。此原则唯一的例外可能是在患者动脉瘤＜5.5cm 并进行开放式 AAA 修复时发现梗阻性结肠癌。在这种情况下，不处理动脉瘤而集中处理梗阻性结肠癌将是合理的，但需要在围手术期密切观察动脉瘤。

Ⅹ. 术后并发症

术后早期并发症包括心功能不全或呼吸功能障碍、术后出血和肾功能不全（第 8 章和第 9 章）。移植物肢体血栓形成或下肢栓塞可导致下肢缺血而需要紧急干预。**结肠缺血见于 1%～2% 接受 AAA 修复的患者，通常在术后早期表现为便血。**在这种情况下，应行紧急低位内镜检查以确定结肠缺血的诊断，并进行适当的治疗，如广谱抗生素、积极复苏或返回手术室去除坏死的结肠。主动脉肠瘘、人工移植物感染和性功能障碍是术后晚期并发症。

Ⅺ. 长期随访

随访接受选择性 AAA 修复术的患者，5 年长期生存率为 70%～80%，10年为 50%，这低于没有 AAA 的年龄匹配对照组。研究表明，接受 EVAR 的患者长期生存率低于接受开放式修复术治疗的患者，但是这个结果存在选择偏倚。在这些报告中，不适合的患者更容易选择 EVAR。随访接受 AAA 修复术患者的长期生存率，最重要因素是冠状动脉心脏病的存在与否。有临床心脏病证据的患者 5 年生存率下降至 50%，10 年则只有 30%。虽然低于心脏发病率，但 AAA 修复后，卒中在 5 年内影响 5% 的患者，10 年则为 10%。

随访 AAA 修复的晚期移植相关并发症包括肢体移植物闭塞、移植物感染和吻合口动脉瘤。这些长期并发症在开放式 AAA 修复术患者中（每年为0.5%～1%）比 EVAR（每年为 5%）少见。此外，随着时间的推移，高达25% 接受 AAA 修复的患者会发展为主动脉近端动脉瘤扩张。虽然这些动脉瘤在脏器周围或胸主动脉通常很小，但对于接受了 AAA 修复的患者，肯定需要定期检查移植相关并发症的发生率。

具体来说,在开放式 AAA 修复术后,我们会在第一年对患者评估 2 次,此后每年 1 次。评估包括股动脉及腘动脉,对主动脉移植物进行双功超声和胸部 X 线检查。主动脉对比 CT 扫描应在开放式 AAA 修复术后每 5 年检查 1 次。**EVAR 的术后监测正在发生改变,与 CT 扫描相比,双功超声检查结果更可靠。**在我们的临床实践中,对于接受简单 EVAR 的患者,在术后 1 个月内可进行增强对比 CT 扫描和主动脉双功超声检查。如果没有内漏,我们通常在 EVAR 后 3 个月和 6 个月重复进行双功超声检查,并 EVAR 后 1 年进行 CT 扫描。如果术后 1 个月的 CT 检查显示有 Ⅱ 型内漏,则应在第 3 和第 6 个月时再次进行 CT 检查,以确保动脉瘤没有扩大。确定 Ⅰ 型或 Ⅲ 型内漏或动脉瘤扩大(>3mm)是一个主动脉造影的指征,以便更彻底地评估血管内移植物和动脉瘤的动态情况。EVAR 后的大多数内漏和移植相关并发症可用血管内介入技术治疗。

胸腹主动脉瘤

胸腹主动脉瘤(TAA)是指胸段和腹段主动脉同时存在动脉瘤。<10% 退行性主动脉瘤的 TAA 根据 E. Stanley Crawford 的报道进行分类(图 15.6)。TAA 的病程数据表明,<4cm 的动脉瘤的破裂风险可以忽略不计。相比之下,4~6cm 的 TAA 的 5 年破裂风险接近 20%,而 >6cm 者则为 33%。因此,传统上开放式修复术的入口在健康患者动脉瘤直径为 6cm,或 1 年内动脉瘤直径增大 1cm。开放式修复术一直是胸腹主动脉瘤唯一的选择,直到 2005 年 FDA 批准市售胸主动脉支架移植物治疗。虽然胸腔血管内动脉瘤修复术(TEVAR)对胸腔动脉瘤(TA)和 TAA 的治疗作用尚未得到充分确立,但其引入微创方法已经产生了相当大的积极影响。

Ⅰ. 术前评估

除病史询问和物理检查以外,对比增强动态主动脉 CT 扫描也是必需的。由于胸主动脉迂曲,所以垂直测量主动脉直径且不与中心轴线相切是很重要的。精确的测量最好是能通过轴向中线软件三维重建获得,它可以在动脉瘤内评估其直径大小和长度。虽然过去在 TAA 修复前行主动脉对比造影是强制性的,但 CT 成像技术的进步允许有选择地进行这种微创术前检查。一些患者进行术前主动脉造影的一个适应证是大的根动脉定位(**即 Adamkiewicz 动脉**),这可有助于减小围术期脊髓缺血的风险。75% 患者的该动脉起自 $T_9 \sim T_{12}$ 的肋间动脉,它是脊髓前动脉的主要供血动脉。该动脉的术前定位以减少脊髓缺血并未被普遍接受,大部分机构采用其他综合措施避免并发症的发生。

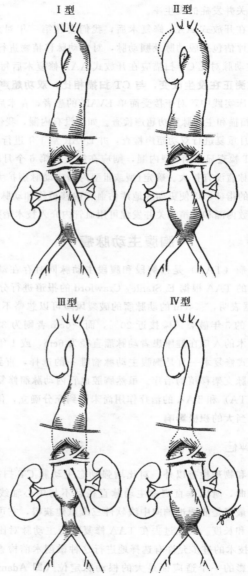

图 15.6 胸腹主动脉瘤的 Crawford 分类

（From Crawford ES，Crawford JL，Safi HJ. Thoracoabdominal aortic aneurysms：Preoperative and intraoperative factors determining immediate and long-term results of operations in 805 patients. *J Vasc Surg*. 1986；3；389-404，with permission.）

Ⅱ. 手术原则

TAA 开放式手术两种截然不同的方法如下：**(1) 钳夹及缝合作为辅助手段**可最小化终末器官缺血。**(2) 连续钳夹**，移植物**远端主动脉灌注**。两种方法都使用左胸腹入路，方法的选择受手术经验、麻醉和重症监护团队的影响。以下是 TAA 修复期间的辅助手段，单独或联合使用可降低发病率。

A. 远端主动脉灌注

远端主动脉灌注通过左心房至心动脉旁路的 Bio-Medicus 泵（Medtronics 公司，明尼阿波利斯，明尼苏达州，美国）实现。这项技术在主动脉移植物安置期间可提供下肢和内脏动脉的远端灌注，并可能在主动脉钳闭期间通过减轻左心室负荷而使心脏受益。

B. 区域脊髓低温

区域脊髓低温（平均为 26℃）使用硬膜外导管输注冷盐溶液降低代谢率和对脊髓的需求。通过一个单独的鞘内导管可以同时检测温度和压力。

C. 脑脊液引流

当压力大于 10～15cmH$_2$O 时，**脑脊液引流**可改善脊髓灌注压。此技术常用于围手术期及术后 1～3 天。

D. 肾冷却

开放主动脉后，直接应用冰和向肾动脉注入肾保存液（4℃乳酸林格液加甘露醇和甲泼尼龙）可降低局部代谢需求和刺激利尿。

E. 肠系膜分流

近端吻合术后，从近端移植物到腹腔或肠系膜上动脉口放置一动脉灌注导管。这使在放置移植物其余部分的同时，前向性血流能够搏动灌注到内脏。

Ⅲ. 术后过程

TAA 修复术的平均手术死亡率为 10%，但在急迫或紧急的情况下会高得多。与较高的发病率和死亡率相关的其他因素有术前肾功能不全（Cr 为 1.8mg/dl）、术中低血压、术中需要输血、术后脊髓缺血进展和低体温（<35℃）。

呼吸衰竭是 TAA 修复术后最常见的并发症（25%～45%）。主动吸烟、基础肺疾病以及胸腹部暴露时分离膈神经都是危险因素。**脊髓缺血性并发症**在所有类型 TAA 中的发生率为 4%～16%。这一并发症在广泛 Ⅰ 型和 Ⅱ 型 TAA 患者中可高达 30%（图 15.6）。**肾衰竭**在 TAA 修复术后患者中的发生率预计在 5%～20%，它可使死亡风险增加近 10 倍。对于选择性 TAA 修复术后 5 年生存率为 55% 的患者，心脏事件为其主要的死亡原因。另外，动脉瘤破裂占晚期死亡的 10%，这强调了终身监测动脉瘤的重要性。

主动脉夹层

夹层是一种常见的影响主动脉的血管灾难性现象，不同于退化性动脉瘤。夹层由主动脉缺陷导致，内膜和外膜之间形成一个假腔。主动脉夹层的 **De-Bakey 分型**包括 I 型、II 型和 III 型，其中，I 型、II 型涉及升主动脉，III 型只涉及降主动脉（图 15.7）。**Stanford 分型**包括 A 型和 B 型，A 型累及升主动脉，B 型仅累及降主动脉。**夹层的并发症包括主动脉瓣关闭不全、动脉瘤形成、主动脉破裂，以及内脏、肾或外周缺血。**

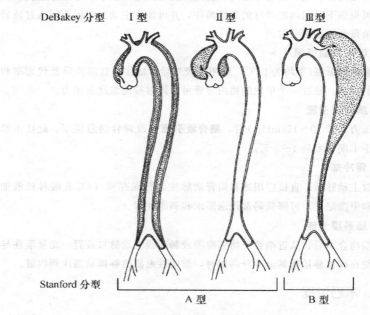

图 15.7 主动脉夹层的分型

I. 术前评估

年龄为 50～70 岁的患者主动脉夹层表现为撕裂样胸部或背部疼痛。80%～90% 的患者有高血压病史。体格检查应注意主动脉的分支动脉，这可能导致夹层缺血。终末器官缺血可以出现在心脏、内脏（即肠系膜或肾）或下肢分布区域。初步诊断性检查应包括 EKG 和 X 线检查，但确诊主动脉夹层需要通过对比增强动态 CT。钆增强 MRA 也被发现在大多数情况下是有效的，但一般比

CT 需要更长的时间来获取结果。对比主动脉造影一般用于计划进行介入治疗的患者，而不仅仅作为诊断方式。

Ⅱ. 管理

主动脉夹层管理的第一步是降低平均动脉压和心肌收缩力。 最初可通过静脉注射 β-受体阻滞药实现。硝普钠作为辅助用药也是有用的，但仅在患者已开始使用 β-受体阻滞药并且稳定后，从而不会导致难以控制的血管舒张伴代偿性心率加快和心肌收缩力增强。几乎所有夹层均累及升主动脉（DeBakey Ⅰ 型和 Ⅱ 型；Stanford A 型），需要急诊手术，以防止因心脏压塞或主动脉瓣关闭不全、心脏衰竭而死亡。这涉及通过胸骨正中切开术置换升主动脉和主动脉瓣。**DeBakey Ⅲ 型或 Stanford B 型夹层在 80% 的紧急情况下可通过药物治疗进行处理。** 经左胸腹入路的手术可用于 10% ～20% 中期和长期发展为夹层并发症的患者。**B 型夹层并发症构成介入的指征包括终末器官缺血进展、主动脉扩张合并动脉瘤形成、主动脉破裂和顽固性或复发性疼痛。**

Ⅲ. 术后过程

Stanford A 型夹层患者在发病后最初 24～48h 死亡的可能性高于 Stanford B 型夹层患者。然而，如果由于药物治疗失败而必须进行手术，则 Stanford B 型夹层患者的手术死亡率较高（30%～50%）。Stanford A 型夹层患者的手术死亡率为 10%～15%。主动脉夹层后离开医院仍存活的患者，其 5 年生存率为 75%～85%。

股动脉瘤

真正的股动脉瘤（FAA）通常在 AAA 和（或）腘动脉瘤男性患者中被发现。与 AAA 相比，股动脉不会扩张及破裂，但约 30% 的 FAA 患者会出现远端栓塞和血栓形成。在这些情况下，患者表现为急性肢体缺血，需要紧急介入治疗。出于这些原因，当发现 FAA 时，大多数情况下要进行择期手术修复。

Ⅰ. 术前评估

由于多数 FAA 与 AAA 或腘动脉瘤相关，所以术前评估必须包括腹主动脉和腘动脉的仔细触诊。双功超声作为一项较为敏感的检查，可以检测这些部位并发的动脉瘤疾病。一般情况下，在手术之前进行对比动脉造影可以确定远端的径流并描述股深动脉和股浅动脉的情况。在实践中，现在可以通过对比增强 CTA 或 MRA 结合双功超声得到相似的关于特定部位的解剖细节。

Ⅱ. 手术原则

三大因素可影响 FAA 手术的选择：（1）股深动脉的起始部位；（2）股浅动脉的通畅性；（3）动脉瘤自身的通畅性。

A. 1 型 FAA

股深动脉孔位于动脉瘤远端且所有血管通畅，最简单、最成功的修复是切除动脉瘤，植入静脉或人工移植物。

B. 2 型 FAA

股深动脉起自动脉瘤囊。在动脉瘤修复时，**我们不能过分强调股深动脉开通的重要性**。大多数情况下，动脉瘤被切除，插入的移植物（静脉或人工材料）被缝合至股浅动脉。然后建立小口，从侧面移植到股深动脉。

C. 股浅动脉慢性闭塞的处理

当股浅动脉**慢性闭塞**时，应予以结扎，并对移植物与股深动脉进行端端吻合术。

Ⅳ. 术后随访

FAA 修复后，患者应每年随访 1 次。双功超声是监测移植物和发现其他动脉瘤的一种理想方法。新发现的腹主动脉或腘动脉瘤应作为适应证予以治疗。

腘动脉瘤

像其他外周动脉瘤一样，腘动脉瘤也有栓塞和血栓形成的病程。在 Mayo Clinic 最近的一项研究中，接受过腘动脉瘤修复的患者 60％有症状（39％为慢性缺血和 21％为急性肢体缺血），而 40％为无症状。大的腘动脉瘤也可能表现为一个膝关节后面的搏动性肿块，这可能会阻碍腘静脉或压迫胫神经。腘动脉瘤发生血栓栓子事件的风险最大，有三个特点可指导修复的适应证：**（1）直径大于 2cm；（2）双功超声检查示管腔内血栓；（3）足动脉脉搏下降或有远端栓塞症状和径流阻断的证据。**

Ⅰ. 术前评估

像股动脉瘤患者一样，对这些患者必须仔细检查其他动脉瘤，特别是在主动脉-髂动脉部位。在 Mayo 同一系列的研究中，约 50％患者有双侧腘动脉瘤，50％患者有 AAA，几乎 10％的患者有胸腔内或内脏主动脉旁动脉瘤。术前进行下肢影像学检查不仅可以确定 PAA 的位置和程度，也可以描述膝以下的径流情况。特别应考虑股浅动脉和远端径流条件，从而设计有效的手术方法。这些信息可以通过下肢对比动脉造影获得。然而，随着一些部位 CTA 和 MRA

检查灵敏度的提高，将这些检查方法与双功超声相结合的方式或许能提供术前所有必需的解剖信息。

Ⅱ．手术原则

腘动脉瘤的首选手术方法是暴露膝上和膝下腘动脉的内侧入路。该入路可允许在大隐静脉旁路术后结扎近端和远端。**不应假设远端股浅动脉恢复为适合正常动脉流入的血管**。多达三分之二的患者有膝以上的股浅动脉病变而不合适流入。因此，此类患者的静脉旁路术一般起自位于腹股沟的股总动脉。

从经验上看，单纯结扎和内侧入路的动脉瘤旁路术在治疗腘动脉瘤时一直是有效的。一些证据表明，单纯结扎可导致持续加压，使开放的侧分支出血并流向结扎的动脉瘤，从而导致腘动脉瘤扩张。现在，一些医生主张在结扎后开放动脉瘤，以缝合任何后出血的血管，消除这种可能性。约 15% 采用腘动脉瘤后入路，这对引起压迫症状的大型动脉瘤特别有用。这种入路通过患者取俯卧位做单一切口进行，允许对动脉瘤和腘窝进行更彻底的减压。对于此类患者，应打开较大的动脉瘤，取出血栓，并切除部分瘤囊，以防止动脉瘤的质量效应引起的压缩症状。

对于表现为急性血栓形成和急性肢体缺血的腘动脉瘤，目前最好的治疗是在术前尝试导管引导溶栓。如果在症状出现后足够早就开始溶栓，则可显著增加接下来 24～48h 手术重建成功的机会。导管引导的溶栓治疗在第 11 章中已有描述，包括进入已栓塞动脉瘤的灌注导管（即筛状软管）的放置和溶血栓药的使用，如 TPA。这种技术可改善膝以下的血流流出，并使与形成血栓的腘动脉瘤相关的截肢率从 30% 降至 10%。

最近的报告描述了使用自膨胀覆膜支架对腘动脉瘤进行的血管内治疗。事实上，在选择的患者群体中，这项技术短期的成功似乎是可以接受的。然而，尚未明确的股动脉和腘动脉解剖标准和长期疗效限制了这项技术的广泛应用。目前，腘动脉瘤的标准治疗方法是开放式修复术以及对不适合行手术治疗的患者进行血管内治疗。

Ⅲ．术后随访

对治疗腘动脉瘤的患者，每年应重新评估，双功超声不仅可以评估旁路，也可检查动脉系统其他部位的进展情况。

腹主动脉瘤

Aneurysm Detection and Management（ADAM）Veterans Affairs Cooperative

Study Group. Immediate repair compared to surveillance of small abdominal aortic aneurysms. *NEJM*. 2002; 346: 1437-1444.

Armstrong PA, Back MR, Bandyk DF, et al. Optimizing compliance, efficiency and safety during surveillance of small abdominal aortic aneurysms. *J Vasc Surg*. 2007; 46: 190-196.

Blankensteijn JD, de Jong SE, Prinssen M, et al. (Dutch Randomized Endovascular Aneurysm Management (DREAM) Trial Group. Two-year outcomes after conventional or endovascular repair of abdominal aortic aneurysms. *NEJM*. 2005; 352: 2398-2405.

Conrad MF, Crawford RS, Pedraza JD, et al. Long-term durability of open abdominal aortic aneurysm repair. *J Vasc Surg*. 2007; 46: 669-675.

DeRubertis BG, Trocciola SM, Ryer EJ, Pieracci FM, et al. Abdominal aortic aneurysms in women: Prevalence, risk factors and implications for screening. *J Vasc Surg*. 2007; 46: 630-635.

Dillavou ED, Muluk SC, Makaroun MS. Improving aneurysm related outcomes: Nationwide benefits of endovascular repair. *J Vasc Surg*. 2006; 43: 446-452.

U. K. Small Aneurysm Trial Participants. Mortality results for randomised controlled trial of early elective surgery or ultrasonographic surveillance for small abdominal aortic aneurysms. *Lancet*. 1998; 352: 1649-1655.

胸腹主动脉瘤

Chuter TAM, Rapp JH, Hiramoto JS, Schneider DB, Howell B, Reilly LM. Endovascular treatment of thoracoabdominal aortic aneurysms. *J Vasc Surg*. 2008; 47: 6-16.

Conrad MF, Cambria RP. Contemporary management of descending thoracic and thoracoabdominal aortic aneurysms: endovascular versus open. *Circulation*. 2008; 117: 841-852.

Conrad MF, Crawford RS, Davison JK, Cambria RP. Thoracoabdominal aneurysm repair: A 20-year perspective. *Ann Thorac Surg*. 2007; 83: S856-861.

周围性动脉瘤

Curi MA, Geraghty PJ, Merino OA, et al. Mid-term outcomes of endovascular popliteal artery aneurysm repair. *J Vasc Surg*. 2007; 45: 505-510.

Diwan A, Sarkar R, Stanley JC, et al. Incidence of femoral and popliteal artery aneurysms in patients with abdominal aortic aneurysms. *J Vasc Surg*. 2000；31：863-869.

Harbuzariu C，Duncan A，Bower TC，Kalra M，Gloviczki P. Profunda femoris artery aneurysms：association with aneurismal disease and limb ischemia. *J Vasc Surg*. 2008；47：31-35.

Huang Y，Gloviczki P，Noel AA，et al. Early complications and longterm outcome after open surgical treatment of popliteal artery aneurysms：Is exclusion with saphenous vein bypass still the gold standard? *J Vasc Surg*. 2007；45：706-715.

第 16 章 肾动脉疾病

血管科医生常需要根据肾动脉的病因学、病理生理学及病程评价或治疗不同类型的肾动脉疾病。**从肾动脉瘤样扩张到肾动脉纤维肌性发育不良 (FMD)，再到粥样硬化性肾动脉闭塞性疾病，所有类型的肾动脉疾病都有两个共同的临床终点，一个与血压水平有关，另一个则与肾排泄功能恶化有关。**动脉粥样硬化或纤维肌性发育不良导致的肾动脉疾病是继发性高血压最常见的原因，老年人群的发病率约为 5%。最近一项研究显示，就诊于一所大学血管科的患者近四分之一被确诊为显著的肾动脉闭塞性疾病，这比服用两种或以上降压药物的患者更常见。在所有高血压患者中，肾血管闭塞性疾病仅占 5% 左右。虽然这一百分比似乎很低，但由于美国高血压患者数量的不断增加（2000 年美国人口的患病率约为 31%，或约有 6 500 万患者），使得这一血管疾病的发病更为常见，尤其是高龄人群。

虽然肾动脉干预治疗（手术或血管内治疗）的适应证及介入治疗时机问题仍未得到解决，但对肾动脉疾病的病程有了更深入的认识。肾动脉干预治疗这一课题仍然是一个很大的临床挑战，这主要由于各方面技术（包括诊断、药物治疗及血管内治疗）的不断进展。但是毫无疑问，肾动脉闭塞性疾病通过激活升压系统加速了高血压的进展，如果血压升高情况足够严重，则最终可导致肾排泄功能的缺血性损伤。确实未经治疗的高血压可引起终末器官损伤，影响心、脑、外周血管、眼科系统，以及肾本身。

除儿科肾血管性高血压患者亚组人群以外，就诊于血管科评估肾病的患者多数是老年患者，具有长期高血压病史以及合并其他疾病，如糖尿病。对这些患者进行广泛肾动脉解剖的益处并不明确，因为抗高血压药治疗就已非常有效。药物阻断肾素-血管紧张素系统，传统的血管紧张素转换酶抑制药 (ACEI) 或新的血管紧张素 II 受体拮抗药 (ARB) 均为一线治疗药物。当联合应用 β-受体阻滞药或钙通道阻滞药时，即便许多患者合并有肾动脉疾病，对高血压的治疗也可达满意的效果。

当患者需要 2 种或 3 种以上的药物来控制高血压，或者出现肾功能恶化或肾萎缩时，肾动脉影像学检查以及选择合适的患者进行肾血管血运重建治疗是临床挑战的真正核心问题。令人遗憾的是，对这些患者的治疗决策并不是由高级别的临床证据指导的，虽然这是一个引起广泛兴趣的临床研究领域。**肾动脉粥样硬化性病变的心血管结局研究 (CORAL) 是一项随机临床试验，将有明确、严重的肾动脉病变受试者被随机分配，给予最佳药物治疗，联合或不联合**

肾动脉支架置入治疗。是否可以确定肾动脉介入治疗最佳的效果，主要取决于如何实施这样设计良好的临床试验。

本章的主要宗旨是总结肾血管性高血压和肾动脉疾病相关的基本原理，探讨肾动脉疾病诊断性评估的适应证及基本原则。探讨肾动脉介入治疗的适应证，以及开放式手术和（或）血管内治疗，包括技术和介入治疗前后的护理。

Ⅰ. 肾素-血管紧张素系统

从逻辑角度出发，治疗肾血管性高血压必须了解肾与血压调控的关系。肾作为内分泌器官，调节体内钠盐和水分的排出及保留，以及释放血管活性因子，通过多种机制以协助维持血压。肾动脉出现具有血流动力学变化的闭塞或狭窄，或总血容量降低可导致肾血流减少。此种血流量的减少，被肾"视为"低血容量或低血压，并触发反应参与释放局部及血循环中的血管活性因子。**具体来说，肾小球旁器的压力感受器感知肾血流量的减少，触发肾素的释放，肾素酶解血清球蛋白中的血管紧张素Ⅰ，生成血管活性肽，即血管紧张素Ⅱ，其通过多种机制增加肾血流量。**血管紧张素Ⅱ刺激肾上腺释放醛固酮，导致全身血管收缩，使肾产生抗利尿及抗利钠作用（即液体潴留或容量扩张）。血管紧张素Ⅱ也引起肾小球旁器出球小动脉的收缩，降低肾小球旁器的血流量并引起相应的血压升高。结果是使钠、水潴留，细胞外液容量增加，以及全身血压升高。一类非常有效的抗高血压治疗药物包括：抑制血管紧张素Ⅰ转换成血管紧张素Ⅱ的血管紧张素转换酶抑制药（ACEI）或直接阻滞血管紧张素Ⅱ受体的血管紧张素Ⅱ受体阻滞药（ARB）。

Ⅱ. 肾动脉的诊断性评估

肾动脉的诊断性评估应仅在具有特殊临床表现时方可进行。如前所述，5%～10%的高血压患者患有某种程度的肾动脉疾病，可导致功能性肾动脉狭窄。这种情况更常见于高血压儿童或青年，此类患者常同时患有主动脉缩窄、先天性肾动脉狭窄，或肾动脉纤维肌性发育不良（FMD）。对于这些有明显高血压的年轻患者，肾动脉的早期诊断性评估可确保筛选出先天性异常和FMD。

相反，老年患者的高血压最常表现为原发性高血压，在诊断检查过程中并不需要早期常规肾动脉诊断性评估。此类患者即使有动脉粥样硬化和肾动脉疾病的风险，开始应用1种或2种降压药物及控制危险因素通常也可有效降压。应进行详细的病史采集和全面体格检查以及常规实验室检查，包括血清肌酐和肌酐清除率。如果通过病史、体格检查以及实验室检查未发现肾动脉受累，则可以开始基本的药物治疗（即1种或2种药物）而不需要对肾动脉进行诊断性评估。如果此种治疗方案（包括危险因素控制和运动）在3个月内不能有效地控制血压，则应对肾动脉进行诊断性评估。

　　确诊和检查肾动脉疾病诊断性检查方法的选择因医院不同而有所不同。但最初应使用无创检查，如双功超声、CTA 和 MRA。血管科医生应牢记，只有双功超声能避免患者因使用造影剂进行 CTA 和 MRA 而产生肾毒性，因此是一种首选的诊断性检查方法。有创肾动脉造影应谨慎，仅用于计划行介入治疗的患者。另外，肾动脉造影适用于无创检查不能得出结论或存在争议的情况，在制订临床策略时，该检查所获得关于肾动脉的解剖信息极其重要。

A. 筛选检查手段

　　双功超声检查在肾动脉疾病筛查中是主要选择的无创检查方法。肾动脉双功超声检查需要患者空腹，以减少肠内气体对检查结果的影响。用双功超声检查评价肾动脉同样需要一名经验丰富的血管检查技术人员以及 45～60min 的时间（第 6 章）。另一种可选择的评价肾动脉的无创检查是钆增强**磁共振血管造影术**。MRA 的优势是可使整个主动脉及各分支血管成像，并可提供非常清晰的影像。MRA 尤其适用于肾动脉瘤样及 FMD 患者。但 MRA 影像的质量由于医院的不同而有差别，有些血管专家认为 MRA 会高估肾动脉闭塞的程度。此外，MRA 相对比较昂贵，并且有幽闭恐怖症的患者并非总能接受。在临床实践工作中，MRA 作为双功超声不能得出结论或结论存在疑问时的备用手段。与 MRA 相似，CT 肾动脉显影可提供清晰的主动脉、大部分肾动脉和肾门影像。但该检查需要使用造影剂而可产生明显的肾毒性反应，并常因此阻碍无创影像学检查方法的使用。对于疑似肾血管性高血压的患者，有些学者很少用 CTA 检查肾动脉，而仅用于肾动脉瘤或先天性肾动脉异常但肾功能正常的年轻患者。

　　目前，肾血管性高血压的两种功能检查方法的使用较为谨慎，卡托普利试验和卡托普利肾扫描。卡托普利试验包括在测量基线血浆肾素活性和血压后口服卡托普利（一种 ACEI）。当口服卡托普利后血浆肾素水平明显升高时，应怀疑肾血管性高血压。早期的一些研究显示该试验的灵敏度接近 100%，特异性约为 90%。但是对肾功能不全患者其准确性稍差。卡托普利肾扫描的阳性标准包括肾小球滤过率降低和放射性核素清除峰值时间延迟。

B. 动脉造影

　　动脉造影可产生造影剂相关的肾毒性反应，仅当计划行肾动脉介入治疗或无创检查不能得出结论或存在争议时，以及在作临床决策时肾动脉的解剖信息极其重要时才可进行。肾动脉造影的进一步选择性运用是治疗此种血管疾病的进步，是改善无创血管影像学检查（如双功超声和 MRA）的证据标志，以及对何种患者行肾动脉介入治疗可获益的认识的进一步提高。

　　肾动脉造影应包括：（a）腹主动脉造影；（b）不同体位肾动脉造影；（c）如

果考虑行脾肾动脉和肝肾动脉旁路开通，则应进行腹腔动脉侧位造影显示脾动脉和肝动脉。所有疑似肾血管疾病的患者应尽量减少造影剂的用量，为此，如二氧化碳对比显影剂主动脉造影以及血管内超声（IVUS）常作为辅助检查。

C. 肾静脉肾素检查

肾静脉肾素检查作为历史经常提到，因为很少有血管专科医生在日常的临床实践中使用此项检查。肾静脉肾素检查已不被选用，由于其为有创性、对技术要求高，以及检查结果常没有特异性。不支持肾静脉肾素测定的观念是：影像学检查显示肾动脉狭窄并不需确定其功能意义（即无论是否引起肾素释放和高血压）。为探究此问题，采集每侧肾静脉血液标本以及肾静脉上、下不同部位的下腔静脉血液标本，比较其各标本的肾素水平，可提供对肾动脉狭窄意义的认识。由于肾确实缺血，可产生大量的肾素，所以当肾动脉狭窄具有显著的功能意义时，肾静脉与其他部位肾素比值至少为 1.5：1.0。

由于测定肾素受多方面相关因素的干扰，所以使获得具有临床意义的结果变得更加复杂。抗高血压药（如 β-受体阻滞药）可抑制肾素分泌并改变钠盐的摄入量，从而影响肾静脉肾素的含量测定，也常导致肾静脉肾素测定值的不对称（即检查结果不明确）。促使肾素产生升高的一种方法是测定基线肾素水平测定结果后使用卡托普利，30min 后再次测定肾素水平，用卡托普利后的肾素比值为 3 则可增高试验的灵敏度。虽然过去肾静脉肾素测定尤其有临床价值，但近年来其在日常临床实践中的运用已经减少。

Ⅲ. 有创介入治疗的适应证

由于肾动脉疾病药物治疗的有效性以及干预治疗（手术或血管内治疗）对某些肾动脉疾病缺乏明确的益处，所以对介入治疗的适应证进行了细致的研究观察。基本原则是并非所有肾动脉疾病（堵塞或其他异常）均需介入治疗。实际上需要介入治疗者可能只占少数，对任何计划的介入治疗（手术或血管内治疗）都应慎重考虑。

A. 肾血管性高血压

肾血管性高血压对药物治疗反应差，是介入治疗最常见的适应证。在临床实践中，我们强调对肾血管性高血压患者，在任何介入干预治疗前后均需要严格控制血压和管理心血管危险因素（第 7、8 章）。**此种管理需要严密观察和在介入治疗后进行随访，以评价临床治疗和技术是否恰当（如血压是否得到改善和重建后血管是否开通）。**多数情况下，患者由多学科团队提供医疗服务，可能包括血管专科医生、高血压专科医生以及肾病学专家。

高血压患者行肾动脉血运重建的成功与否取决于病因和患者的年龄。有关报道（开放式手术或血管内治疗）显示可获得最佳效果的是 FMD、局限性粥样硬化病变以及肾功能保护较好的年轻患者（小于 50 岁）。另外，双侧肾动脉疾病引起的高血压较单侧疾病能产生更好的长期效果。虽然约 70% 的患者血压得到改善，即血运重建后需要抗高血压药的种类减少，但长期血压治愈患者仅占 10%。**相反，合并慢性高血压和糖尿病的老年患者，由于长期高血压及糖尿病损伤肾（即高血压肾病和糖尿病肾病），血压的改善缺乏令人信服的证据。**

目前，多数患者的最初治疗是血管内成形术，加或不加支架置入术。血管内治疗最有效的肾血管疾病是肾动脉 FMD。在此领域，经皮腔内球囊血管成形术（PTCA）成功率达 95% 以上，可提供持久的治疗效果。对于肾动脉 FMD 患者，单纯血管成形术而不置入支架是更可取的手段，甚至对 FMD 病变延伸至一级肾动脉分支的患者，仍可提供满意的治疗效果。对动脉粥样硬化闭塞性病变引起的肾血管性高血压患者，血管内治疗则几乎为所有的患者进行支架置入术。由于多数此类病变被认为起源于主动脉腔，所以应小心、轻柔地将支架置入主动脉，以恰当治疗病变。

B. 保护肾功能

在进行肾动脉手术或血管成形术时，还应注意**保护肾功能**，之前已描述过临床研究采用的两种治疗方法。关键是确定通过有创治疗获益可能性大且肾功能得到保护的患者在治疗后不造成肾功能减退。当然，应该考虑双侧肾动脉高度狭窄患者或单侧孤立有功能肾（即既往肾切除或对侧无功能肾）的严重狭窄。

最近研究指出，用双功超声测量和长期随访肾的体积大小，可作为肾功能恶化的标志。正常成人肾的大小，从上极到下极的长度为 10～14cm。肾的长度通常是 3～4 次测量的平均值，以矫正肾轻微倾斜位置导致的切面测量误差。肾长度小于 10cm 应考虑萎缩，应该用其他检查明确（如血清肌酐、肌酐清除率、MRI/MRA）。此外，肾的长度 2 年缩小 1～2cm 以上，说明肾实质萎缩，也应该进一步评价。

部分专家提倡用双功超声测量肾阻力指数（RRI）作为肾固有或实质功能的指标，而与肾的大血管病变无关。因此，部分研究显示，RRI 可识别肾大动脉血运重建（开放式手术或血管内治疗）受益的患者。RRI 公式为：

RRI＝收缩期峰值血流速度－舒张末期血流速度÷收缩期峰值血流速度

RRI 正常值为 0.6～0.7，阻力指数增高＞0.8 提示显著的肾实质疾病常由高血压或糖尿病引起。对于阻力指数增高的患者（即 RRI＞0.8），肾大动脉血运重建不太可能改善肾功能，因为工作的肾实质功能已丧失。相反，阻力指数较低的患者则肾实质功能保护良好，主要的肾动脉闭塞病变解除后肾功能可改善。在进行肾血管成形术和开放式血运重建术时，虽然 RRI 作为无创检查指标似乎有吸引力，但 RRI 并未被证明在所有临床研究中均有用。

在最近的一项研究中，肾动脉疾病患者使用药物治疗或血管成形术加支架置入术治疗，在血压控制方面，支架置入术可提供中期改善。虽然改善血压控制的益处并不能长期持续，但肾动脉支架置入术可延缓肾功能减退的速度。研究结果提示另外的含义，即在肾动脉闭塞性疾病的亚组患者中，确实存在血运重建治疗保护肾功能的益处。在血运重建治疗前应该考虑 5 个临床因素，其与治疗成功与否有关（即肾功能保护），包括：

1）非糖尿病患者。

2）双侧肾动脉严重狭窄。

3）肾的长度＞9.5cm。

4）RRI＜0.8。

5）血清肌酐＜2.5mg/dl。

C. 手术矫正

主动脉瘤或主动脉闭塞性疾病的**手术矫正**治疗需要保护肾动脉主干或附属支。较大的肾动脉附属支应该被保护，但通常直径＜3mm 的肾动脉附属支可以结扎而不会导致肾功能损害。在开放式主动脉手术过程中，为保持肾动脉附属支的通畅，可能需要再次置入支架或旁路移植，或者需要改良的血管内重建治疗技术以避免其覆盖主要的动脉开口。

D. 其他肾动脉疾病

需要肾动脉重建治疗的**其他肾动脉疾病**包括肾动脉瘤或肾动脉创伤，这些疾病可导致夹层、动脉瘤或动静脉瘘。当发现肾动脉瘤最大直径＞2cm 时应进行修补，因为其可导致高血压、远端栓塞和（或）血栓形成。CTA 是可选择的检查手段，可明确血管瘤和损伤的情况特征。妊娠期间肾动脉瘤破裂的可能性更大，所以育龄妇女患肾动脉瘤应放宽择期修补的适应证。肾动脉栓塞可表现为急性侧腹疼痛和血尿。肾动静脉瘘手术治疗很棘手，尤其是当瘘管位于肾实质内时，应该依据部位的不同选用血管内治疗技术（如弹簧圈栓塞或小的覆膜支架）。肾内动静脉瘘同样可用血管内弹簧圈栓塞术。

Ⅳ. 手术的选择

改善血压和保护肾功能是所有肾动脉手术的主要目的。仅当无法保护肾功能或导致严重高血压（即加压肾）时才进行肾切除。**开放式肾动脉血运重建治疗可分为两类，即旁路移植术和动脉内膜切除术**。多种自体或人工合成的移植物可用于肾动脉旁路移植术，而动脉内膜切除术的优势在于不需要使用旁路管道。图 16.1 和图 16.2 说明了肾动脉血运重建优选的方法。自体移植血管，如

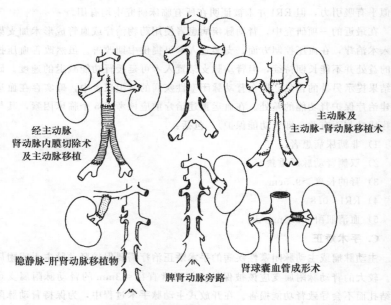

经主动脉
肾动脉内膜切除术
及主动脉移植

主动脉及
主动脉-肾动脉移植术

隐静脉-肝肾动脉移植物

脾肾动脉旁路

肾球囊血管成形术

图 16.1　粥样硬化性疾病的肾动脉血运重建治疗选择

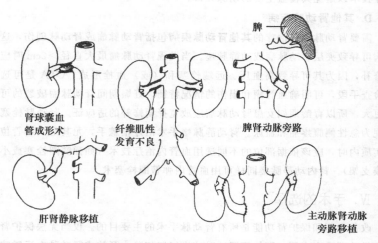

肾球囊血
管成形术

纤维肌性
发育不良

脾肾动脉旁路

肝肾静脉移植

主动脉肾动脉
旁路移植

图 16.2　纤维肌性疾病患者肾动脉血运重建治疗选择

大隐静脉,较人工合成移植血管更好。增加手术发病率和死亡率的因素通常是基线肌酐水平升高(>3mg/dl)、高龄和心功能不全。开放式肾动脉血运重建

的手术死亡率为 $3\%\sim5\%$。

Wake Forest 大学一项关于开放式肾动脉血运重建治疗的大规模当代系列研究显示，大部分患者接受了双侧肾动脉修复术，并且作为动脉瘤或闭塞性疾病开放式主动脉修复术的一部分，接近一半（41%）的患者进行了肾动脉血运重建术。这个系列研究的治疗适应证是肾血管性高血压，该研究入组的 85% 患者高血压治愈或改善，所有患者肾功能均得到改善。另一项最近研究是由马萨诸塞州总医院进行的，该研究观察了开放式肾动脉血运重建治疗对肾功能的保护作用，手术方法如下：主动脉-肾动脉旁路术（38%）、其他解剖旁路术（如肝肾动脉或脾肾动脉旁路术）（38%），以及动脉内膜切除术（24%）。与 Wake Forest 的报道相似，32% 患者进行了联合主动脉和肾动脉血管重建。70% 患者的肾功能得到了长期保护、基线肌酐改善至较低水平（$<3.2\text{mg/dl}$）且接受双侧动脉修复术的患者临床效果得到改善。

Ⅴ. 术前准备

在肾动脉血运重建手术前，血压和肾功能必须尽可能稳定。

A. 血压

多数患者血压显著升高，可增加心脏和脑血管事件的发生风险。虽然强调早期降压，但血运重建前后的特定治疗和血压控制是成功的关键。应该考虑的一个方面是手术前 $24\sim48\text{h}$ 减少或停用利尿药，以利于长期血容量的减少得到缓慢的矫正。β-受体阻滞药不应突然停用，因为停用可导致心动过速和心肌缺血。

B. 肾功能

约三分之一进行肾血管手术的患者有慢性肾功能不全（肌酐 $>2\text{mg/dl}$），以及在住院前和手术前评估过程中，有一些可导致肌酐清除率恶化的因素。

1. 过度的利尿治疗可导致血容量减少和肾前性氮质血症（如血清肌酐水平升高）。

2. ACEI 或 ARB 可通过降低出球小动脉的阻力而干扰肾血流的自身调节，出球小动脉的阻力可提供肾小球的灌注梯度。理论上，对这些流入肾的血管狭窄（如肾动脉狭窄）患者使用这些药物可使血清肌酐水平升高。但实际结果是仅少部分肾血管疾病患者不能耐受 ACEI 或 ARB。所有开始使用一种 ACEI 或 ARB 治疗的患者必须谨慎用药，应该进行血压测量和测定血清肌酐，但是只有少数患者不能耐受这种治疗。**可靠的临床证据显示，ACEI 降低总体心血管事件发病率和死亡率的益处超过引起肾功能不全的有限风险。**使用 ACEI 后出现肾功能不全的患者应停药，肌酐浓度 7 天内可逐渐恢复至基线水平。

3. 另外一个血清肌酐快速升高常见的原因是与**动脉造影或 CT 血管造影**有

关的造影剂肾病。当预约和进行影像学检查时，血管科医生必须警惕造影剂肾病的发生。庆幸的是，通过水化和临床观察，多数造影剂肾病可在几周内恢复。出现这些情况时，应在肌酐恢复至基线水平后再行肾血运重建治疗。

Ⅵ. 手术原则

A. 手术切口

恰当的手术暴露是肾动脉手术最重要的因素之一。剑突至耻骨的正中切口可提供双侧肾动脉良好的入路。上腹横行切口或肋骨下切口可使用，但并不能提供主动脉远端或髂动脉系统的良好暴露。通过左侧下胸腹切口或左肋骨下切口，可进行左脾肾动脉吻合术。

B. 近端肾动脉病变

对于中间部位病变，可通过主动脉上方的前正中线打开腹膜后腔。在左侧，通过结扎和分离左肾静脉的肾上腺、性腺以及左肾腰分支，可使肾静脉松动。在右侧，必须松动和撤回腔静脉，以暴露近端肾动脉。

C. 中远端病变

对于右侧中远端病变，须用 Kocher 手法游离十二指肠，以暴露右肾动脉远端。对于左侧病变，可用相似的方法松动结肠脾曲。

D. 肾保护

可采取几种方法降低一过性缺血及随后再灌注对肾的损害。

1. 在手术前几个小时，用平衡盐溶液静脉输注水化（如乳酸林格液，100～125ml/h）。

2. 钳夹肾动脉之前，静脉给予肝素（5000单位）。

3. 手术早期给予甘露醇（12.5～25g）。如果甘露醇未达到良好的利尿作用，则随后可以静脉给予呋塞米。

4. 如果预计肾缺血时间超过 45min，也可用 200～300ml 肾灌注液冷却肾。我们使用由林格液、18g 甘露醇、20mg 肝素以及 500mg 甲泼尼龙组成的 1L 混合溶液，在盐水中冷却到 3℃。

5. 低剂量 [2～3μg/(kg·min)] 多巴胺可引起肾血管扩张，可能有助于减少血管舒缩性肾病的发生。结扎肾动脉之前，我们在手术室开始静脉给予多巴胺，血运重建后持续使用至少 12～24h。

E. 吻合术的类型

首先进行近端吻合。然后用飞节内肿技术进行远端血管的端端吻合。缝线材料通常用 6-0 或 7-0 的聚丙烯。对于难度特别大的吻合术，缝线应间断使用。低功率放大镜回路和高亮度的头灯对于多数肾动脉血运重建是至关重要的。

F. 术中评价移植物的通畅性

确定血流最简单的方法是用无菌连续波多普勒检查移植物和肾动脉，应该出现双相信号。术中多普勒超声检查是探查肾动脉移植术或动脉内膜切除术后出现技术问题快速、可靠的方法。约 10% 的重建动脉血管可出现明显的问题，但多数可以矫正，其最终导致的结果与术中超声检查正常的患者相似。

Ⅶ. 术后护理

术后即刻，必须严格维持血容量以确保足够的尿液排出。也许需要在短期内使用 Swan-Ganz 肺动脉导管以监测充盈压，从而确保充足的血容量。低剂量多巴胺持续使用可保持血管舒张，心排血量处于边缘水平（$< 3L/m^2$）的患者可给予多巴酚丁胺。一般，我们尽量使尿液排出量维持在 1ml/(kg·h)。对于排出大量或超量尿液（200ml/h）的部分患者，应根据尿量补充液体（每毫升尿量补充 0.5 毫升晶体溶液）12～24h，避免血容量丢失。通常不需使用利尿药并应尽量在最初 24h 内避免使用。当怀疑重建血管是否通畅时，应行肾动脉双功超声检查，也可在出院前进行。随后如果复发高血压和（或）肾功能恶化，就需要重复进行超声检查或血管造影检查。吻合口狭窄可行经皮腔内血管成形术（PTA）设法挽救移植血管的闭塞。对于肾动脉移植血管狭窄或已形成血栓的患者，开腹再次手术仅有 50% 可获得成功。

Ⅷ. 肾动脉介入治疗

除非需要进行开放式主动脉手术，否则肾动脉的干预治疗开始应选用肾球囊血管成形术及支架置入术。由于其微创特性以及相关的发病率和死亡率较低，肾动脉疾病血管内介入治疗方法的使用逐渐增加。内科医生治疗高血压和肾功能不全时必须了解此项技术，并确定哪些患者干预治疗获益最佳。**作为一名血管专家，必须牢记这样的前提条件，即仅仅能够施行肾动脉支架置入术并不意味着就应该施行。**

通常，肾动脉血管内介入治疗可通过经股动脉入路完成，仅使用一个 6F 的鞘管（第 11 章）。用预成形的指引导管有助于肾动脉的通路选择，如 RDC 及 Cobra Ⅰ 或 Cobra Ⅱ（C Ⅰ 或 C Ⅱ）指引导管。一旦确定了肾动脉，就可使用 0.035 英寸的亲水导丝和 4F 或 5F 导管，或部分病例仅用带远端血栓保护装置的 0.014 英寸的导丝（第 11 章）就能够到达靶病变部位。部分小规模系列研究显示，通过带远端血栓保护装置的导丝进行肾动脉介入治疗，可降低因远端栓塞从动脉粥样硬化病变进入肾实质而产生的损害作用。肾动脉介入治疗使用远端血栓保护装置虽然未明确显示有益，但代表技术的进步，就像直径更小的器械和新一代的支架一样，促进了该项治疗技术的进展。治疗动脉粥样硬化性肾动脉病变大多使用包埋支架，它可通过 0.014 英寸的穿导丝传输系统的球囊膨胀支架。对于部分患者，血管内超声（IVUS）也被用于辅助评价肾动脉狭窄和肾动脉的直径。某些情况用 IVUS 评价支架置入后的贴壁和扩张情况能使造影剂的用量降到最小，减少支架置入术后的动脉造影。

虽然肾动脉闭塞性疾病的介入技术取得了巨大进展，但并非所有肾动脉病变均应进行介入治疗。与肾动脉球囊血管成形术和支架置入术相关的并发症发生率为 1%～2%，且对于某些特定的人群缺乏长期有效的证据。**鉴于对肾动脉狭窄介入治疗日益高涨的热情和经济利益的诱惑，血管专科医生的责任是确保患者的合理选择和仅对恰当的患者进行介入治疗。**同时，血管专家的任务是进行更多的临床试验，以便更加准确地确定血管成形术和支架置入术获益患者的临床特征，以及用最大限度的药物治疗和危险因素控制能够获得更好疗效的患者的临床特征。

Arthurs Z, Starnes B, Cuadrado D, Sohn V, Cushner H, Andersen C. Renal artery stenting slows the rate of renal function decline. *J Vasc Surg*. 2007；45：726-31.

Balk E, Raman G, Chung M, et al. Effectiveness of management strategies for renal artery stenosis：a systematic review. *Ann Intern Med*. 2006；145：901-912.

Cherr GS, Hansen KJ, Craven TE, et al. Surgical management of atherosclerotic renovascular disease. *J Vasc Surg*. 2002；35：236-245.

Garovic V, Textor SC. Renovascular hypertension：current concepts. *Semin Nephrol*. 2005；25：261-271.

Hansen KJ, Edwards MS, Craven TE, et al. Prevalence of renovascular disease in the elderly：A population-based study. *J Vasc Surg*. 2002；36：443-451.

Labropoulos N, Ayuste B, Leon LR. Renovascular disease among patients referred for renal duplex ultrasonography. *J Vasc Surg*. 2007；46：731-737.

Marone LK, Clouse WD, Dorer DJ, et al. Preservation of renal function with surgical revascularization in patients with atherosclerotic renovascular disease. *J Vasc Surg*. 2004；39：322-329.

Pearce JD, Craven BL, Craven TE, et al. Progression of atherosclerotic renovascular disease：A prospective population-based study. *J Vasc Surg*. 2006；44：955-963.

Stanley JC, Criado E, Upchurch GR, Jr. , Brophy PD, Cho KJ, Rectenwald JE.
Pediatric renovascular hypertension: 132 primary and 30 secondary operations
in 97 children. *J Vasc Surg*. 2006; 44: 1219-1229.

Tagle R, Acevedo M, Xu M, Pohl M, Vidt D. Use of endovascular stents in
atherosclerotic renovascular stensosis: blood pressure and renal function chan-
ges in hypertensive patients. *J Clin Hypertens*. 2007; 9: 608-614.

Textor SC. Renovascular hypertension in 2007: where are we now? *Curr Cardi-
ol Rep*. 2007: 9: 453-461.

Van Jaarsveld BC, Krijnen P, Pieterman H, et al. The effect of balloon angio-
plasty on hypertension in atheroclerotic renal-artery stenosis. *NEJM*. 2000;
342: 1007-1114.

第17章 肠系膜动脉缺血综合征

肠缺血占所有外周血管疾病的一小部分。虽然主动脉粥样硬化可能累及肠系膜动脉的开口，但通常肠道侧支血流丰富，足以防止症状性、慢性肠缺血的出现。同样，动脉栓子虽可阻断肠系膜动脉，但更常见的是沿内脏血管血流移动并栓塞于下肢动脉。因此，肠血管的这些解剖特点和血流动力学特性决定了肠缺血较慢性跛行或急性下肢动脉缺血少见。

出于一些临床因素，急性或慢性肠缺血仍然是外周血管手术最具挑战性的疾病之一。诊断是通常基于临床疑似或患者缺乏其他明确的病因。而对某些主诉非特异腹痛并进行了详细胃肠道检查的患者，肠缺血并不少见，但其在诊断检查过程中还是很晚才就诊血管科并考虑为动脉供血不足。不能及时诊断某种类型的肠缺血是介入治疗效果不佳的主要原因之一。通常，患者进行手术挽救缺血肠道的时机已太晚，或很多时候手术是为了挽救患者的生命。纵然诊断及治疗都很及时，但由于严重的内在医疗问题，许多患者仍然会死亡。能够获得最佳手术效果的是在明显体重减轻或急性血栓形成前行肠血运重建治疗的慢性肠绞痛患者。

本章强调肠缺血的早期诊断识别。**诊断延误是治疗失败的主要原因之一**。此外，我们也强调治疗特点以及在恰当的治疗过程中需要制订的多种策略。

肠系膜动脉的解剖特点

肠系膜循环的特定解剖特点决定了其临床症状，并影响肠缺血的治疗（图17.1）。腹腔动脉提供胚胎前肠发育器官的血液供应，肠系膜上动脉（SMA）提供中肠发育器官的血液供应，肠系膜下动脉（IMA）提供后肠发育器官的血液供应。虽然三支主要的肠系膜动脉提供特定区域的血液供应，但正常情况下可通过良好的侧支通道产生广泛的交通。当一支肠系膜动脉的近端狭窄或闭塞时，这些侧支交通加强以代偿。腹腔动脉和肠系膜上动脉的主要侧支通路是经胃十二指肠动脉到胰十二指肠弓，与肠系膜上动脉相连。当肠系膜下动脉闭塞时，还有两支主要的侧支血流（图17.2）。肠系膜上动脉的中结肠动脉分支在横结肠周围连接Drummond结肠缘动脉，后者是肠系膜下动脉左结肠分支的延续。在某些情况下，自结肠缘动脉在左结肠系膜可以更集中地建立更直接的侧支连接通路。这被称为Riolan动脉弓，或迂曲蜿蜒的肠系膜动脉（图17.3）。肠系膜下动脉也可通过髂内动脉的一个分支

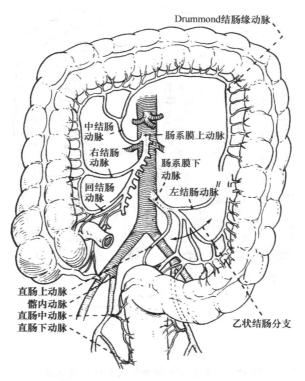

图 17.1　结肠动脉血供的解剖结构

当肠系膜下动脉由于动脉粥样硬化而出现病变或闭塞时，左结肠的活力就取决于肠系膜上动脉通过 Drummond 结肠缘动脉而提供的侧支血流

（直肠中动脉）接受侧支血流。肠系膜如此丰富的侧支通路可解释其临床表现，即**通常不出现肠绞痛，除非三支主要肠系膜动脉中至少有两支出现严重的闭塞病变。**

临床表现

肠缺血分为急性和慢性。但是急、慢性临床表现可能重叠，因为慢性肠血管狭窄可进展为急性血栓形成或肠梗死。

Ⅰ. 慢性肠系膜缺血

慢性肠系膜缺血（CMI）早期常易被漏诊，因为慢性腹痛常考虑某些其他

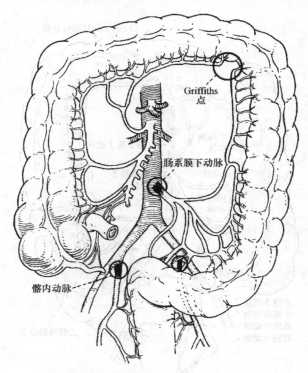

图 17.2 向左结肠供血的关键动脉流入点

当动脉闭塞性病变或血运重建手术切断了髂内动脉和肠系膜下动脉向左结肠的供血，则结肠可出现严重的缺血表现。如果此时肠系膜上动脉与肠系膜下动脉的侧支通路未充分建立或在 Griffiths 点受到损伤，则结肠更容易发生缺血

胃肠疾病。患者的检查结果通常为阴性，包括肝、胆以及全消化道 CT、吞钡、灌肠，以及上消化道和下消化道内镜检查。由于可出现进行性体重减轻，某些患者易被误认为患癌症。然而出现特定的临床特征时应该怀疑慢性肠缺血。特征性的症状是腹痛和明显的体重减轻。

A. 慢性腹痛

传统的**慢性腹痛**是间歇性及餐后疼痛。常于上腹部出现钝痛、压榨痛或绞痛，于餐后 30～60min 开始发作，可持续几小时。患者可能出现腹胀或腹泻。

B. 体重减轻

由于餐后痛可导致**体重减轻**，因此产生"畏食感"。实际上很少完全回避饮食，但患者所摄入食物会发生变化，直到流食成为主要的营养成分。

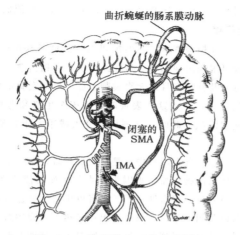

曲折蜿蜒的肠系膜动脉

闭塞的 SMA

IMA

图 17.3　肠系膜上、下动脉循环

由结肠缘动脉连接的肠系膜上、下动脉，在结肠系膜内，肠系膜上动脉和肠系膜下动脉产生直接侧支连接通路，与结肠缘动脉分离。为建立侧支血流而形成的血管通路称为 Riolan动脉弓或曲折蜿蜒的肠系膜动脉。SMA，肠系膜上动脉；IMA，肠系膜下动脉

C. 慢性肠缺血的体征

慢性肠缺血的体征有限，主要是**体重减轻和腹部杂音**，见于一半以上的患者。由于体重减轻是在几个月内不知不觉地发生，以及许多患者合并动脉粥样硬化可出现杂音，所以当患者最初就诊时这些非特异的表现常常被忽略。

D. 成人慢性肠缺血的表现

出现下列表现的成人应该考虑慢性肠缺血：慢性腹痛、进行性体重减轻、有全身心血管疾病的其他体征，以及常见胃肠疾病检查结果呈阴性。约 70%的慢性肠系膜缺血患者被确诊患有其他部位的外周血管疾病。这些患者较动脉瘤或闭塞性血管疾病患者年轻（65 岁左右）、为吸烟者，超过半数为女性。根据这些临床表现，可对疑似患有外周血管疾病的患者提出以下简单的问题：
（1）您是否有餐后腹痛？（2）在过去一两个月您是否体重明显减轻？

Ⅱ. 急性肠系膜缺血

急性肠系膜缺血（AMI）有 3 种主要病因：狭窄动脉血栓形成、栓塞以及非闭塞性小血管供血不足。极少数情况下，可发生肠系膜静脉血栓形成。虽然所有这些病因引起的最初症状是腹痛，但临床方面可提示可能性最大的潜在病因。虽然在不同医疗中心每种病因的发生率存在差异，但一般急性肠缺血

40％由血栓形成引起，40％由栓塞引起，其余20％由肠血流低灌注引起。

A. 严重的全腹痛

严重的全腹痛与体格检查所见不匹配仍然是急性肠缺血的典型临床表现。症状发作后，患者可很快出现恶心、呕吐或腹泻，且相当常见。虽然腹部可呈弥漫性压痛，但可闻及肠鸣音且常无腹膜刺激征。早期实验室检查异常可能仅有中等程度白细胞升高。出现这些表现时，临床医生必须考虑AMI的可能，并采取相应措施缓解症状。此时，有创放射介入或手术干预治疗可挽救50％患者的缺血肠道。

显著的白细胞增多和乳酸性酸中毒是随后的表现，并提示长时间的肠道缺血。如果此时仍未诊断出肠缺血，则因为发生肠坏死而使体格检查发生变化。虽然并不常见，但患者可出现血性腹泻。患者可出现明显血容量不足，因体液聚积于缺血的肠壁以及周围组织。患者可出现发热、腹膜刺激征以及因败血症而出现休克。如果肠缺血发展到此种程度，则对于病情如此严重的患者，挽救缺血肠道的可能性为15％～20％甚至更小。

B. 可能的病因

临床表现和既往史通常可提示急性肠系膜缺血的可能病因。如果慢性肠绞痛先于急性症状发作，则狭窄的肠系膜动脉发生血栓形成是可能性最大的病因。如果出现心房颤动或患者既往曾患肠或下肢动脉血栓栓塞，则应怀疑肠系膜动脉栓子。心排血量低时可发生非闭塞性肠系膜缺血（NOMI）。易于发生NOMI最常见的基础疾病是心肌梗死、充血性心力衰竭、肾病或肝病、血液透析、某些药物、传统的洋地黄类药物和利尿药，或可导致动脉粥样硬化患者出现低血压或血容量不足的任何大手术。这种类型的急性非闭塞性肠系膜缺血常易被诊断识别。

诊断性检查

当疑似急性或慢性肠缺血时，最可靠的诊断性检查方法是动脉造影。其仍然是金指标。**急性肠缺血成功治疗最重要的原则是早期动脉造影诊断**。侧位主动脉造影可显示肠系膜动脉的开口，是关键性的检查手段。血管造影导管同样也成为了重要的通路，可通过选择性肠系膜动脉导管将血管扩张药物和溶血栓药注入至肠系膜血管。现在，动脉造影同样也促进了经皮血管成形术及支架置入治疗。

动脉造影之前评价慢性肠系膜缺血的其他诊断性检查方法通常是上、下消化道的内镜检查和钡餐造影检查。腹部超声和CT扫描可显示肝胆疾病或早期肿瘤，如胰腺癌或腹膜后淋巴瘤。新型多通道、多层螺旋CT可用于筛查明显的内脏血管节段动脉粥样硬化和内脏动脉狭窄。对比增强 MRA 同样可作为筛选工具，但其趋向过度评价狭窄的程度。

双功超声是检查结果非常准确和有用的无创检查方法，可用于检查肠系膜血流模式。该检查可在进食前后确定血管的狭窄情况和血流的变化。与其他动脉一样，用血流速度和血流波形参数可鉴别内脏动脉狭窄的患者与正常受试者。通常空腹检查提示狭窄程度≥70％的结果包括：**腹腔动脉收缩期峰值血流速度（PSV）＞200cm/s，舒张末期血流速度（EDV）＞55cm/s，肝和（或）脾动脉血流为逆向血流；SMA PSV＞275cm/s，EDV＞45cm/s**。虽然不同血管实验室的绝对标准存在差异以及对于餐后检查的有效性和灵敏度存在争议，但无疑由经验丰富的技术人员进行的这项检查是一项非常有价值的检查手段。显然对慢性腹痛患者的诊断性检查手段必须个体化，但是由于 CTA、MRA 以及双功超声扫描的进展，其可提供相对快速、简便、有效的方法，以识别那些需要行血管造影的患者。

治疗

肠系膜缺血的治疗同样也可归为慢性和急性缺血两种广义的范畴。

Ⅰ. 慢性肠系膜缺血

慢性肠系膜缺血只有通过开通闭塞性病变才可得到缓解。无有效的药物治疗。手术治疗仍是常用的技术，尽管球囊血管成形术和支架置入术同样可获得成功。

A. 围手术期治疗

围手术期治疗的一个方面，值得特别强调的是**充足的营养**。由于慢性肠系膜缺血可导致进行性体重减轻，所以某些患者可出现慢性营养不良，以及对一次重要的腹部手术无营养储备。通常，不应为了提供较长时间充足的营养而延迟肠系膜动脉的手术治疗，进行性慢性缺血患者出现急性灾难性肠梗死前，应迅速进行肠血运重建治疗。作者强烈推荐，在择期手术前后，这种消耗性疾病患者应接受胃肠外营养支持。这些患者由于慢性缺血导致的肠黏膜萎缩并非少见。即使在血运重建后，患者也可能需要几天至几周的适应期。恶心、呕吐和肠绞痛可能由于早期过多进食而诱发。基本上是胃肠外营养联合早期渐进性胃肠进食。随着患者的康复，术后鼻饲进食可能最易施行。营养水平的进食起初为 10～20ml/h，然后逐渐增加到全营养目标。

B. 两种可选择的基本手术

肠系膜血运重建有**两种可选择的基本手术**：旁路移植术和动脉内膜切除术。多年来，不同的作者更愿意采取其中的一种，无论是腹腔上（顺行）还是肾下（逆行）型主动脉-肠系膜动脉旁路移植术，都是多数患者可选择的手术策略（图 17.4）。由于移植血管的扭结可妨碍直接逆行移植手术的结构，因此

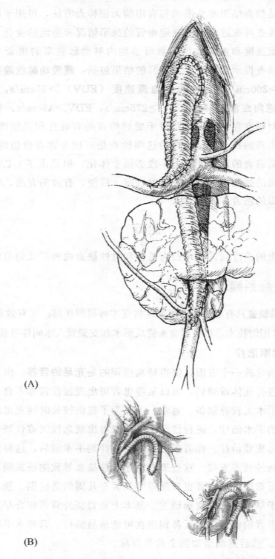

(A)

(B)

图 17.4 主动脉-肠系膜动脉旁路移植示意图

(A) 顺行两支血管的主动脉-肠系膜动脉旁路移植。(B) 逆行 C-环形加固型 ePTFE 单支血管的主动脉-肠系膜动脉旁路移植

可使用人工合成加固的血管构造稳定的 C-环形移植通路。然而，肠系膜血管重建的最佳方法高度取决于闭塞血管的支数和每位患者腹主动脉的条件。有关血管重建的支数确实存在争议。有些中心赞成单支血管（肠系膜上动脉）和其他多支血管（通常为肠系膜上动脉和腹腔动脉）的重建。经主动脉行动脉内膜切除术，对位于肠系膜动脉开口的多处局限性内脏动脉闭塞病变同样可获得成功。个体化的腹腔干开口动脉内膜切除术联合小的人工移植血管作为补片可将吻合腹腔动脉远端与 SMA 吻合，优点是血管移植物小、腹主动脉的操作或缝合最小。联合肾以下主动脉置换和逆向人工血管移植物至肠系膜动脉，对严重主动脉闭塞或主动脉瘤合并慢性肠系膜缺血患者几乎是最佳的治疗技术。然而，对这些恶病质患者，联合肠系膜血运重建和主动脉置换所致的死亡率高（10%～20%）。相反，限制某种类型的主动脉-肠系膜动脉移植术或单纯行动脉内膜切除术可使死亡率降到最低（3%～10%）。

无论采用何种血运重建手段，90%以上的患者肠绞痛可获得早期缓解。桥血管 5 年开通率为 60%～80%，动脉桥 5 年血管开通率超过 90%。术后 3～5 年的症状复发率为 10%～20%。合并动脉粥样硬化的亚组患者晚期 5 年生存率为 60%～75%。通常，作者认为至少 2 支闭塞或狭窄的血管进行血运重建才可获得最佳的长期效果。但其他学者认为获得此效果的代价是由于显著的夹层、体液丢失和手术时间延长导致的更高的发病率和死亡率。由于单支肠系膜闭塞血管的重建对多数患者常可缓解症状，所以完全的血运重建必须权衡患者整体病情、预后以及其他技术因素。

慢性或急性肠缺血同样可能是肾以下主动脉移植术时牺牲肠系膜下动脉所致的结果。当肠系膜上动脉闭塞或肠系膜下动脉直径较大（>3.5～4mm）时，应行肠系膜下动脉血运重建治疗。同样，如果主动脉血运重建时肠系膜下动脉后出血少，或肠系膜下动脉传导压力<40mmHg，则强烈建议行 IMA 再植入术。

另一种不常见的慢性肠系膜缺血类型是**正中弓状韧带综合征**，此韧带结构可压缩并产生腹腔动脉功能性狭窄。长期病变可损伤动脉，导致伴发动脉粥样硬化性病变。通常，正中弓状韧带自血管外压迫腹腔动脉，尤其常见于女性患者，但许多专家怀疑其功能意义。当然，当肠系膜上动脉和肠系膜下动脉也发生闭塞性病变时，腹腔动脉的狭窄可能是至关重要的问题。正中弓状韧带切除联合腹腔动脉修复血管成形术或血管内插入移植血管可缓解症状。另外一种令人感兴趣的临床情形是单支血管狭窄可导致慢性肠系膜缺血症状，即胰腺切除或复杂的肝胆手术过程中胰十二指肠动脉弓断裂，术后出现腹腔动脉或肠系膜上动脉狭窄引起的慢性肠系膜缺血症状。

最近，业界对血管内介入治疗产生了兴趣，这为治疗慢性肠系膜缺血提供了创伤性小的可选治疗手段。在过去十多年中，经皮血管成形术和支架置入术治疗肠系膜血管疾病的成功率差异较大。典型的研究是通过小样本、学会的经验得出的结论，因为此种疾病的介入治疗极少。目前可提出几个相关的注意事项。与其他血管床不同，血管内介入治疗降低发病率和死亡率的益处似乎并不明显。虽然经皮介入治疗慢性肠系膜缺血的早期改善效果似乎与开放式手术相同，但临床随访显示这种微创治疗的中期临床症状复发和再狭窄发生率非常高。鉴于此，临床实践中血管内介入治疗仅作为潜在的可选择的治疗措施，尤其适用于合并其他疾病而不宜行手术治疗的患者。此外，某些学者建议将其用于肠系膜动脉狭窄而且出现症状的病因不明确者，此时几乎可将其作为诊断性检查。

Ⅱ. 急性肠系膜缺血

急性肠系膜缺血的成功治疗通常始于血管造影确定肠系膜动脉的管腔解剖情况。然而CT血管造影逐渐变得很精确，以致急性肠系膜缺血经常通过CTA即可作出诊断，导致了对肠系膜动脉造影的绝对需求降低（图17.5）。急性肠

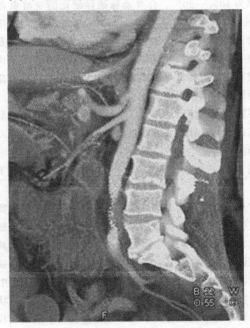

图 17.5 肠系膜上动脉栓塞的 CT 特征

计算机断层血管造影显示几支分支以外的肠系膜上动脉栓子。与主动脉和近端肠系膜上动脉相比，造影剂稀疏

系膜缺血的最佳治疗不可能一定，除非临床医师已明确其与血栓、栓塞、或低灌注有关。病因常令人困惑，直到手术治疗过程中或其后才能明确。

A. 肠系膜动脉血栓形成

肠系膜动脉血栓形成经常通过影像学检查可显示肠系膜上动脉在主动脉的开口闭塞。这通常是血栓形成受累的动脉最具有临床意义的现象。系统性使用肝素适用于预防血栓进一步扩大。对肠道菌群敏感的广谱抗生素多用于既往有慢性肠系膜缺血相关症状者，提示其患有肠系膜动脉狭窄。

应行急诊剖腹探查评价肠道的活力并重建闭塞的动脉。坏死肠道切除而不行剩余肠动脉的血运重建可导致肠梗死范围扩大以及死亡率增高。通常，在肠道切除前应行血运重建治疗。这样可使者检查肠道的血流灌注，以便于评价其活力。但当肠道的一段严重坏疽或穿孔，以及考虑腹腔被污染时，可先行肠切除术，然后行血运重建。当肠系膜上动脉的开口出现明显可触及的动脉粥样硬化斑块且无连续波多普勒信号时，应疑似肠系膜上动脉血栓形成。对这些重症患者，单纯行主动脉-肠系膜动脉旁路移植术就足以达到满意的疗效。最简单的手术通常是逆行型肾动脉以下主动脉-肠系膜旁路移植术或回肠-系膜动脉旁路术至肠系膜上动脉。出现肠道污染时，静脉血管移植物优于人工材料合成的血管。

临床判断肠道活力可以通过胃肠道荧光素检查证实。通过外周静脉注射 2 安瓿（1000mg）荧光素钠，立即在黑暗手术室内紫外线 Wood 灯下检查肠道。有活力的肠道有平滑肌和均匀的荧光素分布，没有活力的肠道则荧光素降低、呈补丁样，或无荧光素。连续波多普勒可用于检查肠系膜和系膜小肠游离部边缘的活力。肠蠕动通常提示有活力。当不能确定肠道是否有活力时，可以不切除，24h 内可进行二次探查手术重新评价肠道活力。并非不常见，患者良好生理状态的维持取决于血运重建、肠道切除、间断开腹、重症监护室的复苏、二次探查手术以及肠道连续性的恢复。**如果第一次手术对任何肠道活力存在任何疑问，则应常规进行二次探查手术。**

B. 栓子

栓子通常位于肠系膜动脉开口以外几厘米，即第一空肠分支水平但不损害空肠近段（图 17.6A）。栓子通常来源于心脏。肠系膜上动脉是最易发生栓塞的系膜动脉，因为其自主动脉以锐角发出。栓塞与血栓形成的有效鉴别诊断可通过下列表现提示：新发的心律失常、空肠近段无缺血、肠系膜动脉开口及周围的主动脉较柔软（图 17.6B）。标准的治疗方法仍然与血栓形成的治疗相似，除非栓子切除术通过肠系膜动脉切开术及 Fogarty® 栓子切除导管进行（Edwards Lifesciences 公司，Irvine，CA）。许多医生更愿意选择横行动脉切开术。

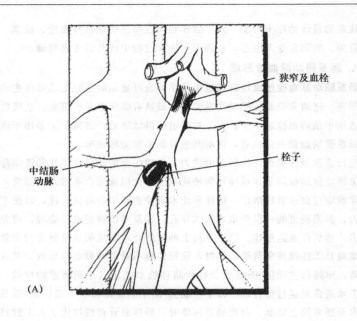

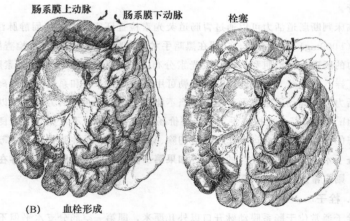

(B) 血栓形成

图 17.6 肠系膜上动脉血栓形成及栓塞示意图

(A) 肠系膜上动脉 (SMA) 血栓形成和栓塞通常发生的部位。(B) 注意急性栓塞导致肠内缺血而并不牵涉空肠近段,其与肠系膜上动脉狭窄急性血栓形成所致的肠内缺血累及空肠近段相反

然而,水肿肠道的重量可使切开的动脉被撕裂。作者更愿意选择纵向动脉切开术,随后行修补血管成形术并关闭切口。如果流入血流不佳以及栓子切除术后

由于动脉狭窄而不能建立有效的血流，则应立即进行旁路术。此外，如果腹腔出现明显污染，则应使用静脉移植物。肠系膜上动脉主干栓子切除术后，挤出肠系膜上动脉分支的血栓、行分支栓子切除术、在手术台上直接用溶血栓药治疗以及肝素均应选择使用，从而降低血栓负荷并改善血流。必须强调手术延时的损害以及腹部负压填补、复苏以及二次探查手术。

虽然遵从上述原则，但仍有 10%～15% 的急性肠系膜缺血患者在剖腹探查时发现中肠梗死，并且只有使患者症状缓解的方法才能选择实施。应遵循手术治疗和挽救肠道的原则，但其中约一半患者在第一次手术时需要进行肠切除术，随后另一半则在二次剖腹探查时行肠切除术。部分患者需要更多的观察和手术，直到最后肠道活力被确定。

血管内治疗，如经导管 SMA 溶栓治疗和可能联合血管成形术和支架置入术，之前已有描述，但其效果仍未明确。但如果进行了此种治疗，则仍建议腹部探查随访，即使患者在生理学方面是健康的。将来出现肠梗死的临床证据是不健康的，但可避免其发生。

C. 非闭塞性肠系膜缺血

非闭塞性肠系膜缺血（NOMI） 常见于心排血量降低的重症患者。任何手术风险均增高，并且多数情况下病情极不稳定，以致在转运到导管室或手术室的过程中易发生病情恶化。动脉造影可显示其周围肠系膜血管收缩和呈现出"一连串腊肠"样形状，但无大血管闭塞。非侵袭性缺血性结肠炎似乎主要由结肠脉管系统对肾素-血管紧张素轴的高度敏感介导。

这一亚组的患者获得最佳结局是通过改善心血管血流动力学和扩张肠系膜脉管系统来实现的。罂粟碱是被推荐的内脏血管扩张药。经导管以 30～60mg/h 的输注速度注入罂粟碱，可尝试性诱发血管扩张。导管被置于肠系膜上动脉。通常，只要发生腹膜炎就需进行剖腹探查，但预后不佳。如果需要使用血管加压药以升高血压，那么可选择多巴胺，因为它可降低肾和肠系膜血管的阻力。

D. 肠系膜静脉血栓形成

肠系膜静脉血栓形成 极少发生，可由高凝状态和肠系膜低血流灌注状态诱发，如充血性心力衰竭、肝硬化或 Budd-Chiari 综合征。肠内炎症（如憩室炎）也可促使患者发生肠系膜静脉血栓形成。吸烟和既往静脉血栓形成也使患者发生该病的风险增加。**70% 的血栓形成累及肠系膜上静脉，其中三分之一位于脾静脉，三分之一的门静脉合并血栓负荷。** CT 静脉造影和肠系膜静脉造影可用于诊断，双功超声有助于诊断。通常应进行充分抗凝。腹部探查适用于腹膜炎患者。开腹血栓栓子切除术和手术台上直接溶栓治疗的效果仍未明确。手术和单纯抗凝治疗可获得相似的效果。

Atkins MD, Kwolek CJ, LaMuraglia GM, et al. Surgical revasculariz ation versus endovascular therapy for chronic mesenteric ischemia: A comparative experience. *J Vasc Surg*. 2007; 45: 1162-1171.

Hebert GS, Steele SR. Acute and chronic mesenteric ischemia. *Surg Clin N Am*. 2007; 87: 1115-1134.

Jimenez JG, Huber TS, Ozaki CK, et al. Durability of antegrade synthetic aortomesenteric bypass for chronic mesenteric ischemia. *J Vasc Surg*. 2002; 35: 1078-1084.

Landis MS, Rajan DK, Simons ME, et al. Percutaneous management of chronic mesenteric ischemia: Outcomes after intervention. *J Vasc Interv Radiol*. 2005; 16: 1319-1325.

Mitchell EL, Moneta GL. Mesenteric Duplex Scanning. *Persp Vasc Endovasc Ther*. 2006; 18 (2): 175-183.

Park WP, Cherry KJ, Chua HK, et al. Current results of open revascularization for chronic mesenteric ischemia: A standard for comparison. *J Vasc Surg*. 2002; 35: 853-859.

ParkWP, Gloviczki P, Cherry KJ, et al. Contemporary management of acute mesenteric ischemia: Factors associated with survival. *J Vasc Surg*. 2002; 35: 445-452.

Rhee RY, Gloviczki P, Mendonca CT, et al. Mesenteric venous thrombosis: still a lethal disease in the 1990s. *J Vasc Surg*. 1994; 20: 688-697.

第 18 章　上肢血管疾病

在众多血管疾病中，上肢动脉问题（包括动脉痉挛性失调）相对罕见。当疼痛、麻木、皮肤温度下降或者溃疡等微循环障碍症状出现于手指或整个手部时，患者通常都会寻求早期药物治疗。上述这些微循环障碍症状会限制患者的很多日常活动，而且永久失去手部功能会让患者感到与日俱增的恐惧。

导致手臂缺血和动脉痉挛性失调的基础原因是各种各样的。简单地说，有多组因素导致上述结果，如栓塞、动脉粥样硬化或动脉瘤所致的闭塞、损伤和小动脉闭塞性疾病。在初步评估中，临床医生必须确定患者疾病属于哪种因素所致，从而选择诊断性检查以确定特异性基础病因。本章着重讲述临床诊断确立后的处理原则。

一般临床表现

虽然上肢动脉缺血有多种病因，包括血管痉挛性失调，但其临床表现却相对较少。

Ⅰ. 雷诺现象

雷诺现象是提示血管痉挛的临床表现或临床综合征。导致该现象的基础病因有很多（表 18.1）。某些特征可帮助我们鉴别雷诺现象与其他血管痉挛性失调疾病，例如肢端发绀和网状青斑等（表 18.2）。

表 18.1　雷诺现象的病因

系统性疾病或全身状况	职业性外伤
胶原血管病（如硬皮病）	气锤操作
冷球蛋白血症	链锯操作
黏液性水肿	钢琴演奏
麦角中毒	打字
巨球蛋白血症	
神经压迫	**动脉闭塞性疾病**
腕管综合征	
胸廓出口综合征	

表 18.2 血管痉挛性失调的鉴别

特征	雷诺现象	肢端发绀	网状青斑
性别	主要为女性（70%～80%）	主要为女性（90%）	男性或女性
年龄	中青年（15～35岁）	中青年（15～35岁）	任何年龄段
颜色变化	苍白、发绀、潮红	弥漫性发绀	斑点状发绀或潮红
位置	手指、足趾、亦可见于面部	手部常见，亦可见于足部	下肢常见，亦可见于上肢
持续时间	间断发病	持续发病	持续发病
冷暴露效应	加剧症状	加剧症状	加剧症状
皮肤溃疡形成	当出现胶原血管病（如硬皮病）时发生	无	罕见

A. 概述

雷诺现象是一种小动脉和四肢末端动脉的间断性血管收缩反应。冷暴露或者情绪刺激通常会引起本病的发生。肢端发绀和网状青斑的临床症状虽然在遇冷时会加重，但通常是相对固定的。

B. 临床表现

雷诺现象常发生在足趾和（或）手部可预知的有顺序的颜色变化之后：苍白（即白色），然后是发绀（即蓝色），最后是潮红（即红色）。手部或者趾端小动脉血管强烈收缩时，皮肤灌注极少，从而导致皮肤苍白。当皮肤的血流灌注恢复时，皮肤的颜色开始缓慢地从低饱和血液到浅蓝色的发绀。最后，当皮肤血流继续恢复时，则进入充血或再灌注期，从而使皮肤变得温暖潮红。如果没有溃疡出现，则发作时不会剧烈疼痛，但常常伴有手指麻木不适。相比之下，肢端发绀主要见于女性，并以手部持续发绀为特征，但双下肢少见。网状青斑也是一种多在下肢出现的皮肤青紫色斑点状或网状变化，手部少见，是一种持续的血管痉挛状态。

C. 病变部位

雷诺现象局限于手指、足趾，偶尔发生于鼻及耳部，该症状常局限于上肢，而很少仅累及足趾。

D. 指（趾）端溃疡或坏疽的病因

指趾端溃疡形成或坏疽的发生取决于基础病因。

1. 雷诺病 当出现雷诺现象，但与任何系统性疾病没有明确的关系时，我们称之为雷诺病。该病很少导致组织坏死，多发于年轻女性（占 70%）。还有建议称，在确诊原发性雷诺病之前，应满足以下标准：

（1）雷诺现象双侧对称发生。

（2）没有大动脉血管闭塞性疾病的证据。

（3）未发生坏疽或显著的营养变化。

（4）症状出现时间较长，通常为 2 年，没有合并其他与雷诺现象有关的全身性疾病的证据。

2. 雷诺现象这一术语，适用于描述局部或者全身性疾病为这些复杂症状的促发因素时。在少数患者中，上肢的大动脉出现血管闭塞性病变时，也可以导致雷诺现象的发生。在这些患者中，特别是同时患有硬皮病时，指（趾）坏疽或者溃疡的发生较为普遍。硬皮病是一种与雷诺现象有关的常见胶原血管病。雷诺现象是 30% 患者的首发症状，最后会影响 80% 患有硬皮病的患者。其他与雷诺现象有关的风湿性疾病包括混合性胶原血管病（约占 80%）、系统性红斑狼疮（约占 30%）、皮肌炎/多肌炎（约占 20%）和类风湿性关节炎（约占 10%）。必须注意的是，在一些基础性系统性胶原血管病、免疫系统疾病或者大血管闭塞性疾病被诊断之前，雷诺现象可存在很多年。

3. 肢端发绀与皮肤溃疡无关。**网状青斑**可能继发于溃疡，主要发生在出现一些系统性疾病（如结节性外周动脉炎）或者动脉粥样硬化性微栓塞时。

Ⅱ. 组织坏死

组织坏死包括坏疽和难以愈合的下肢溃疡。有些患者将微栓子导致的小溃疡当做无关紧要的挫伤或者手指破损而不予考虑，这种现象很普遍，他们没有意识到病因的严重性。如果雷诺现象先于组织坏死发生，则应寻找其他的症状和基础系统性疾病表现。如果没有发生雷诺现象，则必须寻找与职业性损伤有关的大血管闭塞性疾病、栓子或者小血管动脉闭塞性疾病的迹象。

A. 大血管闭塞性疾病

手臂的**大血管闭塞性疾病**常局限于锁骨下动脉或者腋动脉，并且往往是由动脉粥样硬化导致的，多起自左锁骨下动脉。上肢近端动脉闭塞的次要病因是多年使用拐杖而导致的腋动脉瘤血栓形成。与胸廓出口综合征有关的慢性锁骨下动脉损伤也可以最终导致血管损伤，如狭窄、栓塞或者闭塞。广泛的上臂急性深静脉血栓形成（例如腋静脉-锁骨下静脉血栓形成）可以导致严重的静脉高压或者静脉坏疽，最初可被误认为动脉缺血。最后，乳房切除术后腋窝区域的放射治疗可以在多年后导致放疗诱导性腋动脉-锁骨下动脉狭窄。

B. 栓子

指（趾）**栓子**可起源于心脏、锁骨下动脉、腋动脉或者肱动脉。另外，留置动脉管道引起的桡动脉或尺动脉损伤常可导致栓塞进入到指（趾）部动脉。心脏造成显著手臂缺血的动脉栓子约有 50％ 来源于心脏，而异常的手臂动脉网（如锁骨下动脉、腋动脉和肱动脉）是其余 50％ 患者的致病原因。近端上肢动脉有可能发展溃疡性动脉粥样硬化斑块或动脉瘤，最终导致栓塞。与胸廓出口综合征有关的狭窄后锁骨下动脉瘤或者长期使用拐杖导致的腋动脉瘤也可以导致手部栓塞。

C. 小动脉血管疾病

与职业手外伤有关的**小动脉血管疾病**可以导致明显的手部和（或）肢端缺血。涉及重复手指震荡或掌面创伤的职业易使一些个体产生痉挛、血栓形成或尺动脉、桡动脉或趾部动脉瘤。尺动脉相当表浅，特别容易越过小鱼际隆起而受到局部创伤，并且很容易被豌豆骨和钩骨压缩。**小鱼际锤骨综合征这一名词已被应用到描述这种形式的创伤后手指缺血**。可能会导致手部缺血的活动包括操作气锤、车床或链锯。在工业生产中，**震动性白指**这一名词与外伤后手指缺血有关。

Ⅲ. 上肢跛行

上肢跛行是一种不常见的手臂缺血表现。一般情况下，劳力性手臂疲劳通常是由颈椎或胸廓出口的神经压迫引起的。由于肩部周围有丰富的侧支血流，所以锁骨下血管闭塞性疾病往往无症状或仅有轻度症状（图 18.1）。然而，活跃的成年人，尤其是体力劳动者，可能会由于锁骨下动脉或肱动脉狭窄而引起上肢跛行。

诊断性检查

患者的病史和体格检查提供的资料是诊断**上肢动脉疾病**的一般类型所必需的。进行以下的检查，可以确认临床印象，找出潜在的病因，并监测治疗。

Ⅰ. 多普勒流速检测

当患者脉搏触不到时，连续波多普勒是一种评价手臂血流的简便方法。通过多普勒信号的存在及其性质可以容易地检查腋动脉、肱动脉、桡动脉、尺动脉、手掌和手指动脉。双相或三相动脉信号是正常的，而单相或缓冲信号表明显著的动脉闭塞。上臂和前臂的血压可以用常规血压袖带和多普勒装置进行测量，对疑为跛行的患者，其手臂压力应该在休息时和运动 2～5min 后测量。

Ⅱ. 数字体积描记法或激光多普勒

数字体积描记法或激光多普勒血流模式可对手指局部缺血和血管痉挛疾患

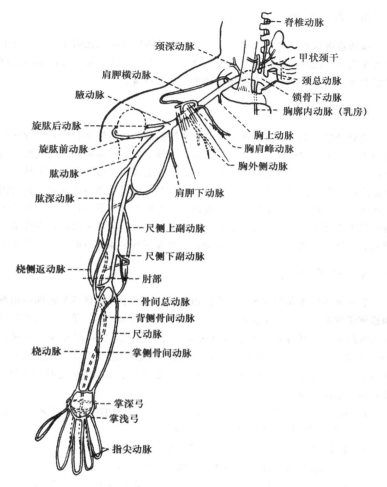

图 18.1　上肢动脉解剖

上肢的侧支循环非常发达，因此，近端大血管闭塞很少导致远端肢体坏死及截肢

提供更详细的评估。脉冲容量记录（PVR）持平或减少（＜5mm）时可以确认严重的手指血流减少，并在有溃疡时预测愈合不良。无论是手术还是非手术治疗后，都可以重复使用数字袖带和（或）激光多普勒血流测量的 PVR 评估手指的血流变化情况。

Ⅲ. 双功超声

双功超声检查可提供大部分上肢动脉节段极好的可视化图像。其主要限制是近端锁骨下动脉，尤其是左侧被锁骨覆盖。至于其他动脉节段，双功超声可提供 B 型血管影像并评价通过该段的血流（如速度）。

Ⅳ. 动脉造影

动脉造影有助于界定上肢大血管闭塞性疾病的严重性和程度，尽管它并不适用于这类疾病的所有情况。具体来说，动脉造影能确定动脉闭塞性疾病的位置，并提供有关前臂和手部径流的信息。动脉造影用于诊断血管痉挛性障碍不是必需的，但当出现雷诺现象合并手指溃疡时，可以用该方法排除大血管闭塞性疾病。行动脉造影术必须显示从起源（即右侧为无名静脉，左侧为锁骨下静脉）到手指动脉的整个上肢脉管系统。常见的漏诊原因是未能取得完整的上肢动脉造影结果，如由于近端锁骨下动脉溃疡性粥样斑块导致的手指动脉闭塞。

Ⅴ. 冷浸泡试验

手从寒冷的冰水浴拿出（即冷浸泡试验）后的手指温度恢复时间可以帮助确诊雷诺现象。作为一项技术，该试验的生理原理很简单。手部皮肤血流量在较大范围内与手部皮肤温度呈线性关系。通常，手部皮肤温度应在冷暴露后 $10 \sim 15min$ 内恢复正常。相比之下，出现雷诺现象的患者手部皮肤温度在寒冷刺激后至少需要 $20 \sim 25min$ 才能恢复正常。要提高手部温度恢复时间的测量精度，需遵循以下原则：

1) 测试前，患者应坐在温暖（$24℃ \pm 2℃$）、安静的房间里至少 $30min$。
2) 用热敏电阻探头检测基线手指温度。
3) 手浸在冰水混合物中 $20s$，然后拿出，擦干。
4) 每 $5min$ 检查一次手部温度，持续 $30 \sim 45min$。
5) 可以构造一个温度-时间图表，以显示手部温度与恢复时间的关系。
6) 用于做对比的控制器应建立在一个特殊的实验室内。

Ⅵ. 全身性疾病的检查

由于全身性疾病通常是血管痉挛性疾病和上肢缺血的基础，所以应考虑做一些筛查性实验室检查。应测血小板计数，因为血小板增多和雷诺氏现象有相似之处。红细胞沉降率升高应怀疑全身性疾病的可能。由于血清蛋白异常可能与血管痉挛有关，所以应做血清蛋白电泳、冷球蛋白、巨球蛋白和冷凝集素检查。基本免疫学试验应包括抗核抗体、类风湿因子和系统性红斑狼疮试验。如果怀疑硬皮病,在患处取皮肤活检可确诊,或钡剂食管 X 线照片可能揭示特征性的食管功能障碍。

治 疗

根据我们的经验,这些指南可为缓解上肢缺血(包括血管痉挛)提供最佳的保证。我们提供几种该领域的不同观点:

Ⅰ.血管痉挛性疾患

A. 雷诺病或原发性雷诺病

雷诺病或原发性雷诺病通常可以通过非手术治疗方法得到满意的控制。组织坏死很少发生;因此,如果患者保证遵守下列准则,那么手指缺失或者功能丧失就不会发生。

1. **避免使用任何烟草和冷暴露保护**是初步治疗的基础。烟草可导致血管收缩,这一事实可以通过对比基线手指 PVR 和患者吸烟后立即描记的图形得到。冷暴露保护的基本知识包括在寒冷的天气使用保暖的手套和鞋类,以及在制冷操作时佩戴手套。穿保暖衣对保持体核温度也是有帮助的。对于许多患者来说,这些简单的措施就可以防止症状的发生。

2. 当通过这些简单的措施不能很好地减少血管痉挛的发生时,**选择药物**治疗可取得好的效果。钙通道阻滞药(如硝苯地平)或 α 受体阻滞药(哌唑嗪)的应用通常会取得满意的效果。对于某些患者,长效硝苯地平引起的副作用较少,其中可包括头痛、头晕、心悸、潮红和水肿。**最近的证据表明,药物西地那非(万艾可,辉瑞公司)可以改善其他血管扩张药难以治疗的微循环障碍和雷诺症状。**

3. **热生物反馈**在许多由于焦虑和应激作用而导致血管收缩的患者身上取得了良好的效果。生物反馈训练后,80%~90%的患者能够避免雷诺现象的发生,实际上有些患者的皮肤温度可以升高达 4℃。

4. 手术或胸腔镜交感神经切除术对雷诺病的作用是有限的。仅有少数患者需要进行交感神经切除术,因为至少有 80%的患者通过保守治疗即可控制症状。交感神经切除术合理的人选是那些血管痉挛已进展为体质逐步衰弱的患者,尤其是当营养状况或溃疡改变已经发生时。50%~60%原发性雷诺现象且没有潜在的系统性胶原血管疾病或免疫疾病等患者,交感神经切除术后病情将改善,尽管早期获益可能不会持续超过 3~6 个月。

B. 雷诺现象或继发性雷诺病

雷诺现象或继发性雷诺病是由于一些潜在的全身性疾病或大血管闭塞性病

变导致的，与原发性雷诺病相比，其治疗往往是一个更加困难的问题。异常痛苦的手部溃疡导致的组织坏死在此类患者中是一个长期问题。治疗的基础仍然是避免烟草、冷暴露保护和钙通道阻滞药的应用。交感神经切除术对于继发性雷诺病患者的疗效远不如原发性雷诺病。事实上，只有20%～30%的硬皮病和雷诺现象患者的病情可在实施交感神经切除术后得到改善，所以我们很少建议对这些患者进行此手术。**在继发性雷诺病的临床症状显著并与大血管闭塞性疾病（如锁骨下动脉、腋动脉或肱动脉）有关的情况下，应给予及时、最大化的手臂和手部灌注治疗，特别是在非侵入性检查证实前臂和手部显著缺血或指（趾）组织缺失的情况下。**

C. 肢端发绀

肢端发绀不会导致组织缺失，所以治疗是直接减轻冷刺激引起的症状。原发性雷诺病通过保守治疗通常就已足够。

D. 网状青斑

大多数情况下，**网状青斑**可通过保守治疗得到控制。当网状青斑合并结节性外周动脉炎、系统性红斑狼疮或胆固醇栓塞时，可能会形成手指溃疡。在这种情况下，尽管交感神经切除术的结果不确定，但应该考虑这一治疗方法。

E. 冷过敏

冷过敏可能会在冻伤恢复后出现。受影响的区域有可能变成蓝色，并且即使是在轻微的冷暴露后也会出现相应的烧灼样疼痛。这个问题似乎是**反射性交感神经营养不良或灼性神经痛（即感应性持续疼痛）**的一种转化形式。首先，对雷诺病患者应该给予药物治疗。在病情严重的情况下，区域性交感神经切除术可提供持久的缓解效果，特别是在它变成慢性疼痛之前。

Ⅱ. 肢体缺失的危险

虽然血管痉挛性疾病可能会导致指端溃疡形成，但手部和手臂很少发生缺血。严重的手部缺血通常与大血管闭塞、栓子或外伤有关。

A. 急性缺血

急性缺血通常需要紧急手术干预。通常通过询问病史和进行体格检查就能找出原因。如果没有条件及时运用药物稳定病情或者进行动脉造影，我们将系统化应用肝素，以防止血栓进一步形成。心导管插入后显示肱动脉闭塞的患者，应立即进行肱动脉血栓切除术，并常在局部麻醉下修复入路部位。患者的手部虽然最初可能相对无症状，但在这种情况下的慢性肱动脉闭塞可在个体活动时引起恼人的手臂跛行。因此，紧急肱动脉修复术是延迟手术最好的方法，因为它可以最小的风险帮助几乎所有患者实现远端脉搏的恢复。

B. 动脉栓子

进入上肢动脉循环的动脉栓子是急性手臂缺血最常见的原因。这种栓子最常见的来源是心脏，而且很多时候栓子容易固定在肱动脉位于肱静脉深部的起点处。这些栓子几乎总能通过局部探查手术被成功去除，也可以通过 Fogarty® 导管（Edwards Lifesciences 公司，Irvine，CA）栓子切除术被成功局限。栓子大多数固定在近端动脉节段，如锁骨下腋动脉段的血栓也可通过近端肱动脉或远端腋动脉与 Fogarty® 导管（Edwards Lifesciences 公司，Irvine，CA）近端靠近。对于近端锁骨下或腋动脉的栓子，通过经股动脉造影术放置在锁骨下动脉的导管可能会提供有用的诊断信息，甚至是治疗方案。前臂远端的栓子可通过切开更远端的肱动脉而更彻底地被取出，这样一个小的 Fogarty® 导管（Edwards Lifesciences 公司，Irvine，CA）就可以通过该选择性通路到达尺动脉和桡动脉。对于栓子或随后的血栓（即血凝块）已延伸到远端指动脉的患者，通过辅助溶血栓药可能会有助于恢复远端流出或径流。在这种情况下，如果远端栓子或血栓形成属于相对慢性，那么局部溶栓治疗效果不佳。重要的是，如果栓子的来源不是心脏，而是近端锁骨下动脉或腋动脉的粥样硬化性病变，那么就需要开放式手术或血管内介入治疗，以消除栓子的来源。

C. 上肢循环的大动脉闭塞

发生在**上肢循环的大动脉闭塞**需要治疗，无论是开放式治疗还是血管内治疗，因为它们会导致显著的症状。近端锁骨下狭窄最好的治疗方法是血管成形术和使用球囊扩张支架的支架置入术。如果近端锁骨下动脉闭塞不适合血管内介入治疗，应用低发病率和死亡率的颈动脉-锁骨下动脉旁路术或锁骨下动脉再植入颈动脉是非常有效的办法。继发于胸廓出口综合征的锁骨下动脉血栓形成需要切除第 1 肋骨和任何颈肋，以配合动脉的修复。相比之下，继发于胸廓出口挤压的**锁骨下静脉血栓形成**（即静脉血栓形成）是通过两种方法治疗的，一是导管引导的溶血栓药输液治疗，二是第 1 肋骨切除术后的抗凝治疗。但对于第 1 肋骨切除术的时间仍有争议。有人推荐溶栓后早期切除，而有人则倾向于在切除术前应使用 6～8 周华法林抗凝，以促进血管表面的愈合。对于已形成血栓的腋动脉瘤，最好的治疗方法是实施开放式手术，应用隐静脉或人工材料的移植物进行重建术。隐静脉是肱动脉、桡动脉和尺动脉血运重建的最佳管道。

Ⅲ. 手臂跛行

如前所述，致残的手臂跛行是相当少见的，因为有丰富的侧支血流供应手臂。对于那些需要血运重建的少数患者有两个选择，即开放式手术和血管内治疗，这当然也适用于那些上述有断肢危险的患者，以用于缓解跛行。

长期预后

上肢动脉问题的长期预后是好的。非手术治疗对于许多患者是可以获得成功的。因此，除非下肢功能受到严重的威胁，否则一般应遵循一段时间保守治疗和观察的原则。**预后较差的患者通常是那些继发于进展性胶原血管疾病的雷诺现象患者或继发于复发性栓子或血栓形成的广泛远端小血管闭塞患者。**

Aleksic M, Hackenkamp J, Gawenda M, Brunkwall J. Occupationrelated vascular disorders of the upper extremity-two case reports. *Angiology*. 2006; 57: 107-114.

Bhatt SP, Handa R, Gulati GS, et al. Peripheral vascular disease in systemic lupus erythematosus. *Lupus*. 2007; 16: 720-723.

Cooke JP, Marshall JM. Mechanisms of Raynaud's disease. *Vasc Med*. 2005; 10: 293-307.

Fries R, Shariat K, von Wilmowsky H, Bohm M. Sildenafil in the treatment of Raynaud's phenomenon resistant to vasodilatory therapy. *Circ*. 2005; 112: 2980-2985.

Sanders RJ, Hammond SL, Rao NM. Diagnosis of thoracic outlet syndrome. *J Vasc Surg*. 2007; 46: 601-604.

Suter LG, Murabito JM, Felson DT, Fraenkel L. Smoking, alcohol consumption and Raynaud's phenomenon in middle age. *Am J Med*. 2007; 120: 264-271.

Taylor LM. Hypothenar hammer syndrome. *J Vasc Surg*. 2003; 37: 697.

Thune TH, Ladegaard L, Licht PB. Thoracoscopic sympathectomy for Raynaud's phenomenon-a long term follow-up study. *Eur J Vasc Endovasc Surg*. 2006; 32: 198-202.

Wigley FM, Flavahan NA. Raynaud's phenomenon. *Rheum Dis Clin North Am*. 1996; 22: 765-781.

第 19 章 静脉疾病和静脉血栓栓塞

从单纯静脉曲张到静脉淤积性溃疡等一系列的慢性静脉疾病，至少困扰着20%～25%的人群。静脉曲张是办公室工作人员最常见的血管疾病之一。大多数静脉曲张产生是由于先天性或家族聚集性原因导致静脉壁弹性消失、静脉瓣缺失或功能不全。这些原发性静脉曲张通常向下进展至隐静脉系统。长期站立、肥胖和妊娠会导致腿部静脉曲张症状更加明显。

大多数曾经患有髂静脉-腘静脉深静脉血栓形成的患者将会出现**血栓后综合征**。血栓形成能够破坏深静脉瓣，导致瓣膜出现功能不全。肌肉静脉泵也不能再降低走动时产生的静脉压力。因此，长期站立时，静脉的高压力由深静脉传至浅静脉系统，导致患者腿部静脉压力慢性升高。20%～50%的患者有慢性静脉功能不全的症状和体征，但没有深静脉血栓形成（DVT）的病史。典型的体格检查发现是慢性踝关节硬化、踝关节周围色素沉着，部分患者可出现皮肤溃疡。慢性静脉高压导致淤滞性皮肤改变及溃疡形成的确切机制尚不明确。有证据表明，局部毛细血管渗漏出的纤维蛋白没有被及时分解。继而出现脂肪硬化以及局部组织氧扩散受阻，最终导致组织坏死和皮肤溃疡。**皮肤溃疡很少发生，除非腘静脉瓣功能不全。**

从事长期站立工作的人员，由于长期站立加剧了腿部疼痛和肿胀，溃疡不易愈合，因而更易出现血栓后综合征或原发性深静脉瓣膜功能不全，尤其可致残。幸运的是，手术能够减轻慢性静脉功能不全患者的症状，使患者自我感觉改善并能够进行日常活动。慢性髂静脉-股静脉闭塞患者休息时静脉容量增加，但活动时不能代偿。这可导致严重的大腿疼痛以及剧烈运动时发紧的感觉，被称为**静脉跛行**。慢性静脉闭塞患者的腿部症状要比静脉瓣膜功能不全后再通的患者更常见。一个惊人的发现是，超过80%的下肢 DVT 患者在 5～10 年后可出现慢性静脉功能不全的症状（水肿、疼痛、溃疡）。

近来，临床上对于急性静脉血栓栓塞更注重预防、快速诊断和治疗。对于DVT 和肺栓塞（PE）的病理生理学方面更好的理解有助于制订更积极的预防措施。体格检查的局限性在于不能准确诊断静脉血栓栓塞，因而加速了有效的无创检查方法的出现。新一代的抗凝血药可以作为预防和治疗的替代选择。最终，临床试验将会确定导管引导的溶栓对 DVT 的治疗作用。

静脉疾病的基本病理生理学改变和病程已经在第 2 章中进行了总结。有关基本的下肢静脉检查内容详见第 5 章。这一章主要介绍药物治疗、导管治疗以及外科手术治疗的基本原则。

Ⅰ. 慢性静脉疾病

A. CEAP 分级标准

CEAP 分级标准（见表 2.1）已经在世界范围内被采用，目的是为了标准化以及便于进行慢性静脉疾病方面的交流。静脉疾病的定义包括：临床分级（C）、病因（E）、受累静脉的解剖（A）位置及其发生发展（反流或闭塞，或两者皆有）的病理机制（P）。

1. 静脉疾病的临床表现取决于体格检查。C1 期的特点是毛细血管扩张和（或）网状静脉，通常被称为**蜘蛛痣**。直径＜3mm 并凸起的静脉曲张是 C2 期的典型表现。在 C3 和 C4 期分别可以看到由于静脉高压而出现的水肿和皮肤改变。皮肤改变可以比较轻微，如湿疹或红斑性皮炎。**脂性硬皮病**是指下肢皮肤和皮下组织的局限性慢性炎症和纤维化，有时会出现跟腱瘢痕形成。淋巴管炎与蜂窝织炎应该通过局部体征和全身特点相鉴别。**由于血液淤滞导致平滑的星状瘢痕出现白色萎缩。**最严重的临床表现是静脉溃疡。C5 期可以看到已愈合的溃疡。而多出现在踝部的活动性溃疡伴全层皮肤缺损是 C6 期的特点。

2. 静脉疾病的**病因**也可用于临床分期。静脉疾病可以是先天性的，如 **Klippel-Trenaunay 综合征**，是一种胎儿时期即出现的畸形。典型的临床三联征包括：（a）葡萄酒色痣；（b）肢体软组织和骨骼的肥大及过度生长；（c）静脉曲张。由于是良性疾病，大多数患者不用手术，保守治疗即可以取得很好的效果。有时，对于体积较大、有明显症状的静脉曲张需要采取更积极的手术治疗，尤其是对于出现过出血或溃疡的患者。在治疗任何表浅的静脉曲张之前，首先排除深静脉发育不全是很重要的。**静脉疾病也可以是原发于瓣膜功能减退或继发于既往血栓形成导致的损伤（血栓后）。**

3. **在解剖学上**，静脉疾病可以大致分为浅静脉、深静脉和（或）穿支静脉。仅仅通过体格检查不能准确地判断受累静脉。如果需要精确定位受累的静脉，则有必要使用双功超声（第 6 章）。

4. 静脉疾病的**病理生理学**分类包括反流、闭塞或二者皆有。反流可以是原发性的，或是血栓后导致瓣膜功能减退的结果。当受累静脉血栓形成后只是部分再通时，剩余部分形成网状或粘连而阻碍正常的静脉血流，因而最容易出现闭塞。**May-Thurner 综合征**是一种先天性右髂动脉在解剖结构上交叉压迫左髂静脉导致的闭塞性疾病。这一影响会导致部分患者出现疼痛（静脉跛行）、水肿和易于发生左侧髂静脉-股静脉血栓形成。有趣的是，超过 20% 的患者是经尸检证实的，但只有很少一部分出现症状。

B. 诊断

1. **临床表现** 曲张的静脉表现为下肢难看的凸起，长期站立后出现疼痛或沉重感。症状与解剖缺陷的程度不一定有关。有时，擦伤曲张的静脉会导致令人印象深刻的大出血。静脉曲张最常见的并发症是表浅性血栓性静脉炎，这会导致相当疼痛和残疾，但很少会导致肺栓塞（PE）。静脉曲张患者长期站立后会导致慢性踝关节硬化、淤滞性皮炎，有时会导致腿部溃疡。正如之前所注意到的，有 DVT 病史的患者可能因深静脉功能不全和（或）闭塞而出现血栓后综合征。这一综合征表现为下肢皮肤改变、水肿和溃疡形成。

2. 非侵入性静脉检查　有助于急性和慢性静脉疾病的诊断，这在第 6 章已经介绍过了。双功超声是主要的诊断方法。瓣膜关闭时间延长（＞0.5s）提示浅静脉和深静脉反流。下肢穿静脉出现逆流或外流（从深静脉流向浅静脉）提示穿静脉功能不全。**双功超声发现急性静脉血栓形成的准确率超过 95%，而且能识别慢性血栓形成的征象，如血管再通、侧支和回声凝块。**体积描记术能够综合评估四肢静脉的功能，在更严重的慢性静脉功能不全时可用于辅助双功超声诊断。CT 及 MR 静脉造影尤其有助于评估超声检查不能达到的中心静脉。然而，CT 和 MR 只能发现解剖异常，不能提供生理评估。MR 有助于发现静脉畸形。侵入性静脉造影通常用于慢性静脉功能不全或先天性疾病患者，以评估静脉血运重建。上行性静脉造影能够显示四肢静脉和中心静脉的引流情况，从而识别闭塞性病变。下行性静脉造影能够局限关闭不全的瓣膜，评估反流的严重性。

C. 治疗

1. 非手术治疗　适用于大多数慢性静脉疾病。症状可从轻微的静脉曲张到严重的溃疡。对患者需进行再次评估，以明确慢性静脉疾病不会危及生命，也没有截肢风险。我们的经验是，这些都是患者关心的问题。即使是严重的静脉溃疡也是表浅的，当不存在交叉感染或动脉供血不足时不存在截肢风险。慢性静脉功能不全是不能治愈的，因此，让患者理解治疗的目标是减轻症状、预防溃疡再发是很重要的。

以下这些措施有助于慢性静脉疾病患者改善静脉功能：

1）用弹力袜进行压迫治疗。

2）经常抬高足部和腿部 10～15min。

3）通过步行来改善肌肉静脉泵功能。

4）避免曲张的静脉受外伤。

5）肥胖患者应减轻体重。

6）避免长期站立或久坐。

7）出现溃疡或蜂窝织炎应第一时间去咨询专家如何进行静脉和伤口的护理。

8) 保持皮肤的完整性，避免破裂或出现湿疹。

a. 压迫治疗是所有慢性静脉疾病主要的治疗方法。各种强度、长度和样式的弹力袜都是可行的。压力为 20～30mmHg 的弹力袜适用于静脉曲张和轻度静脉疾病患者。弹力袜能够减轻腿部疼痛、沉重感和肿胀。尽管长度在膝盖以下的弹力袜适用于大多数患者，但一些女性患者更喜欢选用质量比较好的裤袜，可以将压力从踝部延续到腰部。一些公司可提供专门的静脉弹力袜［如 Sigvaris（Ganzoni and Cie 公司，瑞士）、Jobst（Beiersdorf-Jobst 公司，美国）和 Medi（Medi 公司，美国）］。

静脉炎后综合征和深静脉功能不全患者经常会出现**活动性静脉高压**。这些患者运动时静脉压力仅降低 20％～30％，相比之下，静脉功能正常者则压力降低 70％。踝部静脉压力最高，因而也是血栓后改变最常出现的位置。虽然弹力袜支持并不能纠正慢性静脉高压，但可以预防腿部水肿的出现。此类患者甚至可以承受超过 30～40mmHg 的压力。膝盖以下的弹力袜足以用于大多数患者，其原因如下：第一，由于膝盖以下的静脉压力最高，所以血栓后问题几乎总是发生在膝盖以下部位。急性 DVT 解除以后大腿肿胀几乎也会消失。第二，膝盖以上的弹力袜往往充满或限制腘窝空间，尤其当弹力袜滑落至膝盖以下时。第三，患者通常不喜欢包裹整条腿的沉重的弹力袜。很多被医生要求穿包裹整条腿的弹力袜或裤袜的患者只在复诊时才穿。然而，腔静脉闭塞和伴随严重下肢肿胀延续至腰部的患者需要穿包裹整条腿的弹力袜。

对压迫治疗的顺应性对于活动性或已愈合的静脉溃疡显得尤为重要。**活动性静脉溃疡 5 个月愈合率在压迫治疗的患者为 97％，而无压迫治疗者为 55％**。持续性压迫治疗能够显著减少溃疡复发。应向患者提供一些建议以确保适当、舒适地使用沉重的长筒袜。第一，应该在晨起下地活动之前穿上长筒袜。否则，在给予长筒袜支持之前患者就会出现早期腿部肿胀。这一建议通常使得患者只能在晚上上床睡觉前才能洗浴。第二，沉重的长筒袜很难滑落至大腿以下，尤其适合于那些因手部关节炎或其他问题而致穿弹力袜有困难的患者。专门的穿弹力袜装置也是经济实用的。将弹力袜安装在该装置上，可以使操作变得简单易行。即使在沉重的弹力袜之下穿一条轻薄的长筒袜也更容易。第三，有弹性的长筒袜一定要合身，否则患者不会使用。如果需要大号或不对称的号码，那就需要量身定做了。如果新购置的长筒袜不合身，建议及时与售后联系并及时调换。我们也会在门诊对患者进行定期复诊，以确保他（她）们的长筒袜是合身的。通常，大多数弹性长筒袜需要每 6～12 个月更换一次。

b. 抬高腿部能够简单而有效地减轻踝部水肿。血栓后综合征患者应该将腿部抬至高于心脏，每 2～4h 抬高一次，每次 10～15min。这一建议对于那些需要工作的人是不可行的，但大多数工作在正常工作时间是允许休息的，这时就可以抬高腿部。定期抬高腿部能够使大多数患者在工作时间保持舒适的感觉。而对于雇佣者来说，医生的解释可以减少患者因长期久坐而带来的很多问题。

c. 皮肤护理有助于预防皮炎、局部感染、溃疡形成。足部或踝部鳞片状抓痕提示真菌感染，这时可以局部涂抹杀真菌剂，如 Baza® 抗真菌软膏（2% 硝酸咪康唑，玛丽埃塔市，GA）或 Lotrimin®（1% 克霉唑，先灵葆雅公司，Kenilworth，新泽西州）。局部涂抹激素乳膏能够减轻湿疹样淤滞性皮炎的症状，如 1% 氢化可的松乳膏。日常腿部清洗应用温水和性质温和的香皂。我们不鼓励浸泡腿部，因为这种做法可能会浸透脆弱的皮肤，并由于末端缺血而加重肿胀。非刺激性乳剂如 Aquaphor® 或 Eucerin®（Beiersdorf 公司，CT）可以治疗干燥、破损的皮肤，预防进一步破损、溃疡形成和蜂窝织炎。

d. 静脉溃疡发生的典型部位是踝部以上腿部下三分之一，即"长靴状分布"。大多数情况下，溃疡发生在内踝邻近内踝交通支的部位。少数情况下，发生在小腿后外侧外踝部，或小腿中后部（图 19.1）。静脉溃疡的治疗需首先列出所有方案，然而，对于难治性溃疡需要一些补救措施。在溃疡敷料外应该有压迫性绷带（图 19.2）。坚硬的绷带能够提供比弹力袜更有力的持久压迫，对于未愈合的溃疡是一个不错的辅助性措施。**Unna 靴是最被人所熟知的坚硬性绷带。**3 层靴子适合医疗专业用。最里面一层是涂有药膏的薄纱，含有巴比妥钠、氧化锌、甘油、山梨醇和铝硅酸镁。第二层薄纱外包裹有弹力的压迫性绷带。靴子很坚硬，可以连续穿 1 周，但糖尿病患者或有蜂窝织炎的患者需经常检查（2～3 天）腿部。这种靴子的优势在于能够持续压迫并强制性提高患者的依从性。溃疡处需首先包裹有吸收剂的敷料，然后再穿靴子。而 Profore（Smith and Nephew 公司，伦敦，英国）的产品是 4 层经济、实用的绷带，与其他产品有同样的原理，而且也可以有效地用于静脉淤滞性溃疡。

小心翼翼地护理伤口对于静脉溃疡的治疗很关键。护士或中等水平的服务人员致力于伤口护理并投入时间对患者进行辅导是非常重要的。血管专家应该监督那些需终生如此的患者的伤口护理。多种多样的软膏、药膏、敷料都可以用于全面的伤口护理。清洁、粗糙的伤口因该给予水凝胶或水状胶体敷料来保持愈合环境的湿润，而有大量坏死组织的伤口需要人工清创。一些含有酶的清创油膏如胶原酶、木瓜蛋白酶和尿素也是有益的，但一些患者在应用时会感到不舒服或烧灼感。有大量浆液渗出的伤口需要用有吸收剂的敷料或药粉，如藻酸钙。所有这些敷料都可以用在压迫性弹力袜或靴子里面，但需要警惕 Unna 靴子或 Profore 产品，不能将其用于活动性感染或蜂窝织炎。这种情况下，伤口换药需要更频繁（如每天 1 次或 2 次）。**如果溃疡感染，如出现臭味、周围有蜂窝织炎或渗出增加，则需进行活检做定量培养，但并不提倡取伤口表面的**

拭子，因为大量的微生物会在开放性伤口表面生长。局部蜂窝织炎通常对5~7天口服抗生素有反应，如头孢菌素。

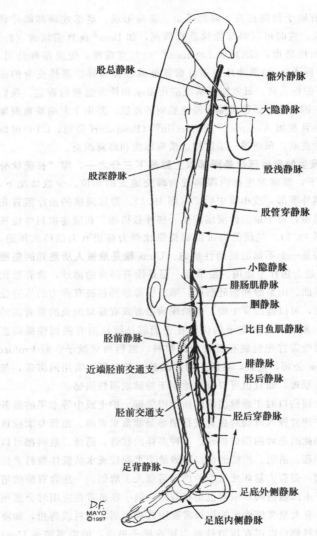

股总静脉

髂外静脉

大隐静脉

股深静脉

股浅静脉

股管穿静脉

小隐静脉

腓肠肌静脉

腘静脉

比目鱼肌静脉

胫前静脉

腓静脉

近端胫前交通支

胫后静脉

胫前交通支

胫后穿静脉

足背静脉

足底外侧静脉

足底内侧静脉

D.F.
MAYO
©1997

图 19.1　下肢主要交通支的位置

交通静脉位于腿部外侧，特别是上、中及下胫后静脉（以前被称为 Cockett 交通支），是血栓形成后静脉溃疡的常见部位。溃疡很少发生于静脉交通支的后外侧

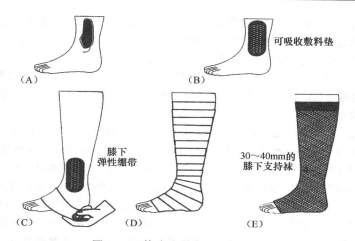

图 19.2 静脉溃疡应用压缩绷带

(A) 应用温水及温和型肥皂清洗溃疡。通常应避免局部使用抗生素，因其可引起局部过敏反应。对于严重感染溃疡，使用绷带前应控制感染。(B) 柔软的可吸收垫应放置于溃疡处。(C、D 和 E) 下肢从足部至膝部用压缩敷料包裹：Unna 粘贴绷带、Ace 包裹或30～40mm的膝下支持袜

2. **侵入性治疗** 可用于治疗压迫治疗无效以及不能或不愿压迫治疗的慢性静脉疾病患者。治疗适应证包括：(a) 化妆品相关症状；(b) 疼痛、沉重感、水肿；(c) 静脉曲张破裂导致的出血；(d) 复发性血栓性浅表静脉炎；(e) 静脉溃疡形成。治疗的类型取决于静脉反流和（或）闭塞的严重程度和部位。在一些更复杂的情况下，如既往实施过静脉手术或可能需要静脉重建，需要进行其他检查（体积描记法、静脉造影）。双功超声对于只有蜘蛛痣的患者并不是必需的。所有患者应该在静脉曲张治疗后穿合适的弹力长筒袜至少几周，有静脉溃疡史的患者则不确定。围手术期深静脉血栓形成风险较高的患者应考虑在术前皮下应用肝素 5 000 单位以预防深静脉血栓形成。危险因素包括高龄、肥胖、激素替代或口服避孕药、吸烟和既往有深静脉血栓形成史。

a. **硬化疗法**：是一种将硬化剂注射到曲张静脉的方法，以破坏其血管内皮细胞，导致无菌性血栓形成，这种方法能够组织和关闭静脉。我们将这种硬化疗法作为治疗**蜘蛛痣、网状静脉、较小的静脉曲张**（<6mm）的主要治疗方法。硬化疗法可用于在治疗大隐静脉反流后清除小的残留的静脉曲张。相比之下，硬化疗法不能用于持久治疗大的（8～12mm）静脉曲张，这种大的静脉曲张是从一个完全无功能的大隐静脉到整个下肢的串联。**对于未经处理的大隐静脉或深静脉反流，硬化疗法可限制长期的成功治疗**，因此出现显著 C2 症状和

疾病更严重的患者应首先进行双功超声评估。硬化疗法的并发症包括色素沉着、皮肤坏死、血栓性静脉炎、过敏反应。

安全和有效的硬化疗法需要遵循下列原则：

（1）硬化治疗的相对禁忌证包括使用抗凝血药、ABI＜0.7、足部静脉、位于肥胖腿部的静脉发生静脉周围反应可能会导致痛苦的脂肪坏死、强烈的过敏症状史。

（2）不超过 0.5ml 的硬化剂 [0.25％～3％十四烷基硫酸钠、高渗盐溶液（23.4％）或鱼肝油酸钠] 应在任何一个注射部位使用。每次注射应使用一个小口径（25、26 或 30 号）针在 4～6 个位置分别注射。硬化剂也可以与室内空气混合而产生泡沫。泡沫硬化疗法已用于治疗较大的静脉曲张以及 C1 期疾病。

（3）注射时，患者应该是斜倚而不是站着。通过在注射部位的上方和下方压迫约 1min，使硬化剂固定在相应的静脉节段。如果患者主诉注射局部疼痛剧烈，则应停止注射，因为这表明硬化剂渗出到血管外。**尤为重要的是，为避免空气迁移到深静脉系统或中央静脉，使用泡沫硬化疗法时应抬高腿部。**

（4）应用压缩弹性绷带时，患者应立即积极行走锻炼。下床活动有助于小腿的肌肉静脉泵将可能渗入深静脉系统的硬化剂清除。一般来说，患者在小静脉注射后至少应穿压缩绷带或压缩丝袜至少 1 周。

b. 外科手术和血管内介入治疗静脉曲张：大隐静脉反流治疗适用于出现静脉曲张症状（疼痛、出血、浅表血栓性静脉炎）的情况。手术治疗的最佳人选是体重不超标的健康患者。有些患者简单地将消除静脉曲张的希望寄予化妆品。初期的静脉曲张偶尔会导致下肢溃疡。此外，有证据显示，对于合并浅静脉和深静脉反流的患者，纠正浅静脉反流可以改善静脉的血流动力学。**一个大型随机对照试验（ESCHAR）显示，与单独使用压迫治疗相比，压迫治疗联合消除浅静脉反流的方法虽然没有使治愈率得到改善，但是减少了静脉溃疡的复发。**

（1）**隐静脉剥离术**是治疗隐静脉反流的传统方法。手术前，应在患者站立的情况下用不易擦掉的记号笔或者其他无毒的染料在患者的肢体上描记正确的血管走行。如果计划实施穿刺静脉切除术，那么就要通过 X 线检查确定静脉曲张群的位置。外科医生或外科医生的助手应该做好标记，并确认患者同意这样改变静脉的走行。在腹股沟处做一小切口，使隐静脉-股静脉交界处暴露，并在其五六个分支处结扎。从腹股沟开始，用一次性剥离器穿过静脉。将远端静脉与剥离器系在一起，从皮下将其拉出并移除。剥离到膝盖水平还是踝部水平，这是一个有争议的问题，应考虑静脉与邻近的隐神经低于膝盖。将静脉剥离到踝部则隐神经损伤率较高，手术方案取决于膝以下大隐静脉曲张的程度。在踝部，应该在内踝前轻轻地暴露大隐静脉。脚踝的谨慎暴露包括识别隐神经并将其与静脉分离，从而减少由于神经损伤而造成的足部麻木发生率。

(2) 静脉内消融术是治疗浅表隐静脉反流相对较新的技术。与传统的静脉剥离术相比，激光和射频消融（RFA）术是两种创伤性较小的方法。这两种手术的整个过程都是在超声引导下进行的。用内有导线的鞘管经皮穿刺进入大隐静脉，然后用激光和射频纤维定位血管直至静脉远端的隐静脉-股静脉交界处。我们从交界处远端 1.5～2cm 处开始消融，因为起始位置太近可导致能量传输到深静脉系统，并增加深静脉血栓形成的风险。一个好的原则是将光纤定位在腹壁浅静脉远端的位置，因为这可使大隐静脉的残端外流，而不是作为血栓形成的一个潜在"盲端"。在隐静脉鞘的周围注射稀释过的肿胀麻醉药以缓解疼痛，并且隔离皮肤和邻近的神经以防止损伤。静脉内消融术可以在办公室里设置仪器完成，并且应用小剂量麻醉药即可。**与手术剥离相比，静脉内 RFA 和激光消融治疗隐静脉反流已取得初步的成功。经过 5 年静脉内射频消融术治疗后，有 84% 的患者摆脱了静脉反流的困扰。更好的是，经过 2 年的激光治疗，有 93% 的患者治愈。**

(3) 穿刺静脉切除术可结合剥离或静脉内消融以治疗血管支流静脉曲张（图 19.3）。在许多情况下，因为隐静脉本身可能并不隆起，所以患者只看到曲张的静脉。在某种程度上，由于这一过程需要美观性，所以皮肤切口应该在事先标记好的曲张静脉上切得非常小。然后用一个钩针或专门设计的静脉钩提

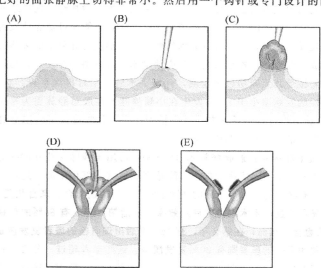

图 19.3　用穿刺静脉切除术切除曲张的支流

（A，B）静脉曲张可见，直接做一个小的切口。表皮被损伤。（C）钩针或专门设计的静脉钩用于提拉静脉。（D）一旦超出皮肤，就用止血钳夹住并用剪刀分离。（E）通过止血钳牵拉，移除每个末端

升曲张的静脉，然后用止血钳将其拉出。一些外科医生只切除这些明显的曲张静脉，并保留大隐静脉主干。如果双侧大隐静脉的功能尚好，那么这种方法是可取的。然而，如果大多数有下肢静脉曲张症状的患者得不到治疗，那么就会发展成为广泛的大隐静脉功能丧失，并存在静脉曲张复发的高风险。最后，当皮下缝线吸收后，皮肤表面的小切口就会愈合。

（4）**术后护理。**无论经过何种手术来治疗静脉曲张，术后都要在患者腿部从足趾到腹股沟用弹性压缩纱布绷带包扎。由于大多数静脉手术是在门诊进行的，所以以手术当晚患者应抬高患肢。术后第 2 天清晨可以拆除敷料，并穿上低于膝盖的弹力袜或者用弹力绷带重新包扎。从术后第 1 天开始，患者应每 2 小时走动一次，每次为 5～10min。

医生鼓励患者在静脉内消融术后立即走动。并应在术后 2～3 天复诊有无反流，确定没有间断性深静脉血栓形成，从而再次确认静脉消融术成功。患者再次复查的时间是术后 2～4 周。低于膝盖的弹力袜应至少持续穿 2 周。对于某些患者，应持续多穿几周，以缓解下肢静脉曲张手术后的轻度下肢肿胀和沉重感。

（5）**并发症。**静脉剥离术或静脉内消融后可能会发生伤口蜂窝织炎、血肿和擦伤。与射频消融治疗相比，激光消融治疗后更容易出现擦伤和疼痛。膝盖以下的剥离术或者消融治疗不当引起的肿胀会增加隐神经损伤导致的足部暂时性感觉异常和麻木的风险。射频消融术后几年，可能通过隐静脉或者其分支静脉而复发反流，并且隐静脉剥离术后新生血管形成可导致新的旁路反流和曲张血管形成。深静脉血栓形成是静脉内消融术后最可怕的并发症，为此，大多数患者需要接受几天双功超声监测，并于手术后 1 个月再次复查。总体而言，深静脉血栓的发病率小于 1%，发生在小腿静脉比在股总静脉更为常见。在隐静脉-股静脉交界处定位纤维末端时应特别注意，肿胀过大可使隐静脉周围孤立，早期下床活动可减少 DVT 的风险。

c. **内镜下静脉穿孔筋膜修补术（SEPS）：**可用于静脉穿孔和溃疡患者。静脉穿孔经常发生于静脉溃疡的部位，静脉高压在这一部位中断，这可能对于静脉的愈合是有必要的。这个水平的静脉中断可促进溃疡愈合。**来自北美 SEPS 注册的数据显示了这一手术取得的良好效果，术后第 1 年，有 88% 的溃疡平均在术后 54 天愈合。然而，在第 2 年，有 46% 术后出现血栓的患者复发溃疡，而原发性瓣膜关闭不全的患者则有 20% 复发溃疡。**这些患者超过三分之二接受了浅表静脉曲张的伴随治疗（例如剥离、穿刺静脉切除术）。前瞻性循证医学研究已经证明，在促进溃疡愈合或者防止复发方面，手术中断交通支治疗比最好的保守治疗（例如加压、伤口护理）效果更好。在当前的实践中，SEPS 可与隐静脉反流治疗联合，尤其是当溃疡下面出现大的功能不全的交通支时。否则，如果隐静脉反流的初步治疗没有使溃疡愈合，那么 SEPS 就是一个选择性的基础治疗方法。由于患者难以接受较高的伤口并发症发生率，所以传统 Linton 法打开筋膜结扎这一方法已经很少应用。现在新的治疗穿静脉的方法包括使用专门设计的 RFA 探头进行的射频消融法，以及双功超声引导的泡沫硬化疗法。

成功的实施 SEPS 需要**非常注意手术技术和术后护理的细节，**必须强调几个原则：

（1）SEPS 适用于出现活动性溃疡（C6 期）和已愈合溃疡（C5 期）的慢性功能不全患者。侵袭性感染和伤口坏死应在手术前得到控制。

（2）手术前，应用双功超声确定深静脉和浅静脉系统的开放性和功能不全。闭锁不全的交通支也需要通过双功超声在术前进行局部定位和标记。

（3）手术是在小腿处穿两个孔，一个用于放置内镜，另一个用于剥离。将二氧化碳注入筋膜下间隙，类似于标准的腹腔镜检查技术。在直视状态下用夹子或手术刀分离交通支。

（4）手术后应抬高术肢 3h，之后可以允许患者下地活动。从本质上讲，患者的术后护理与隐静脉剥离术后的护理相似。

（5）围手术期使用肝素适用于深静脉血栓形成风险较高和长期卧床的患者。

（6）在第 1 次换药时，如果伤口愈合良好，那么就可以用 ACE 弹力压缩绷带从足趾到膝盖以下进行包扎，使用该绷带非常有必要，应坚持到拆除所有的缝线。然后，继续使用预先准备好的压力为 30～40mmHg 的弹力长袜。

（7）接受 SEPS 的患者必须自觉在术后继续穿低于膝盖的弹力长袜，因为该手术并不能纠正由瓣膜关闭不全导致的深静脉高压。

d. 只有当最好的保守治疗失败时，**开放式手术治疗慢性深静脉功能不全**才会在一个专门的治疗中心进行。直接修复静脉瓣膜（瓣膜成形术）是静脉反流初期最有效的治疗方法。血栓后综合征会导致关闭不全的、严重的瓣膜损伤，对于治疗这一损伤，瓣膜转移（例如将腋静脉瓣膜转移至股静脉-腘静脉）的治疗效果优于瓣膜成形术。静脉闭塞的症状（肿胀、静脉跛行）比单纯静脉反流严重，它通常是深静脉血栓形成后不完全再通的结果。**单侧髂静脉-股静脉闭塞可以用隐静脉进行股旁路交叉（Palma 方法）治疗**。开放式静脉重建技术对术者的技术要求很高，需要长期成功实践的经历，因此限制了其适用性，需要精心挑选适合以及需要积极治疗的患者。

近年来，**血管内介入治疗**广受好评，因为其在治疗慢性髂静脉-股静脉闭塞性疾病方面具有创伤小的特点，并且成功率高。原发性静脉闭塞最常见的原因可能是 May-Thurner 综合征。这种情况是由于右髂动脉交叉导致左髂静脉过度压缩所致，而且通常见于年轻女性。**最近的一份报告显示，在髂静脉-股静脉支架置入术治疗原发性静脉闭塞的 982 例患者中，6 年开通率是 79%，主要开通率达到 100%。**继发性（血栓后）髂静脉-股静脉闭塞患者通过支架置入术也能取得很好的长期结果，但是治疗效果不如原发性闭塞好。

Ⅱ. 急性静脉血栓栓塞

A. 预防

有几种预防措施可能会降低静脉血栓栓塞的发病率，尤其是对于长期卧床的患者。这些预防措施是围绕静脉血栓形成 **Virchow 三因素** 而制定的：淤滞、高凝状态以及内皮损伤。

1. 淤滞 下肢长期制动也许是深静脉血栓形成一个最重要的诱因。长期卧床往往导致血液集中在小腿肌肉间粗的无瓣膜静脉的静脉窦里，比目鱼肌静脉丛通常向前汇流至胫静脉。因此，如果处于仰卧位，小腿肌肉的血液就会集中在一起，除非这些肌肉收缩，以排空小腿静脉。过去，^{125}I 标记的纤维蛋白原研究显示，当患者仰卧在手术台时，小腿静脉血栓便开始形成。

小腿静脉淤滞可以通过抬高腿部或对腿部进行间歇或连续的机械压缩得到控制。仅抬高下肢 15°～20° 就可以排空主要的腿部静脉，但不可能完全排空比目鱼肌静脉窦。同样，不同压力级别的加压弹力长袜可以加速胫静脉的血流，但不能完全排空比目鱼肌血管丛，血凝块即开始形成。**一些研究已经证实，间歇充气使腿部加压可以减少深静脉血栓形成，尤其是对泌尿外科和神经外科患者。** 然而，当患者发现这些设备并不舒服，而且笨重或不重要时，他们可能不会一直穿着。如果患者能够负重，那么就应该鼓励其早期活动和行走。最后，预防小腿静脉淤滞最简单但最有效的方法之一是让患者对着踏板做腿部运动（跖屈），每小时应练习 5min。这样的锻炼不仅可以促进静脉血流，实际上也能提高纤维蛋白溶解活性，从而清除小凝块。我们发现，如果术后向患者解释这些锻炼的重要性并鼓励他（她）们，患者就会有规律地进行锻炼。发生血栓栓塞风险较高的患者普遍应接受下肢充气加压装置治疗和（或）某种类型的抗凝治疗，如小剂量肝素或低分子量肝素（见表 19.1）。

表 19.1 用于预防血栓性疾病的抗凝血药

商品名	种类	DVT 预防	急性 DVT 治疗
普通肝素			
	达肝素	术前 1～2h 5 000U 皮注射；然后每 8～12h 5 000U 皮下注射	40～80U/kg 静脉推注，2～18U/（kg·h）静脉注射（调整 APTT 比率 1.5～2.5x）

续表

商品名	种类	DVT 预防	急性 DVT 治疗
LMWH			
法安明（辉瑞公司，纽约）	伊诺肝素	术前 1～2h 2 500U 皮下注射；然后每天皮下注射 5 000U	每 12h 皮下注射 120U/kg
伊诺肝素（赛诺菲安万特公司，Bridge-water，新泽西）	伊诺肝素	术前 1～2h 20～40mg 皮下注射；然后 40mg/24h 皮下注射或 30mg/12h 皮下注射	1.5mg/kg 每 24h 皮下注射或 1mg/kg 每 12h 皮下注射
直接凝血酶抑制剂			
重组水蛭素（拜耳医疗保健公司，Wayne，新泽西）[a]	来匹芦定（重组水蛭素）		0.4mg/kg 静脉推注；然后以 0.15mg/(kg·h) 的速度持续静脉注射（调整 APTT 比率 1.5～3x）
阿加曲班（Glaxo-Smith-Kline 公司，伦敦，英国）[a]			2mg/(kg·min) 静脉注射（调整 APTT 比率 1.5～3x）
抗 X_a 抑制剂			
安卓（Glaxo-Smith-Kline 公司，伦敦，英国）	磺达肝素	2.5mg/24h，皮下注射	7.5mg/24h，皮下注射

LMWH，低分子肝素。

[a] 适用于肝素诱导的血小板减少症的抗凝治疗。

2. 高凝状态　急性深静脉血栓形成更可能见于一些凝血功能异常的患者（第 3 章）。凝血功能缺陷可能为获得性，也可能为遗传性。口服避孕药的女性抗凝血酶 Ⅲ 水平低。有软组织创伤和手术伤口的患者凝血酶活性增强，而抗凝血酶 Ⅲ 活性减弱。血小板黏附的增加可能导致某些患者易复发深静脉血栓形成。狼疮抗凝物和抗心磷脂抗体是一种自身免疫性活动的结果，两者也可见于无自身免疫病的患者。复发性静脉血栓栓塞与蛋白C和蛋白S缺乏、抗凝血酶Ⅲ缺乏、因子 V Leiden 单位点突变引起的活化蛋白C抵抗、凝血酶原基因20210A 突变、纤维蛋白原和纤溶酶原含量异常等先天性缺陷有关。**其中，血液高凝状态最常见的遗传因素是因子 V Leiden 突变。筛查这些高凝状态适用于复发性、特发性深静脉血栓形成患者（第3章）。**

某些患者发生 DVT 和 PE 的风险增加。他们通常被称为**高危患者**，这些患者既往发生过：(a) 静脉血栓栓塞；(b) 下肢外伤（如髋部骨折）和其他髋部、膝部或者更远端下肢的矫形手术；(c) 主要的盆腔手术（如开放式前列腺切除术或妇科手术）；(d) 长期卧床或下肢行动不便（如卒中或背部手术）；(e) 急性心肌梗死；(f) 慢性充血性心力衰竭；(g) 恶性肿瘤（如胰腺癌）；(h) 口服避孕药。预防性应用低剂量抗凝血药对静脉血栓栓塞的高危患者可以提供显著的保护。

可使用一些抗凝血药：低分子量肝素（LMWH）、低剂量普通肝素、华法林以及 X_a 直接抑制剂（磺达肝素）。当然，手术患者抗凝治疗的风险是出血，但是如果正确执行和监控治疗方案，并注意特殊的禁忌证，则较大的出血并发症是很少见的。**这些禁忌证包括活动性消化性溃疡、颅内或内脏损伤、出血性体质、胃肠道出血、重度高血压、肉眼血尿或咯血。**

a. 适当剂量的华法林可有效预防静脉血栓形成，但是，还没有一种方案可以被广泛接受。用量难以规范，使凝血酶原时间过分延长会增加出血并发症的发生率。美国胸科医师学会建议华法林可以作为择期髋关节或膝关节手术患者预防静脉血栓形成的措施。

b. 使用**普通肝素**可以预防术后致命性的 PE，这一作用已引起广泛的关注。与没有使用肝素治疗的患者相比，肝素治疗的患者非致命性的 PE 可以减少 40%，致命性的 PE 可以减少 64%。常规剂量是手术前 2h 皮下注射 5 000 单位，然后每 8～12h 给予 5 000 单位，直到患者可以下床活动。虽然出血和伤口并发症可能会在使用预防性肝素的患者中略高，但是只要使用最小剂量，就不会使患者的凝血试验发生变化，小剂量肝素可以增强抗凝血酶Ⅲ的活性。因此，预防性应用肝素仅用于血栓栓塞风险增高的患者，包括既往发生过静脉血栓栓塞、长期卧床和接受过重大外科手术后的患者。

c. 低分子量肝素（LMWH）与普通肝素相比，有三个潜在的优势：(1) 每天给药一次可有效预防；(2) 可改善疗效；(3) 出血频率较低。低分子肝素比普通肝素有更高的生物利用度，并且半衰期延长。与普通肝素的抗Ⅱa 活性相比，低分子肝素具有更大的抗 Xa 活性，这可降低出血并发症的风险，且不影响疗效。几个随机临床试验表明，在预防静脉血栓栓塞（VTE）方面，LM-

WH 与普通肝素一样有效、安全。

d. 数据显示，**用抗血小板药或右旋糖酐类**预防静脉血栓栓塞的疗效并不确定，而且目前的指南也不支持此用法。

e. 磺达肝素是一种人工合成的戊聚糖，它的独特作用是抑制 X 因子。 由于其半衰期长，所以只需每天皮下注射一次，磺达肝素是经肾排泄的，所以肾功能不全的患者应限制使用。磺达肝素目前已被批准在整形外科和普通外科患者中用于 VTE 的预防。这一事实表明，在髋关节或膝关节手术后，磺达肝素比低分子肝素的疗效更加明显，尽管出血的风险可能会略高。

3. 静脉损伤 在择期手术过程中，必须注意轻柔地解剖和处理静脉。大静脉损伤应使用精细的外侧缝合技术修复，应避免结扎。外科医生还必须避免使用拉钩或长期压迫下腔静脉或其他大静脉。实验研究也记录了发生在远离择期手术部位的下肢静脉内皮撕裂。这些内皮损伤部位有可能成为深静脉血栓形成的焦点。

B. 诊断

简单通过患者的病史和体格检查建立一个急性 DVT 或 PE 的准确诊断往往是不可靠的。**实际上，75%疑似静脉血栓形成或 PE 的患者在评估时不具备这些条件。** 无论哪种情况都需要全身的抗凝治疗，而抗凝治疗都具有其潜在的并发症，所以我们建议以下方法，以确保建立准确的诊断。

1. 浅表血栓性静脉炎 一般是在体格检查时发现的出现在上、下肢脆弱的浅静脉条索。通常情况下没有深静脉受累。如果病情延伸到腹股沟，那么股深静脉系统有可能受累。双功超声是确定血栓形成后是否累及股总静脉最好的方法，有 5%～40%的患者可发生这样的情况，有时可发生于对侧腿部。值得注意的是要考虑先天因素和后天因素导致患者血液高凝状态的比例，还应仔细询问患者的个人史和家族史。浅表血栓性静脉炎通常不会对已经存在的静脉曲张产生影响，复发的病例可以考虑静脉切除。

2. 下肢痛、肿胀、压痛提示DVT 的发生。由于这些症状并不是静脉血栓形成的特异性症状，所以治疗前还应该通过双功超声加以确诊。股白肿和股蓝肿是 DVT 很明显的临床表现，表现为大范围的腿部肿胀，两者分别呈白色或蓝色。在极少数情况下可进展为静脉性坏疽。

a. 双功超声对于检测近端股静脉-腘静脉血栓形成是高度敏感的（灵敏度为 90%～100%），但对于小腿静脉血栓形成的检测则灵敏度较低（60%～90%）。然而这种非侵袭性检查是有其限制性的，尤其是对于盆腔静脉、膝盖以下静脉和深股静脉。此外，如果患者既往有深静脉血栓形成且还未再通，则双功超声检查可能很难显示。如果无创检查的结果正常，那么应进行腿部症状的其他病因调查。对于双功超声检查不能明确和高度疑似 DVT 的少数患者，如孤立性髂静脉血栓形成，应进一步进行 CTV、MR 血管造影或者某些介入性造影检查。

b. **血浆 D-二聚体**是纤维蛋白的特定产物，因此是纤维蛋白溶解的标志，静脉血栓形成可导致后者增加。D-二聚体检测已成为排除深静脉血栓形成有用的筛选试验。**发生深静脉血栓形成临床可能性较低的门诊患者，如果 D-二聚体水平正常，则阴性预测值超过 99%，可以不必行双功超声检查。**

3. PE 是指移行或栓塞的血栓（即血凝块）通过右心后进入一侧肺动脉，从而阻碍未氧合的血液进入肺段。根据肺栓子的大小，它可能会导致右侧心脏显著病变，往往呈现胸痛、呼吸困难、偶尔咯血等症状。栓子常常来源于下肢或盆腔静脉。类似的症状也可能见于心肌缺血、支气管炎、肺炎或胸膜炎，所以 PE 必须通过其他检查方法证实。未得到治疗的 PE 患者死亡率很高，所以保持高度警惕、放宽检查标准和早期诊断非常重要，并应尽早给予抗凝治疗。

a. 虽然 PE 患者**动脉血气分析**常显示缺氧，但是动脉血氧分压低并不能诊断 PE。其他实验室检查可能出现异常，但往往不是特异的，不能明确诊断。**心电图异常**可包括节律紊乱和 ST 段压低或 T 波倒置，特别是在 Ⅲ、aVF、V_1、V_4 和 V_5 导联。这些发现提示急性 PE 引起心肌缺血。**经典的 S_1、Q_3、T_3（Ⅰ导联出现 S 波，Ⅲ导联 Q 波及 T 波倒置）并不常见，除非是 PE 所致的急性右心损伤。** 在许多患者中，心电图只显示是窦性心动过速。心电图是排除急性心肌梗死导致胸痛最重要的方法。重症患者会有因肺炎或肺不张而导致的浸润灶，但是 X 线胸片可能看起来是正常的。因此 X 线检查对于其他潜在的肺部病理学改变还是很重要的。

b. **肺通气/血流灌注扫描（V/Q 扫描）**：是使用放射性同位素检测肺血流灌注不成比例的区域，这可能是由 PE 导致的。V/Q 测试假阳性可能会出现于已经存在肺组织病理性改变的患者，如哮喘、肺气肿、慢性支气管炎、肺炎或肿瘤患者。因此，在行肺扫描之前应先行胸部 X 线检查，以排除会影响扫描结果的其他任何疾病。在拍摄正常和分析准确的扫描中，结果正常意味着基本上排除了明显的肺栓子。高概率扫描可预示 90% 患者 PE 的发生。然而，大多数 V/Q 扫描落入"中间概率"一类，往往需要进一步的诊断性检查。虽然 V/Q 扫描一直以来都是 PE 的筛选试验，但近年来，由于螺旋 CT 的快速发展及其较高特异性，而使其应用得到了普及。然而，由于存在严重的染料过敏、肾功能不全，或医院的资源有限等原因，一些患者仍无法接受 CT 检查。

c. **螺旋 CT**：是一个快速检测肺栓子的方法。螺旋 CT 在许多医疗机构中已成为急诊室和住院患者的选择，可以在几分钟之内完成检查并得到结果。无论栓子的位置是在中央还是在某个节段或其分支，CT 都能够直接显示栓子的位置。除肺部血管系统以外，CT 还可以显示肺实质和胸部结构的外观。而 V/Q 扫描结果可能被内在的肺部疾病所掩盖，但 CT 可显示鉴别诊断（例如积液、肺炎），以便更充分地解释临床情况。与肺血管造影这一传统的金标准相比，螺旋 CT 具有 90%～100% 的灵敏度和特异性。虽然最新的 CT 扫描仪具有很高的精准度，但是其局限性主要在于无法检测到小的亚段栓子。通过定时注射造影剂和执行延迟成像，下肢 CT 静脉造影也可以用于辅助最初的 PE 扫描。这种辅助成像技术提高了鉴别深静脉血栓形成的灵敏度。尽管螺旋 CT 否定了栓子的存在，但是深静脉血栓形成与临床高度怀疑 PE 发生有着密切的关系，所以还应做进一步的影像学检查，以及进行经验性抗凝治疗。

d. 如果 V/Q 扫描或螺旋 CT 扫描不能确诊，那么**肺动脉造影**仍然是确诊 PE 的检查方法。我们必须记住，大多数肺栓塞应在几天到几周内消除，一段时间以后肺血管造影就会正常。虽然肺动脉造影是诊断 PE 的金标准，但是由于这种侵入性操作发生并发症的风险仍有 3%～4%，所以很少使用。

C. 治疗

在第 2 章中，我们强调 DVT 和 PE 的形成过程可通过抗凝改变。在某些情况下，导管介入和（或）手术干预可以帮助患者治疗疾病。**具体来说，导管引导的溶栓治疗可以为严重的 DVT 和 PE 提供另一种重要的治疗选择。**

1. 浅表血栓性静脉炎的治疗取决于静脉炎的程度和患者一般健康状况。弹性支撑、局部热敷以及使用消炎药（如阿司匹林或者非甾体消炎药）可缓解局部浅静脉炎。炎症可导致红斑，与蜂窝织炎类似；然而，感染很少发生，并且一般不用抗生素治疗。待 7～14 天后再决定是否应用。抗凝治疗适用于发生 DVT 的患者，以及已经发生静脉炎并可能延伸到隐静脉-股静脉交界处和深静脉范围的患者。如果血栓性静脉炎局限于浅静脉，并且手术风险很大，那么可以把形成血栓的静脉切除，结扎和剥离大隐静脉可能会有疗效，并且可以缩短静脉功能缺失的时间。同样，对于复发性浅表血栓性静脉炎患者也可以切除受累的静脉。有很少的一部分会发展成为化脓性血栓性静脉炎，从而导致静脉感染，应该应用抗生素治疗，并给予电热绷带保暖，少数情况会采取切除静脉或者开放静脉予以引流治疗，以防止败血症的发生。

2. 对于**确诊的 DVT**，标准的治疗方法是开始应用肝素治疗，随后长时间应用华法林（表 19.1）。抗凝治疗的目的是防止血栓进一步进展或栓子进入肺循环。抗凝不能溶解已经形成的血块，但是可以在几个月的时间里利用患者自身的纤维蛋白溶解系统消除血栓。

a. 与间断静脉注射治疗相比，**持续肝素注射**治疗后的出血并发症更少。从静脉推注 5 000～10 000 单位（100 单位/千克）肝素开始，随后以体重为基础计算剂量（一般为 1000～1500 单位/小时），并给予持续输注，以使患者全身肝素化。虽然监测肝素治疗的理想方法还值得商榷，但是部分活化凝血酶原时间（APTT）是大多数医院的监测标准。当这些测试值至少为预处理值的 1.5～2.0 倍时，抗凝治疗就是足够的。在 24 小时内达到治疗水平是尤为重要的，因为随机试验发现，亚治疗水平与复发的血栓栓塞有关。APTT 大于正常值的 2 倍（通常＞100s）被认为会增加出血并发症的风险，这是一种常见的误解。相反，临床试验证明，超出正常 APTT 值（比率大于或等于 2.5）与临床出血风险并不存在显著的关系。**最近的临床试验表明，如果在 DVT 或 PE 的第 1 天或第 2 天开始口服抗凝血药治疗，那么肝素治疗的时长可缩短至 5 天，并且这种治疗是有效、安全的。**

　　血小板计数也应至少隔几天检查一次，因为肝素可诱导血小板减少症。**肝素诱导性血小板减少症（HIT）**一般在治疗后至少 3 天发生，并且更常见于之前肝素暴露的患者。应用 UFH 治疗导致 HIT 的发病率是 1%～5%，它是由于对肝素-血小板复合物产生免疫反应导致的。**只有一小部分患者体内具有抗血小板抗体，会形成血小板聚集，从而导致破坏性的 HIT 综合征及血栓形成。**尽管进行肝素治疗，但是这种情况仍然能导致矛盾的动脉和静脉血栓形成。任何应用肝素治疗并存在血小板减少的患者都应检查抗血小板抗体。HIT 的治疗是停止使用所有肝素，包括肝素冲洗及肝素涂层线，因为这种情况不是剂量依赖性的现象。**如果有必要继续进行抗凝治疗，那么可以应用替代药物，如来匹芦定或阿加曲班（表 19.1 和第 3 章）。**

　　b. 临床试验已经证明，与 UFH 一样，**LMWH 治疗 DVT 同样有效**。LM-WH 与 UFH 相比有几个优点。由于较少与血浆蛋白结合，所以 LMWH 的生物利用度更高。在用法方面，只需每天皮下给药 1～2 次，非常方便，并且没有必要进行水平监测。LMWH 对因子 X_a 的作用比凝血酶更明确，这可减少出血的风险。LMWH 是以体重为基础计算剂量的，不需要监测，从而避免为了监测 UFH 而频繁抽血。**与普通肝素相比，LMWH 引起的 HIT 发病率降低了 10 倍。**对于初次发病、病情简单的 DVT 患者，可以选择门诊治疗联合华法林治疗。普通肝素可应用于治疗复杂的静脉血栓形成、提示有显著症状、有大血栓以及复发血栓形成的患者。对于一些更为复杂的 DVT 患者，应住院治疗，给予抬高患肢，观察炎性反应，并为具有适应证的患者实施导管引导溶栓治疗。据相关文献的 meta 分析得出的结论，**初始低分子量肝素治疗引发的复发血栓事件的相对危险性与标准肝素相比是类似的（优势比为 0.85），但 LMWH 组的出血风险和死亡率更有优势（优势比分别为 0.71 和 0.57）。**

　　c. **肝素治疗期间开始口服华法林抗凝，并持续 3～6 个月。**在此期间，深静脉通常再通缓慢。由于华法林是通过抑制肝合成维生素 K 依赖性凝血因子

（Ⅱ、Ⅶ、Ⅸ、Ⅹ）来抗凝的，半衰期很长，所以在患者接受抗凝治疗之前需要提前几天进行口服抗凝治疗。此外，在开始应用华法林的最初几天里会出现一个相对的血栓前状态，是由于华法林抑制了半衰期相当短的抗凝蛋白 C 的合成。在肝素治疗的最初几天里，应保持患者的抗凝状态，直到最终所有维生素 K 依赖性因子都受到有效抑制。

为了将口服抗凝治疗后的凝血酶原时间（PT）标准化，世界卫生组织以人脑组织为标准制定了凝血活酶国际标准化比值（INR），并建议在描述凝血酶原时间时用此标准。以往常规采用的兔脑促凝血酶原激酶试剂，PT 比率为 1.3～1.5（16～20s），对应的 INR 为 2.0～3.0。临床试验表明，当 INR 为 2.0～3.0 时，是使用口服华法林抗凝治疗最优的抗凝状态。

如前所述，当开始使用华法林时，蛋白 C 水平的下降速度比其他维生素 K 依赖性凝血因子要快，从而导致一个短暂的血栓前状态。对于存在潜在蛋白 C 缺乏的患者，华法林引起皮肤坏死的风险较高，典型的表现可出现在乳房、臀部和大腿。华法林治疗最安全的方法是非荷载技术，每天口服平均剂量（我们建议 5～7.5mg），直到 INR 在治疗范围内。剂量可以改变，但是应该牢记的是，特定剂量的华法林效应不能得到反映，直到 36～72h 后出现峰值效应。肝素作为"桥梁"应在使用华法林前开始应用，以抵消华法林的短暂血栓效应，并为开始治疗临床血栓做准备。**华法林的治疗目标是在停止使用肝素前 INR 应保持在 2.0～3.0 至少 2 天。**INR 时间延长会导致患者发生出血并发症的风险增加。对于持续有静脉血栓栓塞危险因素的患者，INR 时间可能会延长或无法确定。对于不能应用华法林治疗的患者（如孕妇），可以采用全剂量皮下注射低分子肝素（通常为每天 1mg/kg），以延长时间。

d. 下肢疼痛和肿胀的范围可以从轻度的小腿血栓到严重的近端髂静脉-股静脉大血栓。抬高腿部，使其高于心脏水平对于减轻肿胀非常重要。卧床休息不再被看做是减轻 DVT 的标准方法，患者可以任意活动。出院前，应为患者准备压力为 30～40mmHg 的弹力长袜，它有助于降低静脉炎后综合征的发病率，是长期预防措施中的一部分。随机试验证明，**在发生近端 DVT 后应坚持使用弹力长袜几年，这是减少血栓后综合征导致的皮肤改变和溃疡等症状的风险的唯一方法。**

e. 尽管临床证据证明，对持续时间小于 72h 的近端 DVT 用**导管引导的溶栓治疗**确实有效，但是这一疗法对**急性 DVT** 的作用仍然存在争议。治疗深静脉血栓形成的最初目标是防止血栓的传播和 PE。虽然抗凝是治疗 DVT 的标准方法，但是它不能预防血栓后综合征导致的长期后遗症。只有少数患者在几年之后可以完全再通，而大多数患者会有残余的梗阻和瓣膜损害。特别是髂静脉-股静脉 DVT 患者，他们有发生严重血栓后综合征的风险。直观地看，早期溶栓非常有益，更有研究表明，早期血管自发再通更有利于保留瓣膜功能。

国家静脉注册表报告了许多治疗中心使用药物导管溶栓疗法后的经验。血栓完全消散的患者达到65%。其中，在首次发生DVT并成功溶栓的患者中，有96%可以保持1年静脉开通。在随访1~2年后，我们可以从生活质量问卷中看到获益。溶栓治疗的禁忌证包括近期（2个月内）发生内出血、脑血管意外或其他活动性颅内疾病的患者。对于最近（10天左右）进行过大手术或产科分娩、器官活检以及既往有非压缩血管穿孔的患者，溶栓治疗也可能导致严重的出血。尽管危及生命的并发症（如颅内出血）较罕见（<1%），但是细致地选择患者是很重要的，可以使这种风险降到最低。此外，溶栓治疗必须只能由完全熟悉其用量和禁忌证的医生完成，并且要具备可以连续监测该治疗的条件。导管定向溶栓治疗方法治疗DVT已经在一个大型的随机试验中与标准的抗凝法做对比。这需要长时间的后续试验，以确定血栓后综合征的潜在影响。

静脉溶栓技术最常用于广泛的髂静脉-股静脉血栓形成和（或）股蓝肿患者。患者取俯卧位，即可以在超声引导下进入腘静脉，并将鞘管放置在股静脉-腘静脉处。许多临床医生将机械溶栓与药物溶栓相结合（第11章）。这种机械可以切除血栓斑块、加速溶栓过程，并且可以将血栓的数量减少到一个较满意的结果。Angiojet血栓去除装置（Possis医药公司，明尼阿波利斯，明尼苏达州）是一种机械血栓切除装置，通过形成Venturi效应将血栓分解并排除。它有多个侧孔与溶血栓药导管（例如"浸渍软导管"）相连接，然后定位体内的血块，再以一个连续的速度注入溶解剂即可。低剂量肝素也通过鞘管同时注入。间隔12h后通过静脉造影监测溶栓是否成功。在此期间，应在ICU监测患者，定期检测APTT和纤维蛋白原水平。静脉鞘部位出血可暂时停止使用溶解剂。一旦溶栓完成，就应使用静脉造影和血管内超声检查评估残余狭窄。治疗这些狭窄最好的方法是静脉成形术，必要时行支架置入术。

锁骨下静脉-腋静脉血栓形成可能与中央静脉导管或胸廓出口综合征有关。如果导管是影响因素，那么就应该将其取出，并像治疗下肢DVT一样，给予全身肝素化管理，以尽量降低PE的风险。患有胸廓出口综合征和肌紧张后血栓形成（即Paget-Schroetter综合征）的年轻患者适于进行导管定向溶栓治疗。这是通过一个从肘前静脉或贵要静脉到锁骨下静脉插入一溶栓导管完成的。当然，一旦通过溶栓治疗使静脉血管再通后，要想彻底治疗就需要手术纠正胸廓出口压迫。此操作涉及切除第1肋骨的一部分、切除颈肋（如果存在）、去除任何纤维环和压缩带，并放松斜角肌压迫（图5.1和第18章）。对于胸廓出口手术的时机是有争议的。有些人主张溶栓治疗与手术治疗之间应相隔2~3个月，有些人则倾向于在住院初期即进行胸廓出口治疗。不管怎样，在发生急性血栓后，华法林都应至少持续服用3个月。

f. 为急性 DVT 患者实施**外科血栓切除术**的成效已不是那么显著。尽管如此，对于不适合溶栓治疗的股蓝肿患者仍应考虑实施这一治疗。在手术快结束时留一个动静脉瘘，可以帮助静脉长期保持回流通畅。外科血栓切除术不能替代抗凝治疗，术后必须持续使用华法林及肝素治疗，以防止早期血栓再形成。

g. 妊娠期间 DVT 的管理，应在确诊后实施。尽管 MRV 在诊断近端 DVT 方面非常有用，但是妊娠期间的诊断通常使用双功超声完成。V/Q 扫描是排除妊娠期间 PE 的检查方法，因为可避免 CT 引起的辐射暴露。**由于华法林可以通过胎盘，所以在妊娠期间禁忌服用。与长期使用 UFH 相比，皮下 LM-WH 可以很好地达到全身抗凝的效果，并且可使发生骨质疏松症和肝素诱导的血小板减少症的风险降低。**妊娠期间使用 LMWH 皮下注射以实现全身抗凝，临近分娩时，患者需存在"肝素窗"。停止皮下注射 LMWH，而改为开始静脉注射半衰期短的肝素治疗。静脉注射肝素应在分娩之前停止，在分娩之后重新开始。临时腔静脉过滤器已用于 PE 风险高的孕妇，而且必须将其放置在肾以上的位置，以防止妊娠子宫的压迫。

3. PE 是一种潜在的危及生命的急性 DVT 事件。许多无临床症状的 DVT 患者会将出现 PE 时的症状作为他们最初的临床表现。未经处理的 PE 患者死亡率极高。在某些情况下，如出现不明原因的快速心肺衰竭，可能要先开始一个经验性治疗（肝素），直到完善检查，确定诊断。

在长期口服抗凝血药后，PE 患者还需要全身肝素化。用药方法、剂量及治疗时间与治疗急性 DVT 相同。应用肝素和华法林是为了防止肺内的血块进一步扩散或发生更严重的血栓栓塞。它们对于已经形成的血栓作用不大。对于有大量急性 PE 的患者，可以选择静脉注射溶血栓药治疗。其中一个方案是100mg tPA 静脉注射，输注时间大于 2h。通过经皮吸引导管或手术行紧急肺栓子切除术可以挽救许多患者的生命，这些患者往往经过最大剂量的药物治疗效果不佳，并已证明其体内有大块的 PE 和持续性顽固性低血压。对于有慢性组织性肺血栓栓子和肺动脉高压的患者，择期肺栓子切除术也可改善慢性缺氧和呼吸障碍。

已经充分抗凝仍反复发生肺栓塞的患者，以及存在抗凝治疗禁忌证或受限的患者，有进行下腔静脉滤器置入的指征。抗凝禁忌证通常包括胃肠道出血、近期卒中、神经外科手术或抗凝开始后出血需要输血。摔倒风险较高的高龄患者同样不适宜进行抗凝治疗。**过滤器通常放置在低于肾静脉的下腔静脉处，通过捕获血栓栓子并防止其进入肺动脉而发挥功能。**腔静脉滤器可在荧光透视或超声引导下经皮通过股静脉或颈静脉入路。

一般情况下，放置过滤器这一过程是安全、快捷的，可以在血管造影室完成，也可以在重症监护病房危重患者的床旁进行。腔静脉滤器的并发症包括错位、反复发生 PE（＜5％）、腔静脉闭塞或血栓形成、滤器迁移及腔静脉穿透。滤器置入的相对适应证增加了可回收"临时"滤器的使用。例如，滤器被置入静脉血栓栓塞的高危患者，如严重外伤后、脊髓损伤和减重手术期间。这种可"回收"滤器可在血栓消除后再次经皮取出。然而，永久性滤器置入后的长期并发症是罕见的，并且可"回收"滤器的优势仍需前瞻性试验的验证。

Barwell JR, Davies CE, Deacon J, et al. Comparison of surgery and compression with compression alone in chronic venous ulceration (ESCHAR study): randomized controlled trial. *Lancet*. 2004; 363: 1854-1859.

Caparrelli DJ, Freischlag J. A unified approach to axillosubclavian venous thrombosis in a single hospital admission. *Semin Vasc Surg*. 2005; 18: 153-157.

Gloviczki P, Bergan JJ, Rhodes JM, et al. Mid-term results of endoscopic perforator vein interruption for chronic venous insufficiency: lessons learned from the North American Subfascial Endoscopic Perforator Surgery Registry. *J Vasc Surg*. 1999; 29: 489-502.

Gould MK, Dembitzer AD, Doyle RL, et al. Low-molecular-weight heparins compared with unfractionated heparin for treatment of acute deep venous thrombosis: a meta-analysis of randomized, controlled trials. *Ann Intern Med*. 1999; 130: 800-809.

Kelton JG. The pathophysiology of heparin-induced thrombocytopenia: biological basis for treatment. *Chest*. 2005; 127: 9S-20S.

Marston WA, Owens LV, Davies S, et al. Endovenous saphenous ablation corrects the hemodynamic abnormality in patients with CEAP clinical class 3-6 CVI due to superficial reflux. *Vasc Endovasc Surg*. 2006; 40: 125-130.

Meissner MH, Wakefield TW, Ascher E, et al. Acute venous disease: Venous thrombosis and venous trauma. *J Vasc Surg*. 2007; 46 (suppl): 25S-53S.

Meissner MH, Gloviczki P, Bergan J, et al. Primary chronic venous disorders. *J Vasc Surg*. 2007; 46 (suppl): 54S-67S.

Meissner MH, Eklof B, Smith PC, et al. Secondary chronic venous disorders. *J Vasc Surg*. 2007; 46 (suppl): 68S-83S.

Mewissen MW, Seabrook GR, Meissner MH, et al. Catheter-directed thrombolysis of lower extremity deep venous thrombosis: report of a national multicenter registry. *Radiology*. 1999; 211: 39-49.

Min RJ, Khilnani N, Zimmet SE. Endovascular laser treatment of saphenous vein reflux: long-term results. *J Vasc Interv Radiol*. 2003; 14: 991-996.

Neglén P, Hollis KC, Olivier J, Raju S. Stenting of the venous outflow in chronic venous disease: long-term stent-related outcome, clinical, and hemodynamic result. *J Vasc Surg*. 2007; 46: 979-990.

Puggioni A, Karla M, Carmo M, et al. Endovenous laser therapy and radiofrequency ablation of the great saphenous vein: analysis of early efficacy and complications. *J Vasc Surg*. 2005; 42: 488-493.

Stone WM, Tonnessen BH, Money SR. The new anticoagulants. *Perspect Vasc Surg Endovasc Ther*. 2007; 19: 332-335.

Winer-Muram HT, Rydberg J, Johnson MS, et al. Suspected acute pulmonary embolism: evaluation with multi-detector row CT versus digital subtraction pulmonary arteriography. *Radiology*. 2004; 233: 806-815.

第20章 血液透析通路

1972 年，美国修订了社会保障法案，将终末期肾病（ESRD）患者纳入医疗保险的覆盖范围。在美国，此种患者的医疗费用支出相当惊人，2005 年近 50 万 ESRD 患者的医疗费用超过 190 亿美元。近 35 万患者依靠透析维持生命，糖尿病和高血压是终末期肾病的主要病因。ESRD 患者同样也遭受较多并发症的折磨，如慢性贫血、充血性心力衰竭、外周血管疾病以及代谢性骨病。透析患者的 5 年存活率仅为 25%，心源性死亡所占的比例最大。随着 ESRD 人群的老龄化，预计医疗保险和经济负担会显著增加。

在美国，透析通路的建立是血管外科最普通的操作。功能良好而持久的血管通路是血液透析患者的真正"生命线"。透析通路或中心静脉透析导管功能不全可使患者发病率增高、病情恶化并由于通路相关并发症（如血栓形成或感染）而频繁住院。血管通路的维持处理需要医务工作者的共同努力以及患者充分了解病情。理想的通路维持需要多学科团队的合作，包括肾病学家、外科医生、介入专家、透析护士和技术员、糖尿病治疗教育家、营养师和社会服务人员。ESRD 患者应该早期就诊于血管外科，透析之前希望建立自体通路（如自体动静脉瘘管）。遗憾的是，慢性血液透析最易预料的一种情况是需要额外的手术，以建立、维持或恢复通路的通畅。因此本章重点是血液透析通路最初评估、建立以及修复的要点。

Ⅰ. 透析适应证

有效肾单位减少引起的慢性肾衰竭通过检测肾小球滤过率（GFR）降低明确诊断。用血清肌酐、年龄、种族以及性别这些变量，通过公式可估测患者的 GFR。GFR＜15ml/min 的慢性肾衰竭即被认为是 ESRD，考虑需要透析。而急性肾衰竭可由多种病因引起，也可能需要透析。当出现下列一项或多项临床表现时，即有透析的指征。

A. 高钾血症

高钾血症（＞6mmol/L），尤其是伴随心电图或神经肌肉异常时，需要立即透析。饮食限制和络合钾的树脂可满足低水平高钾血症患者的治疗。

B. 液体超负荷

液体超负荷是急性和慢性透析的另外一个适应证，包括对液体限制和利尿反应差的患者。

C. 严重酸中毒

由于肾功能不全，不能排出氢离子和重吸收碳酸氢盐而导致**严重酸中毒**，也是血液透析的一个适应证。

D. 药物服用过量

药物服用过量是一种较少见的血液透析适应证，但可偶然在急诊室或重症监护治疗中见到。

E. 尿毒症

由于尿素氮（BUN）和血清肌酐水平增高而出现的**尿毒症体征和症状**是慢性透析最常见的适应证。尿毒症相关的神经症状包括嗜睡、癫痫发作、肌阵挛及周围神经病变，如果 BUN 水平保持于 100mg/dl 以下，则发病率和死亡率可降低。

Ⅱ. 通路的计划

首先，必须确定准备进行的是**临时**还是**长期**透析。既往肾功能正常者发生急性肾衰竭，其肾功能将在几天到几周内恢复。相比之下，患者在慢性肾功能不全的基础上发生急性肾衰竭，很可能需要慢性长期透析。慢性肾衰竭（GFR<25ml/min）患者应该就诊血管外科，最好是在透析前几个月到 1 年。最初会诊的目的应是获取完整的病史以及进行全面的体格检查，重点是寻找可选择的血管通路。这次会诊应使医生有足够的时间分析考虑，一旦需要，便可建立并熟练使用一条自体动静脉瘘管。即使自体瘘管未行选择，也可建立良好的医患关系，有利于患者对将来通路操作的部位以及忍受手术程度确立现实可行的期望。

A. 应记录既往通路操作史

记录最初每条通路建立的日期、类型（瘘管或移植血管）、部位（前臂、上臂或大腿），以及操作失败的日期和原因（如血栓形成、感染、通路不成熟）。同样重要的是，询问既往中心静脉导管的数量、部位以及持续时间。既往有留置导管通路史的患者，锁骨下静脉、颈静脉和（或）无名静脉出现中心静脉狭窄或闭塞的可能性明显增高。此外，还应记录患者惯用右手还是左手，通路优先选择非惯用一侧的手臂。但是，如果惯用侧具有合适的静脉通路，则作者更倾向于选择该侧手臂的自体瘘管，而不是选择在非惯用侧手臂置入人工血管移植。

1. 应记录**合并症**，如心功能不全，因为这些合并症可影响透析通路的长期通畅。严重并发症的出现也可能影响麻醉的选择（全身麻醉、区域阻滞、局部麻醉）。最后，应记录糖尿病，糖尿病患者整体透析效果差，以及透析通路盗血导致较高的手部缺血风险。

2. 应记录**抗血小板药和抗凝血药**的使用情况，部分患者必须停用这些药物，这取决于药物的类型和（或）所计划的通路操作。这些药物的记录尤其重要，因为 ESRD 患者通常由于尿毒症和血小板减少而出现血小板功能低下。虽然像贵要静脉转位这种需要较大切口手术的患者，术前可考虑停用阿司匹林 5 天，但大部分进行通路手术的患者可持续服用阿司匹林，尽管不是所有患者。氯吡格雷是作用更强的抗血小板药，在择期通路手术前应该停用 7～10 天，以降低出血并发症（如血肿）的风险（第 7 章）。同样，华法林可提供充分的抗凝作用，通路手术前也应该停用，其抗凝作用可在 4～5 天内逐渐消失。通路手术前患者抗凝强度图的绘制可进一步明确华法林的作用。

3. **吸烟可影响通路的长期通畅性**，鼓励所有患者术前戒烟，也可向其提供正规的戒烟方案（第 7 章）。

B. 体格检查

体格检查是血液透析通路部位最主要的决定因素。

1. 记录既往透析通路操作的**手术瘢痕**和部位，包括经皮通路或皮下隧道中心静脉导管。感染或其他皮肤疾病的客观表现必须记录，其将影响愈合。

2. **应该触诊腋动脉、肱动脉、桡动脉以及尺动脉的脉搏，记录双侧上肢血压。**脉搏减弱或双侧血压差异在 10mmHg 以上者，提示低压侧近端动脉闭塞性疾病。也应在锁骨上窝听诊近端锁骨下动脉，如果出现杂音则提示下方动脉狭窄。透析通路手术前，识别下方动脉闭塞性疾病（即流入疾病）至关重要，因为瘘管一旦建立，则流经任何近端动脉的血流将增加，可导致压力降低。这种现象应被识别，因其可导致透析通路的失败或远端缺血（盗血），或两种结果均可发生。

3. **在建立上肢透析通路前，必须全面检查手部的血液灌注。**具体来说，Allen 试验可对桡动脉、尺动脉以及手部掌弓的通畅情况提供良好的评价。当计划通路使用桡动脉作为流入血管（如桡动脉-头静脉瘘）时，这种评估方法就非常重要。85％以上患者手部的主要供血动脉为尺动脉，这表明桡动脉血液的转移流出不至于显著减少手部的血液灌注。如果在进行 Allen 试验时发现桡动脉是手部的主要供血动脉，则应考虑选用其他血管作为流入血管。

进行 Allen 试验时，首先应将手抬高一小段时间。然后患者握拳，检查者同时压紧桡动脉和尺动脉。分别放松桡动脉和尺动脉，同时观察手部的血液灌注恢复情况。如果尺动脉为手部的主要供血动脉，那么手部的血液灌注（即，手的颜色变化）就不会恢复，直到放松尺动脉。

4. **应检查肢体远端的水肿或肿胀**，其提示**中心静脉**（如锁骨下静脉或无名静脉) **流出受阻**。就像动脉流入疾病一样，可由于动静脉瘘管的建立而使病情进一步恶化，一旦患侧建立透析通路，中心静脉流出道梗阻症状就会变得更加明显。

5. 应检查**头静脉和贵要静脉**的大小和通畅情况。应仔细触诊其压缩性（正常静脉）和硬结（慢性血栓形成）。用上臂止血带可增加远端静脉的充盈，有时有助于绘出静脉的走行轮廓，确定其是否适用于作为透析通路。

6. 当考虑行腹膜透析时，应检查腹部有无既往手术瘢痕。既往腹部手术可影响长期腹膜透析导管的置入。

C. 非侵袭性血管实验室检查

非侵袭性血管实验室检查是血液透析通路术前评估的重要组成部分，可改善通路的有效性和长期耐用性。

1. 建立通路之前应进行上肢静脉的**双功超声**检查。双功超声检查可确定建立瘘管的合适静脉，而常规的体格检查则不能正确评价。另外，通过双功超声可以对中心静脉系统进行直接和间接的评价，这对既往曾行中心静脉导管透析的患者尤其重要。**研究显示，使用术前双功超声检查可使自体动静脉瘘管手术建立的可能性达到最大。**同样的研究显示，术前使用双功超声评估可使这些瘘管的通畅率更高，也发现有助于识别出既往通路堵塞的患者。

2. 如果脉搏检查异常或怀疑动脉闭塞性疾病，上肢动脉**节段压力测量**有助于筛选患者。此外，进行正规的动脉血流双功超声检查可提供复杂病例的解剖学和血流动力学信息。作者的经验是，当双侧上肢动脉血压相等以及 Allen 试验正常时，显著动脉流入疾病非常少见。

3. 既往有多条导管通路、上臂水肿、显著的静脉侧支、怀疑近段狭窄，这些患者可行**中心静脉**的双功超声检查。对探查锁骨下静脉狭窄或闭塞，此检查相对敏感，尽管胸廓出口的解剖结构可限制显像的完整性。既往留置透析导管的患者有 $10\%\sim50\%$ 可发生中心静脉狭窄。

Ⅲ. 血管通路的选择

血液透析通过滤过患者的血液，除去液体、电解质和毒素，可使患者保持正常的肾功能。为达到这种目的，患者必须建立透析通路，以承受高流量的血流以及管道的频繁创伤。动脉和静脉系统间建立连接通路是形成这种高流量环路最有效的方法。动、静脉直接的连接通路（**如动静脉瘘**）可导致流出通路静脉扩大和管壁增厚。随着静脉通路的成熟，经历"动脉化"，其就有足够的强度支撑血液透析。人工移植血管也可用于连接动脉和静脉（**即动静脉移植血管**），因此是移植血管而非静脉被穿刺用于透析。四肢是各种透析通路最常使用和最常见的部位。

1977 年，美国国家肾脏基金会发表了有关血管通路各个方面的循证指南，

称为肾病患者生存质量指导（K/DOQI）。这一共识声明于 2001 年被修订，管理透析患者以及行通路手术的血管科医务工作者应该经常参考。这些推荐最重要的是强调最大化地使用自体动静脉瘘管。具体来说，推荐自体动静脉瘘管应占 50% 以上新建并准备长期透析的手术（表 20.1）。过去，在使用自体动静脉瘘管作为首选的通路结构进行血液透析方面，美国落后于欧洲，尽管统计学分析校正了患者特征（如肥胖、糖尿病、年龄）。这些发现提示美国的临床实践模式可能是使用自体动静脉瘘管作为首选透析通路的主要限制因素。然而，临床医生的共识是，作为透析通路，自体动静脉瘘管优于人工动静脉移植血管和导管，因为自体瘘管有更好的耐久性和更少的并发症（表 20.1）。

表 20.1　K/DOQI 工作组关于透析血管通路的部分摘录指南

1. 50% 的动静脉瘘管建立用于偶然透析的患者（即首次透析的患者）
2. 40% 的动静脉瘘管用于经常透析的患者（即已有透析通路的患者）
3. 低于 10% 者用导管通路进行长期（>3 个月）透析的患者
4. 动静脉通路优先选择的顺序
   a. 腕部（桡动脉-头静脉）瘘管
   b. 肘部（肱动脉-头静脉）瘘管
   c. PTFE 人工动静脉移植血管或贵要静脉转位建立自体瘘管

K/DOQI：肾病患者生存质量指导；AV：动静脉的；PTFE：聚四氟乙烯；AVF：动静脉瘘

A. 自体动静脉瘘管

　　自体动静脉瘘管是血液透析通路的"金标准"，首次透析应至少在开始透析前 1～2 个月建立。瘘管建立后，必须留有 6～8 周的间隔时间，以使在瘘管准备使用时足够成熟。虽然在这段间隔时间内，有 10%～30% 的瘘管不能成熟，但 K/DOQI 的 38 个临床实践指南中有 9 个阐述了一种困难的临床案例。指南推荐阐述了静脉的最佳大小和插管时间，以及促进瘘管成熟的直接方法，如手部运动、瘘管旁分支结扎、穿刺渗漏后固定瘘管不移位。术前超声检查也相当重要，可最大限度地减少过小或不恰当静脉使用的可能性，静脉过小不能支撑流过瘘管的血流。

　　成熟的动静脉瘘管可提供良好的透析通路及最高的畅通率；1 年畅通率为 60%～90%，2～3 年畅通率为 40%～70%。其效果优于人工动静脉移植血管的畅通率，后者的 1 年畅通率为 40%～75%，2～3 年畅通率为 25%～50%。由于瘘管部位、静脉大小和并存病（如糖尿病）的不同，畅通率也存在差异。二次介入操作，如血栓切除术、血管成形术以及修复术，可使长期畅通率改善

20%～30%。**人工动静脉移植血管较自体瘘管需要更多次的修复处理，以维持和恢复透析通路的畅通性，且人工移植血管感染的并发症发生率较自体瘘管更高。**实际上，用人工动静脉移植血管或导管为透析通路的患者较使用自体瘘管者死亡率更高，存在这种差异的主要病因是感染。

上臂可能有多种动静脉瘘管结构，建立瘘管部位的典型顺序是先选择非优势活动侧上肢，后选择优势侧上肢，先前臂后上臂（表 20.1）。但是，为了选择更合适的（更大的）静脉，可以不遵循上述标准顺序。同样，如顾虑上肢动脉供血不足，则可快速进行进一步评估或选择其他的替代部位（如对侧手臂）。上肢自体动静脉瘘管的常见位置如下：

1. 最早的动静脉瘘管是**Brescia-Cimino 瘘管**，其在目前的临床实践中应用仍然广泛（图 20.1A）。在腕部建立头静脉和桡动脉吻合，通常行端侧吻合，

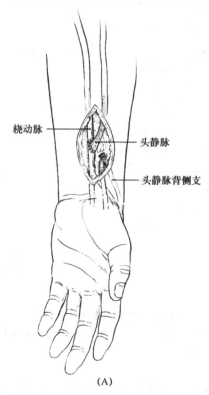

桡动脉

头静脉

头静脉背侧支

(A)

图 20.1 常见的动静脉瘘

（A）桡动脉–头静脉瘘管（Cimino 瘘管）和肱动脉–头静脉瘘管分别是常见的前臂和上臂动静脉瘘管

因此也称之为**桡动脉-头静脉瘘管**。瘘管位于腕部对于首次透析通路是最具有吸引力的,由于其并不向上损害上臂血管。虽然如果接受较低的成熟率则用小一点的静脉,但体格检查或超声可帮助选择直径为2.5mm或更大的静脉。Allen试验应该可以提示良好的供应手部的尺动脉侧支血流。

2. 肱动脉-头静脉瘘管在肘前部通过端侧吻合建立,常称为**头静脉翻转**(图20.1B)。少数的几个研究显示,肱动脉-头静脉瘘管的成熟率优于腕部的瘘管。头静脉在上臂外侧的浅表部位成长,一旦瘘管成熟,就可以插管。

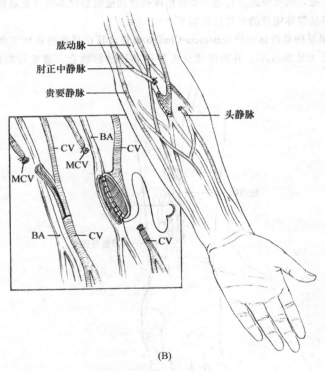

肱动脉
肘正中静脉
贵要静脉
头静脉

BA
CV
CV
MCV
MCV
BA — CV
CV

(B)

图 20.1　常见的动静脉瘘（续）

(B) 静脉末端与动脉侧壁吻合的建立。6～8周后可成熟,静脉的流出通路应该扩张且管壁增厚,足以进行插管透析

3. 贵要静脉转位是建立上臂自体瘘管的另一种选择（图20.2）。由于贵要静脉位于上臂内侧深处,剥离出静脉后,将其移至上臂外表面表浅皮下隧道,然后将静脉远端与肱动脉缝合。贵要静脉转位应该选择直径为4mm或更大的

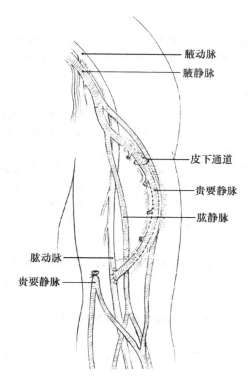

腋动脉
腋静脉
皮下通道
贵要静脉
肱静脉
肱动脉
贵要静脉

图 20.2 上臂动静脉瘘管的建立

患者有合适静脉可选择时，上臂动静脉瘘管的另一选择方式是贵要静脉转位。在外侧壁
皮下隧道将静脉移位到更表浅的位置

静脉，以产生最好的成熟率。由于此种手术需要很长的切口，所以常用区域阻
滞或全身麻醉，而简单的瘘管可选择局部麻醉和静脉注射镇静药。上臂周长较
长的患者并非是行贵要静脉转位的最佳人选，由于转位静脉的长度不足以使其
到达动脉。另外，手臂肥大的患者产生创伤并发症是个值得考虑的问题，其可
导致术者选择其他通路。

B. 动静脉移植血管

动静脉移植血管的建立，是通过某一种术式在动、静脉之间缝合一条人工
合成的聚四氟乙烯（PTEE）血管桥。作者首选的术式是将一条环状移植血管
置于非优势活动侧前臂，这是作者在临床实践中更可取的方法，而非连接桡动
脉至一支肘前静脉的直的前臂移植血管。直的前臂移植血管限制了穿刺的面
积，并可将较大的人工移植血管与较小且钙化的桡动脉缝合。另外，与前臂环

状移植血管相比，直的移植血管似乎降低了血管的畅通率。上肢移植物的第二个选择是连接肘窝近端的肱动脉和近端贵要静脉或腋静脉的上臂环状移植血管。仅当上肢不能再接受某种血液透析通路时，才使用下肢通路。虽然移植血管可置于腹股沟区（如隐静脉到近端股动脉），但与上肢相比，感染发生率较高，且长期畅通率有限。

人工移植血管的一个优点是可以吻合于很小的静脉并具有合理的畅通率，而这对于形成自体瘘管来说则静脉直径太小。尽管自体瘘管应在透析前建立，以便流出足够的成熟时间，而人工旁路移植血管也需提前建立，但两者并不完全相同，人工移植血管一般在移植后 14 天内即可使用。尽管有此优点，但移植血管在透析前应由外科医生进行检查，因为移植血管与自体血管不匹配可导致皮下血肿和损伤并发症。如果患者并不适合使用自体动静脉瘘管，则应延迟动静脉旁路移植术，直到透析临近时，因为在此间隔期内有不成功的风险。

C. 透析导管

许多透析导管可用于急性血液透析，可提供快速的经皮通路。这些导管可使用几天至几周，取决于其是相当长的隧道式构造还是短而无隧道设计的结构。感染和中心静脉血栓形成是此种透析通路常见的并发症，限制了其长期和重复使用。作为静脉通路，**颈内静脉优于锁骨下静脉**，由于锁骨下静脉长期置入导管可致血栓形成和（或）狭窄，有产生上肢血液透析通路功能失调的风险。虽然较锁骨下静脉插管少见，但颈静脉导管放置过长也可导致无名静脉或上腔静脉狭窄。

1. 最常用的透析导管（Shiley 血管导管或 Quinton 导管）是短的、无袖口瓣的双腔导管，用 Seldinger 技术经皮穿刺。

2. 带袖口瓣的透析导管（PermCath 或 VasCath）较长、设计了皮下隧道，当预期导管放置时间较长（>2~3 周）时，导管应置于隧道内。除其置于胸壁的皮下隧道可增加稳定性和抗感染作用外，首次静脉通路与不带袖口瓣的导管相似。这些导管相对柔软，并且患者可以很好地耐受，常常可以使用几周甚至几个月。另外，发生中心静脉血栓和导管感染并发症，通常需要拔除导管。

D. 慢性腹膜透析

慢性腹膜透析是某些患者另一种可选的透析方式。此种透析可在家中进行，通常较血液透析花费少。其长期的主要缺点是反复感染（如细菌性腹膜炎）。对于上肢血液透析通路建立困难的患者，慢性腹膜透析成为了一个重要的选择。

Ⅳ. 围手术期护理

A. 术前告知

术前应该与患者和家属讨论**透析的适应证、透析的类型以及可能的并发症**。尤其应解释手部感染、血栓形成以及缺血盗血综合征。另外，作者发现对于长期通畅率以及需要反复修复处理的问题，包括尝试在另一部位建立通路，与患者及家属建立现实的期望相当有用。

B. 感染控制

在手术 1h 内给予**预防性抗生素**（如头孢唑啉 1g），可降低感染的风险。尤其是对于应用人工移植血管的患者。

C. 麻醉方式

多数肢体血液透析通路手术可通过局部麻醉联合静脉注射镇静药进行。根据通路的部位不同，也许需要补充行腋窝阻滞，在某些上臂较靠上（如贵要静脉转位）的患者，全身麻醉也可能更可取。**对外科医生来说，任何计划之前讨论通路的部位以及预期需要使用的麻醉方式是很重要的。**

D. 抗凝策略

虽然**抗凝**并非必须进行，但结扎动脉血流和进行吻合前，常使用小剂量肝素（如 2000～5000 单位）。肝素可降低局部早期血栓形成的风险，血栓形成的局部最初血管收缩可导致血流量减少。手术完成时使用鱼精蛋白可逆转肝素的作用，以使出血的发生降到最低。

E. 手术切口

人工动静脉移植血管上方应设计完美的**皮肤切口**，以便于手术缝合时有良好的组织覆盖。只要可能，皮肤切口就不应在人工移植血管的正上方。

F. 血流评价

通路建立完成后，检查腕部的**脉搏是否存在**和手部的良好血液灌注非常重要。另外，其有助于用连续波多普勒信号听诊掌弓血流。腕部脉搏减弱或消失以及掌弓多普勒血流信号消失是术后手部缺血的先兆。

G. 术后体位及注意事项

术后，以**舒适的体位**放置肢体。一般不需抬高肢体。实际上，动静脉环路建立后抬高肢体可加重临界灌注患者的手部缺血。最后，应避免过紧的包扎和缠绕，因为其将限制通过位置表浅的瘘管和移植血管的血流。

H. 术后血流通畅程度评价

术后 6h 内应检查通路的畅通性。检查瘘管畅通性两个最可靠的体征是，静脉吻合处和远端静脉**可触及的震颤以及用听诊器听到的杂音**。手提式多普勒仅不能在新的人工移植血管获得血流信号，因为人工移植材料的多孔性和组织内的气体可阻碍多普勒信号的传导。一旦人工血管被置入组织内，多普勒检查就可能有效了。

I. 手部锻炼

手部的日常锻炼（如挤压一个软的橡胶球）可能有助于某些患者自体动静脉瘘管的生长和成熟。

J. 手部缺血盗血综合征的检查

必须注意检查手部**缺血盗血综合征**的症状和体征。最早的症状是手指麻木，即使有严重的盗血表现，手内肌肉在24h后也可逐渐麻痹。桡动脉脉搏消失是最重要的临床检查发现。另外，手部缺血患者的桡动脉、尺动脉和掌弓动脉将出现单相信号或无多普勒信号。**如果出现缺血盗血综合征并进行性进展，则应确保早期干预治疗**。但是，许多盗血的患者难以觉察，并可在置管后几周到几个月内逐渐进展而出现临床表现。此类患者可能主诉仅在血液透析时出现手部疼痛或麻木，发生低血压时盗血症状可加重。

虽然缺血盗血综合征通常可仅根据临床表现诊断，但其他检查也有助于诊断。数字图像容积描记术可显示盗血综合征发生时手指的动脉脉搏波形减弱，压迫通路部位可使其改善或恢复正常。动脉造影应该是备用的检查手段，可用于严重或进行性盗血患者以及排除动脉流入狭窄。**但是越来越多的血管内治疗技术（如球囊血管成形术）逐渐被用于治疗动脉流入狭窄引起的盗血症状**。在进行诊断性动脉造影的过程中，压迫瘘管部位产生前臂动脉和（或）通路远端动脉的充盈图像，即可确诊盗血综合征。

结扎血液透析通路是缺血盗血综合征一种直接的治疗方法，可消除流经瘘管或人工移植血管的血流，恢复手部的血液灌注。但是，这种治疗选择必然导致患者无透析通路，应该仅作为病情极严重的患者或无其他合适治疗时的备用治疗选择。另一种可选的方法是通过条带缠绕减少旁路的血流，这是使血流通道变窄的方法之一。可用小型WECK夹沿着近端通路旁约1cm处夹紧，或用直径固定的PTFE环勒于通路口周围，使管腔变窄。如果条带缠绕的方法有效，则腕部脉搏可增强、掌弓多普勒信号可改善。最后应强调的是，条带缠绕法并不精确，在治疗盗血和缩窄旁路两方面难以达到均衡。

治疗缺血盗血的一种更有效的方法是**远端血运重建和间断结扎（DRIL）**（图20.3）。上肢DRIL手术包括：用隐静脉血管跨过狭窄的动脉，从近端连接旁路移植血管至远端肱动脉或尺动脉。肱动脉节段间断结扎可防止血液反向流入通路。这种在瘘管两侧远端进行手术血管移植的方法，可恢复前臂和手部血流而不损伤透析通路结构。

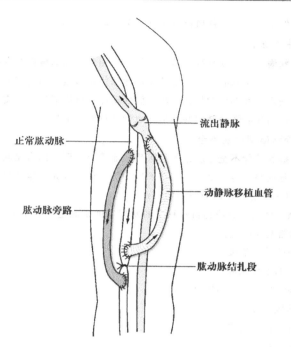

正常肱动脉

肱动脉旁路

流出静脉

动静脉移植血管

肱动脉结扎段

图 20.3 缺血盗血综合征的 DRIL 手术治疗

远端血运重建和间断结扎（DRIL）手术可用于治疗缺血盗血综合征，血管通路手术中约 5％可发生缺血盗血。在上肢，行肱动脉-肱动脉的旁路移植可恢复手部的血流灌注，结扎远端旁路吻合处与远端通路吻合处之间的肱动脉节段，可防止盗血。DRIL 的长期通畅率为 80％～90％

V. 晚期并发症

透析最重要的并发症是慢性手部缺血、感染、通路功能不全、通路失败（如血栓形成）或沿透析通路的假性动脉瘤形成。

A. 感染

感染在自体动静脉瘘管中并不常见，人工透析移植血管更易被感染。体格检查发现手术切口或周围有红斑、硬结、压痛和液体渗出是感染特有的表现。偶尔，患者可出现不明原因发热和移植血管局部感染的表现。在这种情况下，一份血培养阳性结果可提示移植血管的隐蔽感染，双功超声可探查移植物周围液体有无渗出。对病情更隐匿的患者，铟标记的白细胞扫描也可确定移植血管感染的部位。尽管感染周围受影响的移植血管节段有时可选择性用新的移植血管段替换，但感染的人工移植血管必须完全去除。

B. 假性动脉瘤

假性动脉瘤是人工动静脉移植血管另一个相对常见的慢性并发症。这些假性动脉瘤见于反复穿刺的某一特定部位，此部位移植血管的管壁薄弱，双功超声是诊断和确定这些部位的最佳方法。假性动脉瘤可逐渐损害至皮肤而导致出血，应该通过切除假性动脉瘤并移植新血管进行修复治疗。

C. 动静脉瘘管功能不全

动静脉瘘管功能不全是就诊外科医生或血管介入医生的常见问题。基本上有两种动静脉通路功能不全：（1）手术后功能不正常（如自体动静脉瘘管不成熟）。（2）过去功能良好的通路功能衰退。

1. 诊断　体格检查或透析过程中的发现有助于确定功能不全的通路部位。重新评价通路的原因包括：

a. 震颤减弱或消失。

b. 显著的上肢水肿。

c. 穿刺针拔出后出血时间延长。

d. 静脉压增高。

e. 透析过程中血流减少。

f. 透析不充分。

g. 插管困难。

虽然常进行双功超声检查，但通常不推荐通路手术后常规监测，因为其并未显示这可改善长期通畅率。

2. 原因　自体动静脉瘘管成熟失败可能由于某个技术问题、不正常的动脉血流、不充分的静脉（小静脉）、静脉受损或中心静脉狭窄导致。这些原因也可解释大部分人工动静脉移植血管早期功能不全的现象。相反，超过 80% 的患者静脉吻合口出现肌内膜增生，常导致移植血管功能衰退的晚期表现。静脉流出道的问题，无论是在上臂静脉还是在中心静脉，往往都可导致通路部位水肿和震颤，体检时可发现。极高声调的杂音可提示静脉流出道狭窄。

3. 在多数情况下，功能不全的动静脉透析通路是可以**挽救**的。但与未修复过的通路相比，修复后的通路长期通畅率较低，甚至恢复正常功能也是如此。总之，对功能不全通路的反复干预治疗是原则，而并非将其去除。

对于某些特定的病例，检查动静脉通路功能不全的标准方法是双功超声，随后行**瘘管造影（即动静脉瘘管的血管造影）**。行血管造影前，经皮穿刺并置入小的鞘管，通常用超声或 X 线荧光透视引导。注射造影剂以便检查整个通路，包括流入和流出吻合口。还应行中心静脉造影，以发现更近端的闭塞性病变，其可限制透析血液的流出。瘘管造影前应进行双功超声，以便发现及定位血流动力学明显受限的狭窄。

a. 血管内介入技术最常用于治疗动静脉透析瘘管功能不全。经皮血管成形术（PTA）用标准压力扩张、高压扩张甚至切割球囊扩张可有效治疗吻合口肌内膜增生，获得短期到中期的通畅。流出道静脉的局限节段狭窄和中心静脉狭窄也适合行 PTA 和（或）支架置入术。经常需要其他干预治疗手段，以利于保持通畅。中心静脉狭窄经皮治疗后长期持续通畅性不良，据报道 1 年通畅率为 11%～70%。

b. 对治疗动静脉透析瘘管功能不全，开放式手术治疗同样有效，并应对内在的问题进行个体化治疗。修补血管成形术可用于动脉或静脉吻合口狭窄。插入移植血管或将长的旁路血管移植于静脉更近端（跨越式血管旁路移植）也可用于治疗静脉流出道狭窄。中心静脉狭窄的手术治疗较血管内介入治疗效果更持久，但胸腔内手术可导致更高的手术发病率。

D. 血栓形成

血栓形成通常是透析瘘管慢性功能不全的末期，尽管既往无瘘管功能不全的患者也可出现，但也可能由于低血压、高凝状态、或其他不明确的病因引起。一旦通路部位已形成血栓，该通路就不能用于透析，除非恢复良好的动静脉血流。虽然人工动静脉旁路移植血管常可通过血栓切除术（血栓或血凝块的切除）得到挽救，但自体动静脉瘘管血栓完全切除的可能性很小，并常易导致再次血栓形成。多种技术可用于血栓切除术。开放式血栓切除术用 Fogarty® ［血栓切除导管（Edwards Lifesciences 公司，加拿大）］切除或取出血凝块，该技术常联合完整的血管造影（如瘘管造影），以评价内部有无任何可诱发血栓的病变。一旦发现病变，应同时用血管内介入技术或开放式修复术对狭窄病变进行治疗。单纯血管内介入技术也很有效，可包括用特殊设计的器械（如血栓去除装置，Possis 公司，美国）进行机械血栓切除术或用溶血栓药，如组织型纤溶酶原激活物（t-PA）。在这种情况下，重要的是在血栓切除术后纠正通路结构内任何限制血流的问题（如狭窄），以防止早期再次血栓形成。

Bakken AM，Protack CD，Saad WE，et al. Long-term outcomes of primary angioplasty and primary stenting of central venous stenosis in hemodialysis patients. *J Vasc Surg*. 2007；45：776-783.

Casey K，Tonnessen BH，Mannava K，et al. A comparison of basilic versus brachial vein transpositions. *J Vasc Surg*. 2008；47：402-406.

Eknoyan G, Levin NW, Eschbach JW, et al. Continuous quality improvement: DOQI becomes K/DOQI and is updated. National Kidney Foundation's Dialysis Outcomes Quality Initiative. *Am J Kidney Dis*. 2001; 37: 179-194.

Gibson KD, Gillen DL, Caps MT, et al. Vascular access survival and incidence of revisions: A comparison of prosthetic grafts, simple autogenous fistulas, and venous transposition fistulas from the United States Renal Data System Dialysis Morbidity and Mortality Study. *J Vasc Surg*. 2001; 34: 694-700.

Knox RC, Berman SS, Hughes JD, et al. Distal revascularizationinterval ligation: A durable and effective treatment for ischemic steal syndrome after hemodialysis access. *J Vasc Surg*. 2002; 36: 250-256.

McClafferty RB, Pryor RW III, Johnson CM, Ramsey DE, Hodgson KJ. Outcome of a comprehensive follow-up program to enhance maturation of autogenous arteriovenous hemodialysis access. *J Vasc Surg*. 2007; 47: 981-985.

National Kidney Foundation. K/DOQI. Clinical Practice Guidelines for Vascular Access. *Am J Kidney Dis*. 2000; 37 (suppl 1): S137-S181, 2001.

Tonnessen BH, Money SR. Embracing the fistula first national vascular access improvement initiative. *J Vasc Surg*. 2005; 42: 585-586.

中英文专业词汇对照表

A

ACE 抑制剂	ACE inhibitors
Adson 测试	Adson's test
Allen 测试	Allen's test
ALRAR （尽可能达到最低）	ALRAR (as low as reasonably achievable)，156
Ansa 颈神经	Ansa cervicalis nerve
阿加曲班	Argatroban
阿司匹林	Aspirin
阿昔单抗	Abciximab
安非他酮	Bupropion
ε-氨基己酸	ε-Aminocaproic acid
鞍状栓子	Saddle embolus

B

巴比妥盐	Barbiturate
白色萎缩	Atrophie blanche
败血症	Sepsis
瓣膜	Valves，venous
暴发性紫癜	Purpura fulminans
暴露	Exposure
苯二氮䓬类	Benzodiazepines
苯海拉明	Diphenhydramine
比伐芦定	Bivalirudin
吡哆醇	Pyridoxine
吡考他胺	Picotamide
闭合装置	Closure devices
闭塞性动脉疾病	Occlusive arterial disease
避孕药	Contraceptives
边界层	Boundary layer
丙泊酚	Propofol

并行静脉	Venae comitantes
搏动性肿块	Pulsatile masses
跛行	Claudication
补液	Fluid replacement
不可逆的缺血	Irreversible ischemia
布比卡因	Bupivacaine
布-加综合征	Budd-chiari syndrome

C

CEAP 分级系统	CEAP grading system
Cobra 导管	Cobra catheters
CODA 球囊	CODA balloon
Creezh 技术	Creezh technique
C-反应蛋白	C-reactive protein
层流	Laminar
肠	Intestines
肠道心绞痛	Intestinal angina
肠缺血	Intestinal ischemia
肠系膜动脉	Mesenteric artery
超声	Ultrasound
超声波角度	Angle of insonation
超声引导下	Ultrasound-guided
充盈压	Filling pressure
重组组织型纤溶酶原激活剂（rt-PA）	Recombinant tissue plasminogen activator （rt-PA）
抽吸	Suction
出血	Hemorrhage
出血性卒中	Hemorrhagic stroke
触诊	Palpation
穿刺技术	Seldinger technique
穿静脉	Perforating veins
穿通伤	Penetrating injury
传导异常	Conduction abnormalities
磁共振	Magnetic resonance
磁共振成像（MRI）	Magnetic resonance imaging （MRI）
雌激素	Estrogen

D

Debakey 分类体系	Debakey classification system

D-二聚体试验	D-Dimer test
代谢当量水平	Metabolic equivalent levels
单轨球囊导管	Monorail balloon catheter
胆囊疾病	Gallbladder disease
弹力膜	Elastic membrane
弹性动脉	Elastic arteries
蛋白 C 系统	Protein C system
蛋白 S 系统	Protein S system
当量	Quantity dose equivalent
导管	Catheter
导管定向溶栓	Catheter-directed thrombolysis
导管周围血栓形成	Pericatheter thrombus formation
低体温	Hypothermia
低血压	Hypotension
癫痫发作	Seizure disorder
碘造影剂材料	Iodinated contrast material
电磁辐射	Electromagnetic radiation
动静脉瘘	Arteriovenous fistula
动静脉移植	Arteriovenous graft
动脉疾病	Arterial disease
动脉瘤	Aneurysm
动脉瘤内缝术	Endoaneurysmorrhaphy
动脉内	Intra-arterial
动脉内膜切除术	Endarterectomy
动脉内膜切除术后复发颈动脉狭窄	Recurrent carotid stenosis after endarterectomy
动脉频谱分析	Arterial spectrum analysis
动脉栓塞	Arterial embolism
动脉系统	Arterial system
动脉狭窄	Arterial stenosis
动脉血气检测	Arterial blood gas test
动脉硬化	Arteriosclerosis
动脉造影	Arteriography
动脉重建	Arterial reconstruction
动脉粥样硬化	Atherosclerosis
动态静脉高压症	Ambulatory venous hypertension
短程疗法	Brachytherapy

短暂性脑缺血发作	Transient ischemic attacks
对比剂	Contrast agents
对侧偏瘫	Contralateral hemiparesis
钝挫伤	Blunt trauma
多巴胺	Dopamine
多巴酚丁胺	Dobutamine
多巴酚丁胺负荷超声心动图（DSE）	Dobutamine stress echocardiography (DSE)
多普勒超声	Doppler ultrasound
多支闭塞性疾病	Multilevel occlusive disease

E

恶性低温	Malignant hypothermia
恶性肿瘤	Malignancy
耳神经	Auricular nerve
二甲双胍	Metformin

F

Foley 膀胱导管	Foley bladder catheter
伐尼克兰	Varenicline
翻转颈动脉内膜切除术	Eversion carotid endarterectomy
放射性核素心肌灌注显像	Radionuclide myocardial perfusion imaging
非顺应性球囊	Noncompliant balloons
非甾体消炎药	Nonsteroidal anti-inflammatory agents
肥胖	Obesity
腓肠肌压痛	Calf tenderness
腓动脉	Peroneal artery
肺不张	Atelectasis
肺部疾病	Lung disease
肺功能	Pulmonary function
肺灌注扫描	Lung perfusion scanning
肺疾病	Pulmonary disease
肺毛细血管楔压	Pulmonary wedge capillary pressure
肺栓塞	Pulmonary embolism
肺通气/灌注扫描（V/Q 扫描）	Ventilation/perfusion lung scanning (V/Q scan)
肺血栓栓塞	Pulmonary thromboembolism
分流	Shunting
芬太尼	Fentanyl
蜂窝织炎	Cellulitis

呋塞米	Furosemide
辐射	Radiation
辐射剂量	Radiation dose
附壁血栓	Mural thrombus
复合维生素 B	B complex vitamins
复苏	Resuscitation
腹部杂音	Abdominal bruit
覆膜支架	Covered stents

G

Geiger 计数器	Geiger counter
Goldman 风险指数	Goldman risk index
钆	Gadolinium
改良穿刺技术	Modified seldinger technique
钙通道阻滞剂	Calcium channel blockers
甘露醇	Mannitol
肝素	Heparin
肝素诱导的血小板减少和血栓形成（HITT）	Heparin-induced thrombocytopenia and thrombosis（HITT）
肝素诱导的血小板减少症	Heparin-induced thrombocytopenia
感染	Infection
高灌注综合征	Hyperperfusion syndrome
高钾血症	Hyperkalemia
高凝状态	Hypercoagulability
高同型半胱氨酸血症	Hyperhomocysteinemia
高血压	Hypertension
高脂血症	Hyperlipidemia
革兰染色	Gram's stains
肱动脉通路	Brachial artery access
肱静脉	Brachial vein
构音障碍	Dysarthria
股白肿	Phlegmasia alba dolens
股动脉	Femoral artery
股动脉病变	Femoral lesions
股静脉	Femoral vein
股蓝肿	Phlegmasia cerulean dolens
股深静脉	Profunda femoris vein
股神经	Femoral nerve

骨髓增生综合征	Myeloproliferative syndromes
骨折	Fractures
钴胺素	Cobalamin
冠状动脉	Coronary Artery
冠状动脉旁路移植术（CABG）	Coronary artery bypass grafting（CABG）
冠状动脉血运重建术	Coronary revascularization
光学体积描记术	Photoplethysmography
贵要静脉	Basilic vein
国际辐射防护委员会	International Commission on Radiation Protection
腘动脉瘤	Popliteal artery aneurysm
腘动脉压迫综合征	Popliteal artery entrapment

H

Hering 神经	Hering's nerve
Homans 征	Homans' sign
红霉素	Erythromycin
虹膜红变	Rubeosis iridis
喉神经损伤	Laryngeal nerve injury to
呼吸道感染	Respiratory infection
华法林诱导的皮肤坏死	Warfarin-induced skin necrosis
化脓性血栓性静脉炎	Suppurative thrombophlebitis
踝臂指数（ABI）	Ankle-brachial indices（ABI）
坏疽	Gangrene
坏死	Necrosis
患者定位	Patient positioning
磺达肝素	Fondaparinux
活化蛋白 C（APC）	Activated protein C（APC）

J

机械溶栓	Mechanical thrombolysis
机械血栓清除设备	Mechanical thrombectomy devices
肌酐清除率	Estimated creatinine clearance
肌内膜增生	Myointimal hyperplasia
肌性动脉	Muscular arteries
基质金属蛋白酶（MMPs）	Matrix metalloproteinases（MMPs）
激光治疗	Laser therapy
吉非罗齐	Gemfibrozil
急性手臂缺血	Acute arm ischemia

急性肢体缺血	Acute limb ischemia
急性主动脉闭塞	Acute aortic occlusion
脊髓缺血	Spinal cord ischemia
计算机断层扫描（CT）	Computed tomography（CT）
剂量计	Dosimeter
加压治疗	Compression therapy
家族性瓣膜闭锁不全	Familial valvular incompetence
甲泼尼龙	Methylprednisolone
假性动脉瘤	Pseudoaneurysm
间歇性跛行	Intermittent claudication
交感神经切除术	Sympathectomy
结肠缺血	Colon ischemia
结肠炎	Colitis
结肠肿瘤	Colon tumor
截肢	Amputation
筋膜室综合征	Compartment syndrome
近端动脉疾病	Proximal arterial disease
经颅多普勒（TCD）	Transcranial Doppler（TCD）
经皮腔内血管成形术	Percutaneous transluminal angioplasty
经食管超声心动图	Transesophageal echocardiography
肼屈嗪	Hydralazine
颈部动脉	Cervical arteries
颈部杂音	Cervical bruits
颈动脉	Carotid artery
颈动脉夹层	Carotid dissection
颈动脉脉搏	Carotid pluse
颈动脉扭结和线圈	Carotid kinks and coils
颈动脉体瘤	Carotid body tumors
颈动脉狭窄	Carotid stenosis
颈动脉纤维肌性发育不良（FMD）	Carotid fibromuscular dysplasia（FMD）
颈动脉血管成形术和支架置入术（CAS）	Carotid angioplasty and stenting（CAS）
胫后交通支	Posterior tibial perforators
胫前交通支	Paratibial perforators
静脉瓣	Venous valves
静脉壁	Vein wall
静脉窦	Venous sinuses
静脉功能不全	Venous insufficiency

静脉回流受阻	Venous obstruction
静脉回流障碍	Venous reflux insufficiency
静脉肌肉泵	Musculovenous pump
静脉疾病	Venous disease
静脉交通支	Venous perforators
静脉溃疡	Venous ulcers
静脉容量	Venous capacitance
静脉体积描记法	Venous plethysmography
静脉系统	Venous system
静脉血栓形成	Venous thrombosis
静脉炎后综合征	Postphlebitic syndrome
静脉淤血	Venous stasis
静脉造影	Venography
静脉造影术	Phlebography
酒精	Alcohol
巨细胞动脉炎	Giant cell arteritis
聚四氟乙烯	PTFE

K

Klippel-Trénaunay 综合征	Klippel-Trénaunay syndrome
卡托普利肾扫描	Captopril renal scanning
抗高血压药	Antihypertensives
抗磷脂综合征	Antiphospholipid syndrome
抗凝血酶Ⅲ缺乏	Antithrombin Ⅲ deficiency
抗凝血药	Anticoagulants
抗心磷脂抗体	Anticardiolipin antibody
抗血小板药	Antiplatelet drugs
抗肿瘤药	Antineoplastic drugs
考来替泊	Colestipol
考来烯胺	Cholestyramine
可逆缺血性神经障碍（RIND）	Reversible ischemic neurologic deficit（RIND）
空气容积图（APG）	Air plethysmorgraphy（APG）
溃疡	Ulcers
溃疡斑块	Ulcerated plaque

L

LaPlace 定律	Law of LaPlace
Leriche 综合征	Leriche's syndrome
蓝趾综合征	Blue toe syndrome

雷诺现象	Raynaud's phenomenon
雷诺综合征	Raynaud's syndrome
冷扩张成形术	Cryoplasty
利尿药	Diuretics
连续波多普勒系统	Continuous-wave Doppler system
链激酶	Streptokinase
临界动脉狭窄	Critical arterial stenosis
淋巴水肿	Lymphedema
磷酸二酯酶Ⅲ抑制剂	Phosphodiesterase Ⅲ inhibitor
流体动力学	Fluid dynamics
硫酸鱼精蛋白	Protamine sulfate
颅内出血	Intracranial hemorrhage
颅外-颅内（ECIC）吻合术	Extracranial-to-intracranial（ECIC）anasto-mosis
滤器	Filter
裸金属支架	Bare metal stents

M

Miller 袖带	Miller cuff
MR 静脉造影	MR venography
麻醉	anesthesia
马方综合征	Marfan syndrome
脉搏	Pulse
脉搏血氧仪	Pulse oximetry
脉冲多普勒系统	Pulsed wave Doppler system
慢性肠系膜缺血	Chronic mesenteric ischemia
慢性静脉功能不全	Chronic venous insufficiency
慢性弥漫性下肢肿胀	Chronic diffuse lower-limb swelling
慢性眼部缺血	Chronic ocular ischemia
慢性肢体缺血	Chronic limb ischemia
慢性阻塞性肺疾病	Chronic obstructive pulmonary disease
毛细血管扩张	Telangiectasias
毛细血管楔压	Capillary wedge pressure
美国糖尿病协会	American diabetes association
美国心脏协会	American heart association
弥散加权磁共振成像（DW-MRI）	Diffusion-weighted magnetic resonance imaging（DW-MRI）
迷走神经	Vagus nerve

腔静脉滤器	Vena cava filtering
羟甲基戊二酸（HMG）辅酶 A 还原酶抑制剂	Hydroxymethylglutaryl （HMG） CoA-reductase inhibitors
鞘管	Sheaths
切除术	Atherectomy
切应力	Shear stress
亲水导丝	Hydrophilic wires
青光眼	Glaucoma
氢化可的松	Hydrocortisone
氢氯噻嗪	Hydrochlorothiazide
球囊扩张支架	Balloon-expandable stents
球囊血管成形术和支架置入术	Balloon angioplasty and stenting
缺血	Ischemia
缺血盗血综合征	Ischemic steal syndrome
缺血性结肠炎	Ischemic colitis
缺血性静止痛	Ischemic rest pain
缺血性组织缺失	Ischemic tissue loss
妊娠	Pregnancy

R

溶栓治疗	Thrombolytic therapy
瑞替普酶	Reteplase

S

Stemmer 征	Stemmer's sign
伤口感染	Wound infection
上肢	Upper extremity
舌下神经	Hypoglossal nerve
舌咽神经	Glossopharyngeal nerve
深呼吸练习	Deep breathing maneuvers
深静脉	Deep veins
深静脉功能不全	Deep venous insufficiency
深静脉血栓形成	Deep venous thrombosis
神经缺损	Neurologic deficit
神经性足溃疡	Neuropathic foot ulcers
肾	Kidney
肾动脉	Renal arteries
肾动脉疾病	Renal artery disease
肾动脉狭窄	Renal artery stenosis

肾毒性	Nephrotoxicity
肾功能	Renal function
肾冷却	Renal cooling
肾素	Renin
肾素-血管紧张素系统	Renin-angiotensin system
肾血管性高血压	Renovascular hypertension
肾阻力指数（RRI）	Renal resistive index（RRI）
失语	Aphasia
食品和药品管理局（FDA）	Food and drug administration（FDA）
收缩力	Contractility
手术治疗	Surgical therapy
手足发绀	Acrocyanosis
β-受体阻滞剂	Beta blockers
术后护理	Postoperative care
术前冠状动脉血运重建	Preoperative coronary revascularization
术前准备	Preoperative preparation
数字减影血管造影	Digital subtraction angiography
数字温度恢复时间	Digital temperature recovery time
双穿刺技术	Double puncture technique
双功静脉超声	Duplex venous ultrasonography
双功扫描	Duplex scanning
双嘧达莫	Dipyridamole
锁骨下动脉盗血综合征	Subclavian steal syndrome
锁骨下静脉	Subclavian vein

T

Takayasu 大动脉炎	Takayasu's arteritis
Taylor 补片	Taylor patch
他汀类药物	Statins
抬高手臂压力测试（EAST）	Elevated arm stress test（EAST）
糖化血红蛋白	Glycosylated hemoglobin
糖尿病	Diabetes mellitus
糖尿病神经病变	Diabetes neuropathy
疼痛控制	Pain control
体积描记法	Plethysmography
体重减轻	Weight loss
听诊	Auscultation
酮康唑	Ketoconazole

头孢唑林	Cefazolin
头静脉	Cephalic vein
透视系统	Fluoroscopic system

V

Vasalva 动作	Vasalva maneuver

W

Willis 环	Circle of willis
外弹性膜	External elastic membrane
外膜	Adventitia
外周动脉疾病	Peripheral arterial disease
网状青斑	Livedo reticularis
微栓子	Microemboli
围手术期管理	Perioperative management
围手术期心脏风险	Perioperative cardiac risk
胃肠减压	Gastrointestinal decompression
萎缩	Atrophie
吻合口假性动脉瘤	anastomotic pseudoaneurysm
无创血管检查	Noninvasive vascular testing
无创血管检查经皮血氧测定	Transcutaneous oximetry in noninvasive vascular testing
戊聚糖钠	Arixtra

X

西洛他唑	Cilostazol
吸烟	Tobacco smoking
系统性红斑狼疮（SLE）	Systemic lupus erythematous（SLE）
细胞凋亡	Apoptosis
纤溶酶	Plasmin
纤溶酶原	Plasminogen
纤维蛋白溶解	Fibrinolysis
纤维蛋白原	Fibrinogen
纤维肌性发育不良	Fibromuscular dysplasia
纤维帽	Fibrous cap
腺苷	Adenosine
消融线	Amplatz wire
硝酸甘油	Nitroglycerine
小血管动脉疾病	Small vessel arterial disease

小血管痉挛	Small vessel vasospasm
小鱼际锤打综合征	Hypothenar hammer syndrome
心包压塞	Cardiac tamponade
心电图	Electrocardiogram
心动过缓	Bradycardia
心动过速	Tachycardia
心肌梗死	Myocardial infarction
心绞痛	Angina
心律失常	Arrhythmias
心血管风险	Cardiovascular risk
心血管药物	Cardiovascular medications
心血管预后	Cardiovascular outcomes
心脏保护研究	Heart protection study
心脏疾病	Cardiac conditions
辛伐他汀	Simvastatin
性功能障碍	Sexual dysfunction
胸腹主动脉瘤	Thoracoabdominal aortic aneurysm
胸廓出口综合征	Thoracic outlet syndrome
休斯综合征	Hughes syndrome
血管成像	Vascular imaging
血管成形术	Angioplasty
血管缝合	Angio-Seal
血管检查	Vascular testing
血管紧张素 II	Angiotesin II
血管紧张素 I	Angiotensin I
血管紧张素受体阻滞剂	Angiotensin receptor blockade
血管痉挛	Vasospasm
血管镜检查	Angioscopy
血管扩张药	Vasodilators
血管内超声（IVUS）	Intravascular ultrasound（IVUS）
血管内动脉瘤修复	Endovascular aneurysm repair
血管内治疗	Endovascular therapy
血管实验室	Vascular laboratory
血管造影术	Angiography
血管重塑	Vascular remodeling
血气检测	Blood gas testing
血容量减少	Hypovolemia

血栓弹力图	Thromboelastogram
血栓调节蛋白	Thrombomodulin
血栓动脉内膜切除术	Thromboendarterectomy
血栓后综合征	Post-thrombotic syndrome
血栓栓塞	Thromboembolism
血栓栓子切除术	Thromboembolectomy
血栓形成	Thrombosis
血栓形成倾向	Thrombophilia
血栓形成作用	Effort thrombosis
血栓性静脉炎	Thrombophlebitis
血小板功能	Platelet function
血压	Blood pressure
血氧测定法	Oximetry
血液透析	Hemodialysis
血运重建术	Revascularization
血肿	Hematoma
循环狼疮抗凝血药	Circulating lupus anticoagulant

Y

压力导丝	Pressure wires
烟酸	Niacin
炎性动脉瘤	Inflammatory aneurysm
眼动脉	Ophthalmic artery
腰交感神经切除术	Lumbar sympathectomy
腰椎间盘疾病	Lumbar disk disease
药代动力学	Pharmacokinetics
药物治疗	Medical therapy
叶酸	Folic acid
夜间腿抽筋	Nighttime leg cramps
液体和电解质平衡	Fluid and electrolyte balance
腋静脉-锁骨下静脉	Axillo-subclavian venous
一过性单眼盲	Transient monocular blindness
一过性黑矇	Amaurosis fugax
移植并发症消化道出血	Gastrointestinal hemorrhage as graft complication
移植物	Grafts
乙酰半胱氨酸	Acetylcysteine

引导导管	Guiding catheters
隐静脉	Saphenous vein
鹰标准	Eagle criteria
营养补充	Nutritional repletion
硬导丝	Stiff wires
硬化疗法	Sclerotherapy
右旋糖酐-40	Dextran-40
原发性血小板增多症	Essential thrombocythemia
原因不明的骨髓组织化生	Agnogenic myeloid metaplasia
源于颈动脉操作的神经缺陷	Neurologic defects from carotid operations
远端动静脉瘘	Distal arteriovenous fistula
远端血运重建和间断结扎（DRIL）	Distal revascularization and interval ligation (DRIL)
运动	Exercise

Z

杂音	Bruits
张力性气胸	Tension pneumothorax
真性红细胞增多症	Polycythemia vera
正性肌力药物	Inotropic drugs
症状性脑血管疾病	Symptomatic cerebrovascular disease
支架	Stents
支架置入术	Stenting
支架周围渗漏	Endoleak
支气管扩张剂	Bronchodilators
脂肪水肿	Lipedema
脂性硬皮病	Lipodermatosclerosis
蜘蛛痣	Spider veins
直接凝血酶抑制剂（DTI）	Direct thrombin inhibitors (DTIs)
中膜	Media
中膜钙化	Medial calcinosis
肿瘤	Tumor
肘正中静脉	Median cubital vein
主动脉	Aorta
主动脉肠瘘	Aortoenteric fistula
主动脉弓	Aortic arch
主动脉夹层动脉瘤	Aortic dissection
主动脉-髂动脉内膜切除术	Aortoiliac endarterectomy

主动脉-髂动脉疾病	Aortoiliac disease
主动脉-髂动脉重建	Aortoiliac reconstruction
主动脉腔静脉瘘	Aortocaval fistula
主动脉十字钳夹	Aortic cross-clamp
主动脉手术	Aortic surgery
主动脉造影	Aortography
椎管狭窄	Spinal stenosis
椎基底动脉供血不足	Vertebrobasilar insufficiency
自膨胀支架	Self-expanding stents
自体输血	Autotransfusion
足部动脉	Pedal arteries
足部护理	Foot care
足部缺血病变痊愈标准	Healing ischemic foot lesions criteria
卒中	Stroke
阻抗体积描记法	Impedence plethysmography
组织型纤溶酶原激活剂（tPA）	Tissue plasminogen activator（tPA）